上海市医疗服务需求方服务利用年度分析报告（2020）

ANNUAL ANALYSIS REPORT ON DEMANDERS' UTILIZATION
OF SHANGHAI MEDICAL SERVICE (2020)

上海市卫生健康信息中心　组编

科 学 出 版 社

北 京

内 容 简 介

本报告是我国首部基于区域诊疗大数据,从医疗服务需求方(即就诊人口)切入的年度分析系列报告。本报告通过系统梳理 2020 年度上海市医疗服务需求方的全部就诊数据,全方位还原了上海市医疗服务需求与利用的全貌;通过纵向比较 2018~2020 年度上海市医疗服务数据,展示了近 3 年医疗服务需求方就医模式的变化趋势。报告从多个角度切入,描述医疗服务需求方的人口学特征,在公立医疗机构内利用医疗服务的频次、就诊费用、就诊原因等,并对各类人群医疗服务需求和利用的特征进行深度剖析,全面展现了上海市医疗服务需求方医疗服务的需求。

本报告适合医疗卫生行业各类相关人员,具体包括行政管理者、医务工作者、科研工作者等参考使用,其中,行政管理者可将本报告作为区域卫生发展规划等相关政策制定的参考书,科研工作者可将本报告作为研究行业现状的工具书。

图书在版编目(CIP)数据

上海市医疗服务需求方服务利用年度分析报告.2020/上海市卫生健康信息中心组编. —北京:科学出版社,2021.9

ISBN 978-7-03-069523-9

Ⅰ.①上… Ⅱ.①上… Ⅲ.①医疗卫生服务—研究报告—上海—2020 Ⅳ.①R199.2

中国版本图书馆 CIP 数据核字(2021)第 157975 号

责任编辑:闵 捷 / 责任校对:谭宏宇
责任印制:黄晓鸣 / 封面设计:殷 靓

科 学 出 版 社 出版
北京东黄城根北街 16 号
邮政编码:100717
http://www.sciencep.com

南京展望文化发展有限公司排版
上海锦佳印刷有限公司印刷
科学出版社发行 各地新华书店经销

*

2021 年 9 月第 一 版 开本:787×1092 1/16
2021 年 9 月第一次印刷 印张:16
字数:374 000

定价:160.00 元
(如有印装质量问题,我社负责调换)

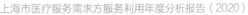

编委会

主　任

谢　桦

副主任

陈　雯　　曹剑峰

编　者

崔　欣	刘嘉祯	田文琪	张绍禹
盛　军	邵祯谊	沈佳妮	万　青
杨　羿	陈春妍	王　越	潘怡青
张宸豪	尹　路	龚剑敏	屠天禹
杨泽仁	周晓晓	张甦敏	张奕晨
唐灵逸	石　岩	施天行	王昱韬

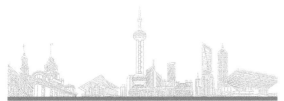

前　言

　　随着人群健康需求的日益增长、疾病谱的变化和医疗技术的发展，利用门急诊和住院服务人口的构成特征、就医流向和行为模型等也随之发生转变。有鉴于此，上海市卫生健康信息中心于2018年年初启动了《上海市医疗服务需求方服务利用年度分析报告》的编写工作，以年度报告的方式厘清上海市医疗服务需求方(即就诊人口)对医疗服务的需求和利用特征。

　　本年度报告在全面展示2020年度上海市医疗服务需求方服务利用全貌的基础上，将2018～2020年度的就诊人口学特征、次均费用、年人均费用等数据进行纵向整合，进一步分析了近3年医疗服务需求方利用医疗服务的变化趋势。

　　《上海市医疗服务需求方服务利用年度分析报告(2020)》主要分为三个部分。第一部分以第二章为主体，主要描述上海市就诊人口的人口学特征和就诊原因，以构建上海市就诊人口的疾病谱。第二部分以第三章为主体，主要描述就诊人口对门急诊服务的利用程度、就诊费用和处方数量，并在每个维度上展示了资源利用最多的疾病分类。第三部分以第四章为主体，主要描述就诊人口对住院服务的利用程度和住院费用，并在每个维度上展示了资源利用最多的疾病分类。

　　《上海市医疗服务需求方服务利用年度分析报告(2020)》图文并茂，深入浅出，繁简得当，希望医疗卫生工作者将其作为制定卫生发展规划相关政策的参考书，科研工作者则可将本报告作为研究行业现状的工具书。

　　在此特别感谢上海市卫生健康信息中心成员们对本报告无私的付出和奉献。对上海市卫生行业相关专家对本报告提出的宝贵意见一并表示诚挚的谢意。

上海市卫生健康信息中心

2021 年 4 月

ANNUAL ANALYSIS REPORT ON DEMANDERS' UTILIZATION
OF SHANGHAI MEDICAL SERVICE (2020)

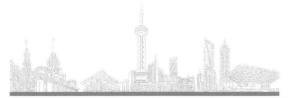

目　录

ANNUAL ANALYSIS REPORT ON DEMANDERS' UTILIZATION
OF SHANGHAI MEDICAL SERVICE (2020)

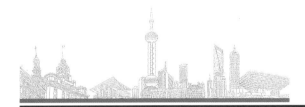

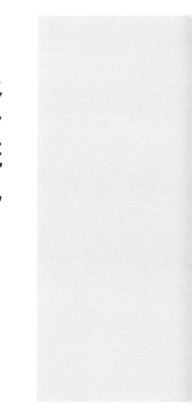

报告概况

一、目的

随着人群健康需求的日益增长、疾病谱的变化和医疗技术的发展,利用门急诊和住院服务人口的构成特征、就医流向和行为模型等也随之发生转变。本报告旨在深度剖析在上海市公立医疗机构①中利用门急诊和住院服务人群的特征,以及各类人群医疗服务需求和利用的特征,为制定卫生发展规划相关政策提供客观依据。

二、方法和内容

本报告数据广度大、覆盖面全。本报告基于上海市现有"健康网"平台系统收集的2018~2020年度上海市公立医疗机构的门急诊和住院服务诊疗个案大数据的数据,采用360°视图的评价方法,从上海市医疗服务利用需求方(即就诊人口,下文均称"就诊人口")的多个角度切入,描述其人口学特征,以及在公立医疗机构内利用医疗服务的频次、就诊费用、就诊原因等,从而全面展现上海市就诊人口健康医疗的需要与需求。

本报告中,以就诊人口身份证号码为数据来源,对人口分别按性别、年龄组、支付方式进行了分类。按支付方式将就诊人口分为医保(特指上海市城镇职工基本医疗保险和城镇居民基本医疗保险)支付人口和非医保支付人口;按世界卫生组织对年龄段的划分,将就诊人口分为不同年龄组,分别为儿童0~14岁,青年15~44岁,中年45~59岁,年轻老年人60~74岁,老年人75~89岁,长寿老年人90岁及以上。

三、数据分析

本报告使用描述性分析对2020年上海市公立医疗机构的门急诊和住院服务诊疗个案的大数据进行展示,用以比较不同类型人口对门急诊及住院服务利用特征。通过对2018~2020年度三年数据的纵向比较,获取上海市需求方服务利用医疗服务的年度变化。

---

① 本报告中公立医疗机构计算口径为市级三级医院、区属三级医院、区属二级医院和社区卫生服务中心(站)。市级三级医院:6家国家卫生健康委属医院,3家海军军医大学附属医院,1家中国福利会附属医院,1家同济大学附属医院,10家上海交通大学医学院附属医院(上海交通大学医学院附属第九人民医院和上海交通大学医学院附属第九人民医院北院计为2家医院),以及16家上海申康医院发展中心直属医院;区属三级医院:除市级三级医院外的三级公立医院;区属二级医院:所有等级为二级的公立医院;社区卫生服务中心(站):所有的社区卫生服务中心(站)。

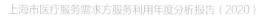

上海市就诊人口基本情况

第一节　人口学特征

一、性别

如图 2-1,2018 年就诊人口中,男性占比 47.6%,女性为 52.4%;2019 年就诊人口中,男性占比 46.8%,女性为 53.2%;2020 年就诊人口中,男性占比 47.7%,女性为 52.3%。2018~2020 年就诊人口中,男性占比均低于女性。

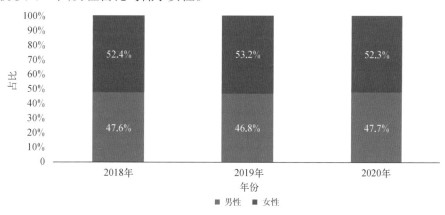

图 2-1　2018~2020 年就诊人口性别构成

如图 2-2,2020 年门急诊就诊人口中,男性占比 47.4%,女性为 52.6%,男女性别比为 0.90;住院人口中,男性占比 46.9%,女性为 53.1%,男女性别比为 0.88。

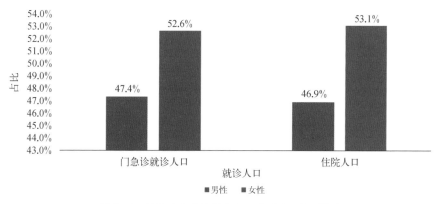

图 2-2　2020 年门急诊就诊人口、住院人口性别构成

二、年龄

如图 2-3,2020 年,从就诊人口占比随年龄变化来看,呈现多波峰变化,分别在 30~34 岁

（10.2%）和 60~64 岁（7.9%）出现 2 个波峰。

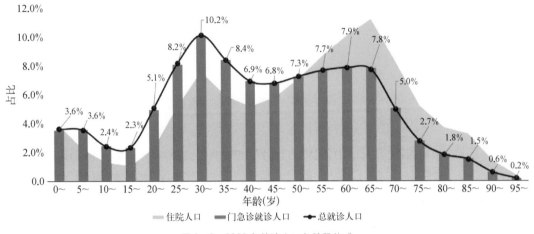

图 2-3　2020 年就诊人口年龄段构成

如图 2-4，2018~2020 年，青年在就诊人口中占比均为最高（2018 年为 39.6%，2019 年为 41.3%，2020 年为 41.2%）；儿童占比变化较大（2018 年为 18.8%，2019 年为 10.7%，2020 年为 9.6%）。2020 年就诊人口的年龄组构成和 2019 年较相似。

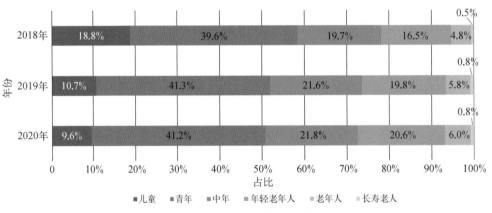

图 2-4　2018~2020 年就诊人口年龄组构成

如表 2-1，2020 年门急诊就诊人口中，青年占比最高（40.9%）；住院人口中，年轻老年人占比最高（29.7%）。

表 2-1　2020 年门急诊就诊人口、住院人口年龄组构成（%）

年 龄 组	门急诊就诊人口	住院人口
儿童	9.6	7.3
青年	40.9	27.3
中年	21.7	21.6
年轻老年人	20.9	29.7
老年人	6.2	12.2
长寿老年人	0.8	1.8

三、支付方式

如图 2 - 5,2018 年就诊人口中,医保支付人口占比 48.4%,非医保支付人口为 51.6%;2019 年就诊人口中,医保支付人口占比 58.4%,非医保支付人口为 41.6%;2020 年就诊人口中,医保支付人口占比 54.9%,非医保支付人口为 45.1%。从 2019 年开始,就诊人口中,医保支付人口占比高于非医保支付人口。

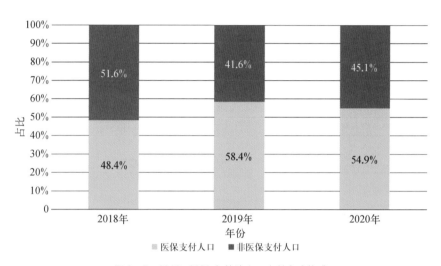

图 2 - 5 2018~2020 年就诊人口支付方式构成

如表 2 - 2,2020 年门急诊就诊人口中,医保支付人口占比 56.5%,非医保支付人口为 43.5%;住院人口中,医保支付人口占比 54.2%,非医保支付人口为 45.8%。

表 2 - 2 2020 年门急诊就诊人口、住院人口支付方式构成(%)

支付方式	门急诊就诊人口	住院人口
医保支付人口	56.5	54.2
非医保支付人口	43.5	45.8

四、不同医疗机构就诊人口占比

如表 2 - 3,2018 年,市级三级医院就诊人口占比 51.3%[1],区属三级医院为 12.7%,区属二级医院为 40.6%,社区卫生服务中心(站)为 30.5%;2019 年,市级三级医院就诊人口占比 58.1%,区属三级医院为 14.1%,区属二级医院为 43.4%,社区为 34.3%;2020 年,市级三级医院就诊人口占比 58.0%,区属三级医院为 14.5%,区属二级医院为 37.2%,社区卫生服务中心(站)为 30.7%。

---

① 计算方式:市级三级医院就诊人口数/总就诊人口数,下同。

表 2 - 3 2018~2020 年不同医疗机构就诊人口占比(%)

年　份	市级三级医院	区属三级医院	区属二级医院	社区卫生服务中心(站)
2018 年	51.3	12.7	40.6	30.5
2019 年	58.1	14.1	43.4	34.3
2020 年	58.0	14.5	37.2	30.7

如图 2-6,2020 年不同医疗机构门急诊就诊人口和住院人口差异较大:社区卫生服务中心(站)门急诊就诊人口占比(32.7%)远高于住院人口(1.0%);市级三级医院住院人口占比(62.4%)略高于门急诊就诊人口(53.7%)。

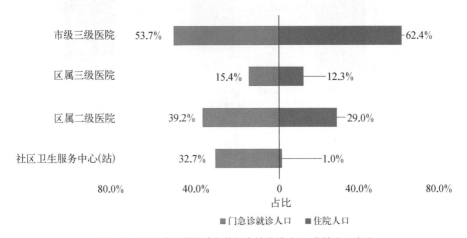

图 2-6 2020 年不同医疗机构门急诊就诊人口、住院人口占比

五、婚姻状况

本部分数据的数据质量无法支撑 3 年比较分析,故仅呈现 2020 年情况。

如图 2-7,2020 年就诊人口(已知婚姻状况)中,已婚者(包括初婚、再婚和复婚)占比 64.1%,未婚者为 29.4%,丧偶者为 1.4%,离异者为 5.1%。相较于住院人口,门急诊就诊人口中未婚者占比较高(门急诊为 28.7%,住院为 11.7%);相较于门急诊就诊人口,住院人口中已婚者占比较高(门急诊为 64.7%,住院为 79.2%)。

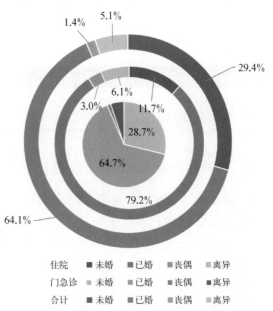

图 2-7 2020 年就诊人口婚姻状况构成

六、地区来源构成

如图 2-8,2018 年就诊人口中,常住人口占比 56.9%,非常住人口为 43.1%;2019 年就诊人口中,常住人口占比 65.9%,非常住人口为 34.1%;2020 年就诊人口中,常住人口占比 57.7%,非常住人口为 42.3%。

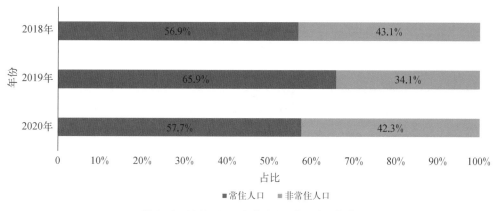

图 2-8 2018~2020 年就诊人口地区来源构成

如图 2-9,2020 年,住院人口相较于门急诊就诊人口,住院人口中的常住人口占比较高(门急诊就诊人口为 58.9%,住院人口为 65.5%)。

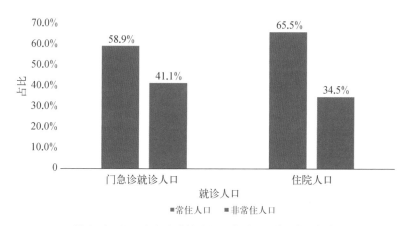

图 2-9 2020 年门急诊就诊人口、住院人口地区来源构成

如图 2-10,2020 年就诊人口中,常住人口来源最多的地区为浦东新区、闵行区和宝山区,占比分别为 21.1%、8.6% 和 7.8%。

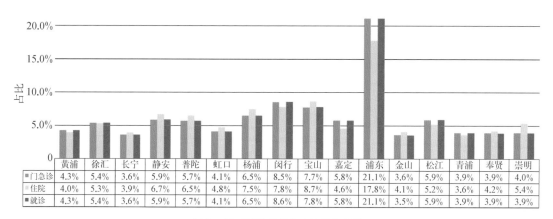

	黄浦	徐江	长宁	静安	普陀	虹口	杨浦	闵行	宝山	嘉定	浦东	金山	松江	青浦	奉贤	崇明
门急诊	4.3%	5.4%	3.6%	5.9%	5.7%	4.1%	6.5%	8.5%	7.7%	5.8%	21.1%	3.6%	5.9%	3.9%	3.9%	4.0%
住院	4.0%	5.3%	3.9%	6.7%	6.5%	4.8%	7.5%	7.8%	8.7%	4.6%	17.8%	4.1%	5.2%	3.6%	4.2%	5.4%
就诊	4.3%	5.4%	3.6%	5.9%	5.7%	4.1%	6.5%	8.6%	7.8%	5.8%	21.1%	3.5%	5.9%	3.9%	3.9%	3.9%

图 2-10 2020 年常住人口地区来源

如表2-4,2020年就诊人口中,非常住人口主要地区来源是安徽省、江苏省、河南省、江西省和浙江省,占比分别为29.0%、16.5%、9.8%、5.6%和5.4%,总计达66.3%。

表2-4 2020年非常住人口主要地区来源及占比(排名前五)

顺 位	门 急 诊		住 院		合 计	
	地 区	占比(%)	地 区	占比(%)	地 区	占比(%)
1	安徽	29.1	安徽	28.8	安徽	29.0
2	江苏	16.4	江苏	17.5	江苏	16.5
3	河南	9.9	河南	8.2	河南	9.8
4	江西	5.6	浙江	6.0	江西	5.6
5	浙江	5.3	江西	5.5	浙江	5.4

第二节 就诊原因

一、门急诊就诊原因

如表 2-5,2020 年门急诊就诊人口就诊主要原因是呼吸系统疾病①(25.1%②)、消化系统疾病(24.9%),以及症状、体征和临床与实验室异常所见(22.4%)。因呼吸系统疾病就诊的主要病种是急性上呼吸道感染(10.5%)、呼吸性疾患(3.6%),以及支气管炎(3.1%)。因消化系统疾病就诊的主要病种是胃炎和十二指肠炎(7.2%)、齿龈炎和牙周疾病(4.2%),以及功能性肠疾患(3.2%)。因症状、体征和临床与实验室异常所见就诊的主要病种是腹部和盆腔痛(3.8%)、头晕和眩晕(2.7%),以及原因不明的发热(1.7%)。

表 2-5 2020 年门急诊就诊人口就诊主要原因

顺 位	疾病分类	病 种	占比(%)
1	呼吸系统疾病		25.1
		急性上呼吸道感染	10.5
		呼吸性疾患	3.6
		支气管炎	3.1
2	消化系统疾病		24.9
		胃炎和十二指肠炎	7.2
		齿龈炎和牙周疾病	4.2
		功能性肠疾患	3.2
3	症状、体征和临床与实验室异常所见		22.4
		腹部和盆腔痛	3.8
		头晕和眩晕	2.7
		原因不明的发热	1.7

(一) 不同支付方式人口门急诊就诊原因

如表 2-6,2020 年医保支付人口门急诊就诊主要原因是呼吸系统疾病(32.8%)、循环系统疾病(32.7%),以及症状、体征和临床与实验室异常所见(22.4%)。因呼吸系统疾病就诊的主要病种是急性上呼吸道感染(14.6%)、呼吸性疾患(4.5%),以及支气管炎(4.5%)。因循环系统疾病就诊的主要病种是特发性原发性高血压(14.4%)、慢性缺血性心脏病(7.2%),以及脑血管病(2.5%)。因症状、体征和临床与实验室异常所见就诊的主要病种是腹部和盆

① 本报告对所有有效病例按照国际通用的第 10 次修订本《疾病和有关健康问题的国际统计疾病分类》(简称 ICD-10)编码归类,疾病分类对应 ICD-10 疾病分类,具体病种对应 ICD10 亚码(前三位编码),下同。
② 计算方式:因呼吸系统疾病就诊人口数/门急诊就诊总人口数,下同。

腔痛(2.5%)、头晕和眩晕(2.1%),以及原因不明的发热(1.2%)。

非医保支付人口门急诊就诊的主要原因是症状、体征和临床与实验室异常所见(15.1%)、呼吸系统疾病(12.9%),以及消化系统疾病(11.7%)。因症状、体征和临床与实验室异常所见就诊的主要病种是腹部和盆腔痛(2.6%)、原因不知和原因未特指的发病(1.3%),以及头晕和眩晕(1.2%)。因呼吸系统疾病就诊的主要病种是急性上呼吸道感染(4.3%)、呼吸性疾患(2.0%),以及急性支气管炎(1.2%)。因消化系统疾病就诊的主要病种是胃炎和十二指肠炎(2.4%)、牙面异常(包括咬合不正)(1.3%),以及非感染性胃肠炎和结肠炎(1.1%)。

表 2-6 2020 年不同支付方式人口门急诊就诊主要原因

顺位	医 保 支 付			非 医 保 支 付		
	疾病分类	病 种	占比(%)	疾病分类	病 种	占比(%)
1	呼吸系统疾病		32.8	症状、体征和临床与实验室异常所见		15.1
		急性上呼吸道感染	14.6		腹部和盆腔痛	2.6
		呼吸性疾患	4.5		原因不知和原因未特指的发病	1.3
		支气管炎	4.5		头晕和眩晕	1.2
2	循环系统疾病		32.7	呼吸系统疾病		12.9
		特发性原发性高血压	14.4		急性上呼吸道感染	4.3
		慢性缺血性心脏病	7.2		呼吸性疾患	2.0
		脑血管病	2.5		急性支气管炎	1.2
3	症状、体征和临床与实验室异常所见		22.4	消化系统疾病		11.7
		腹部和盆腔痛	2.5		胃炎和十二指肠炎	2.4
		头晕和眩晕	2.1		牙面异常(包括咬合不正)	1.3
		原因不明的发热	1.2		非感染性胃肠炎和结肠炎	1.1

(二) 不同性别人口门急诊就诊原因

如表 2-7,2020 年男性门急诊就诊主要原因是消化系统疾病(28.2%)、呼吸系统疾病(27.0%),以及循环系统疾病(26.5%)。因消化系统疾病就诊的主要病种是胃炎和十二指肠炎(7.9%)、齿龈炎和牙周疾病(5.1%),以及功能性肠疾患(3.5%)。因呼吸系统疾病就诊的主要病种是急性上呼吸道感染(11.0%)、呼吸性疾患(3.8%),以及急性支气管炎(3.4%)。因循环系统疾病就诊的主要病种是特发性原发性高血压(19.9%)、慢性缺血性心脏病(8.6%),以及脑血管病(2.8%)。

女性门急诊就诊主要原因是消化系统疾病(29.2%)、呼吸系统疾病(26.2%),以及症状、体征和临床与实验室异常所见(25.8%)。因消化系统疾病就诊的主要病种是胃炎和十二指肠炎(9.1%)、齿龈炎和牙周疾病(4.9%),以及功能性肠疾患(4.2%)。因呼吸系统疾病就诊的主要病种是急性上呼吸道感染(11.6%),慢性鼻炎、鼻咽炎和咽炎(3.6%),以及呼吸性疾患(3.5%)。因症状、体征和临床与实验室异常所见就诊的主要病种是腹部和盆腔痛

（4.4%）、头晕和眩晕（3.7%），以及肺诊断性影像检验检查的异常所见（2.0%）。

表 2-7　2020 年不同性别人口门急诊就诊主要原因

顺位	男　性			女　性		
	疾病分类	病　种	占比（%）	疾病分类	病　种	占比（%）
1	消化系统疾病		28.2	消化系统疾病		29.2
		胃炎和十二指肠炎	7.9		胃炎和十二指肠炎	9.1
		齿龈炎和牙周疾病	5.1		齿龈炎和牙周疾病	4.9
		功能性肠疾患	3.5		功能性肠疾患	4.2
2	呼吸系统疾病		27.0	呼吸系统疾病		26.2
		急性上呼吸道感染	11.0		急性上呼吸道感染	11.6
		呼吸性疾患	3.8		慢性鼻炎、鼻咽炎和咽炎	3.6
		急性支气管炎	3.4		呼吸性疾患	3.5
3	循环系统疾病		26.5	症状、体征和临床与实验室异常所见		25.8
		特发性原发性高血压	19.9		腹部和盆腔痛	4.4
		慢性缺血性心脏病	8.6		头晕和眩晕	3.7
		脑血管病	2.8		肺诊断性影像检查的异常所见	2.0

（三）不同年龄组人口门急诊就诊原因

如表 2-8，2020 年儿童门急诊就诊主要原因是呼吸系统疾病（42.8%）、眼和附器疾病（23.6%），以及消化系统疾病（18.6%）。因呼吸系统疾病就诊的主要病种是急性上呼吸道感染（19.2%）、呼吸性疾患（10.4%），以及支气管炎（5.9%）。因眼和附器疾病就诊的主要病种是屈光和调节疾患（16.4%）、结膜炎（5.2%），以及眼睑炎和睑板囊肿（1.0%）。因消化系统疾病就诊的主要病种是牙齿发育及出牙障碍（3.6%）、龋病（3.5%），以及非感染性胃肠炎和结肠炎（3.0%）。

表 2-8　2020 年儿童门急诊就诊主要原因

顺　位	疾病分类	病　种	占比（%）
1	呼吸系统疾病		42.8
		急性上呼吸道感染	19.2
		呼吸性疾患	10.4
		支气管炎	5.9
2	眼和附器疾病		23.6
		屈光和调节疾患	16.4
		结膜炎	5.2
		眼睑炎和睑板囊肿	1.0
3	消化系统疾病		18.6
		牙齿发育及出牙障碍	3.6
		龋病	3.5
		非感染性胃肠炎和结肠炎	3.0

如表 2-9,2020 年青年门急诊就诊主要原因是消化系统疾病(22.3%),症状、体征和临床与实验室异常所见(21.3%),以及呼吸系统疾病(18.6%)。因消化系统疾病就诊的主要病种是胃炎和十二指肠炎(4.7%)、齿龈炎和牙周疾病(3.1%),以及包埋牙及阻生牙(2.7%)。因症状、体征和临床与实验室异常所见就诊的主要病种是腹部和盆腔痛(4.0%)、原因不明的发热(2.5%),以及原因不知和原因未特指的发病(1.6%)。因呼吸系统疾病就诊的主要病种是急性上呼吸道感染(7.2%)、呼吸性疾患(2.8%),以及慢性鼻炎、鼻咽炎和咽炎(2.4%)。

表 2-9 2020 年青年门急诊就诊主要原因

顺　位	疾病分类	病　种	占比(%)
1	消化系统疾病		22.3
		胃炎和十二指肠炎	4.7
		齿龈炎和牙周疾病	3.1
		包埋牙及阻生牙	2.7
2	症状、体征和临床与实验室异常所见		21.3
		腹部和盆腔痛	4.0
		原因不明的发热	2.5
		原因不知和原因未特指的发病	1.6
3	呼吸系统疾病		18.6
		急性上呼吸道感染	7.2
		呼吸性疾患	2.8
		慢性鼻炎、鼻咽炎和咽炎	2.4

如表 2-10,2020 年中年门急诊就诊主要原因是消化系统疾病(27.1%),症状、体征和临床与实验室异常所见(25.7%),以及循环系统疾病(25.5%)。因消化系统疾病就诊的主要病种是胃炎和十二指肠炎(8.9%)、齿龈炎和牙周疾病(4.9%),以及牙髓和根尖周组织疾病(3.3%)。因症状、体征和临床与实验室异常所见就诊的主要病种是腹部和盆腔痛(4.2%)、头晕和眩晕(3.2%),以及肺诊断性影像检验检查的异常所见(3.0%)。因循环系统疾病就诊的主要病种是特发性原发性高血压(18.8%)、慢性缺血性心脏病(5.0%),以及脑血管病(2.0%)。

表 2-10 2020 年中年门急诊就诊主要原因

顺　位	疾病分类	病　种	占比(%)
1	消化系统疾病		27.1
		胃炎和十二指肠炎	8.9
		齿龈炎和牙周疾病	4.9
		牙髓和根尖周组织疾病	3.3
2	症状、体征和临床与实验室异常所见		25.7
		腹部和盆腔痛	4.2
		头晕和眩晕	3.2
		肺诊断性影像检验检查的异常所见	3.0

续　表

顺　　位	疾病分类	病　　种	占比(%)
3	循环系统疾病		25.5
		特发性原发性高血压	18.8
		慢性缺血性心脏病	5.0
		脑血管病	2.0

如表 2－11,2020 年年轻老年人门急诊就诊主要原因是循环系统疾病(56.2%)、消化系统疾病(40.8%),以及呼吸系统疾病(34.3%)。因循环系统疾病就诊的主要病种是特发性原发性高血压(43.3%)、慢性缺血性心脏病(22.8%),以及脑血管病(8.0%)。因消化系统疾病就诊的主要病种是胃炎和十二指肠炎(15.2%)、齿龈炎和牙周疾病(9.4%),以及功能性肠疾患(7.6%)。因呼吸系统疾病就诊的主要病种是急性上呼吸道感染(15.7%)、支气管炎(5.4%),以及慢性鼻炎、鼻咽炎和咽炎(5.1%)。

表 2－11　2020 年年轻老年人门急诊就诊主要原因

顺　　位	疾病分类	病　　种	占比(%)
1	循环系统疾病		56.2
		特发性原发性高血压	43.3
		慢性缺血性心脏病	22.8
		脑血管病	8.0
2	消化系统疾病		40.8
		胃炎和十二指肠炎	15.2
		齿龈炎和牙周疾病	9.4
		功能性肠疾患	7.6
3	呼吸系统疾病		34.3
		急性上呼吸道感染	15.7
		支气管炎	5.4
		慢性鼻炎、鼻咽炎和咽炎	5.1

如表 2－12,2020 年老年人门急诊就诊主要原因是循环系统疾病(77.3%)、消化系统疾病(47.8%),以及呼吸系统疾病(43.8%)。因循环系统疾病就诊的主要病种是特发性原发性高血压(61.0%)、慢性缺血性心脏病(42.8%),以及脑血管病(15.0%)。因消化系统疾病就诊的主要病种是胃炎和十二指肠炎(19.5%)、功能性肠疾患(16.6%),以及齿龈炎和牙周疾病(9.5%)。因呼吸系统疾病就诊的主要病种是急性上呼吸道感染(19.5%)、慢性支气管炎(10.5%),以及支气管炎(8.8%)。

表 2－12　2020 年老年人门急诊就诊主要原因

顺　　位	疾病分类	病　　种	占比(%)
1	循环系统疾病		77.3
		特发性原发性高血压	61.0
		慢性缺血性心脏病	42.8
		脑血管病	15.0

顺　位	疾病分类	病　种	占比(%)
2	消化系统疾病		47.8
		胃炎和十二指肠炎	19.5
		功能性肠疾患	16.6
		齿龈炎和牙周疾病	9.5
3	呼吸系统疾病		43.8
		急性上呼吸道感染	19.5
		慢性支气管炎	10.5
		支气管炎	8.8

如表2-13,2020年长寿老年人门急诊就诊主要原因是循环系统疾病(80.0%)、呼吸系统疾病(50.1%),以及消化系统疾病(49.7%)。因循环系统疾病就诊的主要病种是特发性原发性高血压(60.4%)、慢性缺血性心脏病(49.1%),以及脑血管病(14.7%)。因呼吸系统疾病就诊的主要病种是急性上呼吸道感染(21.1%)、慢性支气管炎(15.4%),以及支气管炎(11.1%)。因消化系统疾病就诊的主要病种是功能性肠疾患(23.5%)、胃炎和十二指肠炎(20.4%),以及齿龈炎和牙周疾病(7.2%)。

表2-13　2020年长寿老年人门急诊就诊主要原因

顺　位	疾病分类	病　种	占比(%)
1	循环系统疾病		80.0
		特发性原发性高血压	60.4
		慢性缺血性心脏病	49.1
		脑血管病	14.7
2	呼吸系统疾病		50.1
		急性上呼吸道感染	21.1
		慢性支气管炎	15.4
		支气管炎	11.1
3	消化系统疾病		49.7
		功能性肠疾患	23.5
		胃炎和十二指肠炎	20.4
		齿龈炎和牙周疾病	7.2

(四)不同医疗机构就诊人口门急诊就诊原因

如表2-14,2020年市级三级医院门急诊就诊人口的就诊主要原因是症状、体征和临床与实验室异常所见(22.3%)、消化系统疾病(16.8%),以及呼吸系统疾病(15.1%)。因症状、体征和临床与实验室异常所见就诊的主要病种是腹部和盆腔痛(3.1%)、原因不知和原因未特指的发病(3.0%),以及肺诊断性影像检验检查的异常所见(2.6%)。因消化系统疾病就诊的主要病种是胃炎和十二指肠炎(4.1%)、非感染性胃肠炎和结肠炎(1.6%),以及牙面异常

（包括咬合不正）（1.5%）。因呼吸系统疾病就诊的主要病种是急性上呼吸道感染（4.7%）、呼吸性疾患（2.6%），以及慢性鼻炎、鼻咽炎和咽炎（2.3%）。

表 2-14 2020 年市级三级医院就诊人口门急诊就诊主要原因

顺　位	疾病分类	病　种	占比（%）
1	症状、体征和临床与实验室异常所见		22.3
		腹部和盆腔痛	3.1
		原因不知和原因未特指的发病	3.0
		肺诊断性影像检验检查的异常所见	2.6
2	消化系统疾病		16.8
		胃炎和十二指肠炎	4.1
		非感染性胃肠炎和结肠炎	1.6
		牙面异常（包括咬合不正）	1.5
3	呼吸系统疾病		15.1
		急性上呼吸道感染	4.7
		呼吸性疾患	2.6
		慢性鼻炎、鼻咽炎和咽炎	2.3

如表 2-15，2020 年区属三级医院门急诊就诊人口的就诊主要原因是呼吸系统疾病（18.2%）、消化系统疾病（17.6%），以及症状、体征和临床与实验室异常所见（17.3%）。因呼吸系统疾病就诊的主要病种是急性上呼吸道感染（7.3%）、呼吸性疾患（3.9%），以及急性支气管炎（1.5%）。因消化系统疾病就诊的主要病种是胃炎和十二指肠炎（5.1%）、非感染性胃肠炎和结肠炎（1.9%），以及牙髓和根尖周组织疾病（1.7%）。因症状、体征和临床与实验室异常所见就诊的主要病种是腹部和盆腔痛（3.6%）、头晕和眩晕（2.6%），以及原因不明的发热（1.3%）。

表 2-15 2020 年区属三级医院就诊人口门急诊就诊主要原因

顺　位	疾病分类	病　种	占比（%）
1	呼吸系统疾病		18.2
		急性上呼吸道感染	7.3
		呼吸性疾患	3.9
		急性支气管炎	1.5
2	消化系统疾病		17.6
		胃炎和十二指肠炎	5.1
		非感染性胃肠炎和结肠炎	1.9
		牙髓和根尖周组织疾病	1.7
3	症状、体征和临床与实验室异常所见		17.3
		腹部和盆腔痛	3.6
		头晕和眩晕	2.6
		原因不明的发热	1.3

如表 2-16，2020 年区属二级医院门急诊就诊人口的就诊主要原因是消化系统疾病

(21.9%)、呼吸系统疾病(18.4%),以及症状、体征和临床与实验室异常所见(17.9%)。因消化系统疾病就诊的主要病种是胃炎和十二指肠炎(4.8%)、牙髓和根尖周组织疾病(3.1%),以及齿龈炎和牙周疾病(3.0%)。因呼吸系统疾病就诊的主要病种是急性上呼吸道感染(5.5%)、呼吸性疾患(3.4%),以及急性支气管炎(2.5%)。因症状、体征和临床与实验室异常所见就诊的主要病种是腹部和盆腔痛(3.7%)、头晕和眩晕(2.5%),以及原因不明的发热(1.7%)。

表2-16　2020年区属二级医院就诊人口门急诊就诊主要原因

顺　位	疾病分类	病　种	占比(%)
1	消化系统疾病		21.9
		胃炎和十二指肠炎	4.8
		牙髓和根尖周组织疾病	3.1
		齿龈炎和牙周疾病	3.0
2	呼吸系统疾病		18.4
		急性上呼吸道感染	5.5
		呼吸性疾患	3.4
		急性支气管炎	2.5
3	症状、体征和临床与实验室异常所见		17.9
		腹部和盆腔痛	3.7
		头晕和眩晕	2.5
		原因不明的发热	1.7

如表2-17,2020年社区卫生服务中心(站)门急诊就诊人口的就诊主要原因是循环系统疾病(46.9%)、呼吸系统疾病(31.3%),以及消化系统疾病(28.2%)。因循环系统疾病就诊的主要病种是特发性原发性高血压(37.1%)、慢性缺血性心脏病(19.0%),以及脑血管病(5.8%)。因呼吸系统疾病就诊的主要病种是急性上呼吸道感染(15.6%)、急性支气管炎(4.7%),以及支气管炎(4.5%)。因消化系统疾病就诊的主要病种是胃炎和十二指肠炎(9.9%)、功能性肠疾患(7.0%),以及齿龈炎和牙周疾病(6.9%)。

表2-17　2020年社区卫生服务中心(站)就诊人口门急诊就诊主要原因

顺　位	疾病分类	病　种	占比(%)
1	循环系统疾病		46.9
		特发性原发性高血压	37.1
		慢性缺血性心脏病	19.0
		脑血管病	5.8
2	呼吸系统疾病		31.3
		急性上呼吸道感染	15.6
		急性支气管炎	4.7
		支气管炎	4.5
3	消化系统疾病		28.2
		胃炎和十二指肠炎	9.9
		功能性肠疾患	7.0
		齿龈炎和牙周疾病	6.9

二、住院原因

如表 2 - 18，2020 年住院人口主要住院原因是肿瘤(18.2%)、循环系统疾病(15.7%)，以及消化系统疾病(11.4%)。因肿瘤住院的主要病种是支气管和肺恶性肿瘤(2.7%)、肝和肝内胆管恶性肿瘤(1.2%)，以及甲状腺恶性肿瘤(1.1%)。因循环系统疾病住院的主要病种是慢性缺血性心脏病(3.5%)、脑梗死(3.1%)，以及特发性原发性高血压(2.3%)。因消化系统疾病住院的主要病种是胆石症(2.0%)、肠的其他疾病(1.3%)，以及胃炎和十二指肠炎(0.8%)。

表 2 - 18　2020 年住院人口主要住院原因

顺　位	疾 病 分 类	病　种	占比(%)
1	肿瘤		18.2
		支气管和肺恶性肿瘤	2.7
		肝和肝内胆管恶性肿瘤	1.2
		甲状腺恶性肿瘤	1.1
2	循环系统疾病		15.7
		慢性缺血性心脏病	3.5
		脑梗死	3.1
		特发性原发性高血压	2.3
3	消化系统疾病		11.4
		胆石症	2.0
		肠的其他疾病	1.3
		胃炎和十二指肠炎	0.8

(一) 不同支付方式人口住院原因

如表 2 - 19，2020 年医保支付人口主要住院原因是循环系统疾病(19.0%)、肿瘤(17.0%)，以及消化系统疾病(12.8%)。因循环系统疾病住院的主要病种是慢性缺血性心脏病(2.3%)、脑梗死(2.1%)，以及特发性原发性高血压(1.7%)。因肿瘤住院的主要病种是支气管和肺恶性肿瘤(2.0%)、子宫平滑肌瘤(1.1%)，以及甲状腺恶性肿瘤(1.0%)。因消化系统疾病住院的主要病种是胆石症(1.3%)、肠的其他疾病(0.8%)，以及胃炎和十二指肠炎(0.4%)。

表 2 - 19　2020 年不同支付方式人口主要住院原因

顺位	医 保 支 付			非 医 保 支 付		
	疾病分类	病　种	占比(%)	疾病分类	病　种	占比(%)
1	循环系统疾病		19.0	肿瘤		19.3
		慢性缺血性心脏病	2.3		支气管和肺恶性肿瘤	3.3
		脑梗死	2.1		肝和肝内胆管恶性肿瘤	1.4
		特发性原发性高血压	1.7		甲状腺恶性肿瘤	1.1

续　表

顺位	医保支付			非医保支付		
	疾病分类	病　种	占比(%)	疾病分类	病　种	占比(%)
2	肿瘤		17.0	循环系统疾病		11.9
		支气管和肺恶性肿瘤	2.0		慢性缺血性心脏病	2.5
		子宫平滑肌瘤	1.1		脑梗死	2.1
		甲状腺恶性肿瘤	1.0		特发性原发性高血压	1.3
3	消化系统疾病		12.8	消化系统疾病		9.4
		胆石症	1.3		胆石症	1.3
		肠的其他疾病	0.8		肠的其他疾病	0.9
		胃炎和十二指肠炎	0.4		胃炎和十二指肠炎	0.8

非医保支付人口主要住院原因是肿瘤(19.3%)、循环系统疾病(11.9%),以及消化系统疾病(9.4%)。因肿瘤住院的主要病种是支气管和肺恶性肿瘤(3.3%)、肝和肝内胆管恶性肿瘤(1.4%),以及甲状腺恶性肿瘤(1.1%)。因循环系统疾病住院的主要病种是慢性缺血性心脏病(2.5%)、脑梗死(2.1%),以及特发性原发性高血压(1.3%)。因消化系统疾病住院的主要病种是胆石症(1.3%)、肠的其他疾病(0.9%),以及胃炎和十二指肠炎(0.8%)。

(二)不同性别人口住院原因

如表2-20,2020年男性主要住院原因是循环系统疾病(18.6%)、肿瘤(17.7%),以及消化系统疾病(13.8%)。因循环系统疾病住院的主要病种是慢性缺血性心脏病(4.2%)、脑梗死(3.6%),以及特发性原发性高血压(2.4%)。因肿瘤住院的主要病种是支气管和肺恶性肿瘤(3.0%)、肝和肝内胆管恶性肿瘤(2.0%),以及胃恶性肿瘤(1.2%)。因消化系统疾病住院的主要病种是胆石症(1.9%)、肠的其他疾病(1.7%),以及腹股沟疝(1.4%)。

表2-20　2020年不同性别人口主要住院原因

顺位	男　性			女　性		
	疾病分类	病　种	占比(%)	疾病分类	病　种	占比(%)
1	循环系统疾病		18.6	肿瘤		18.6
		慢性缺血性心脏病	4.2		支气管和肺恶性肿瘤	2.4
		脑梗死	3.6		子宫平滑肌瘤	1.7
		特发性原发性高血压	2.4		乳腺良性肿瘤	1.7
2	肿瘤		17.7	妊娠、分娩和产褥期		14.2
		支气管和肺恶性肿瘤	3.0		医疗性流产	2.4
		肝和肝内胆管恶性肿瘤	2.0		为已知或可疑盆腔器官异常给予的孕产妇医疗	1.5
		胃恶性肿瘤	1.2		为其他已知或可疑胎儿问题给予的孕产妇医疗	1.1

续　表

顺位	男　性			女　性		
	疾病分类	病　种	占比(%)	疾病分类	病　种	占比(%)
3	消化系统疾病		13.8	循环系统疾病		13.1
		胆石症	1.9		慢性缺血性心脏病	2.9
		肠的其他疾病	1.7		脑梗死	2.5
		腹股沟疝	1.4		特发性原发性高血压	2.3

女性主要住院原因是肿瘤(18.6%),妊娠、分娩和产褥期(14.2%),以及循环系统疾病(13.1%)。因肿瘤住院的主要病种是支气管和肺恶性肿瘤(2.4%)、子宫平滑肌瘤(1.7%),以及乳腺良性肿瘤(1.7%)。因妊娠、分娩和产褥期住院的主要病种是医疗性流产(2.4%)、为已知或可疑盆腔器官异常给予的孕产妇医疗(1.5%),以及为其他已知或可疑胎儿问题给予的孕产妇医疗(1.1%)。因循环系统疾病住院的主要病种是慢性缺血性心脏病(2.9%)、脑梗死(2.5%),以及特发性原发性高血压(2.3%)。

(三)不同年龄组人口住院原因

如表2-21,2020年儿童主要住院原因是起源于围生期的某些情况(15.2%),先天畸形、变形和染色体异常(13.5%),以及呼吸系统疾病(12.0%)。因起源于围生期的某些情况住院的主要病种是新生儿黄疸(5.2%)、与孕期短和低出生体重有关的疾患(2.3%),以及特发于围生期的感染(1.3%)。因先天畸形、变形和染色体异常住院的主要病种是心间隔先天性畸形(2.1%)、男性生殖器官的先天性畸形(1.5%),以及循环系统的先天性畸形(0.6%)。因呼吸系统疾病住院的主要病种是病原体未特指的肺炎(4.9%)、扁桃体和腺样体慢性疾病(1.6%),以及细菌性肺炎(1.2%)。

表2-21　2020年儿童主要住院原因

顺　位	疾病分类	病　种	占比(%)
1	起源于围生期的某些情况		15.2
		新生儿黄疸	5.2
		与孕期短和低出生体重有关的疾患	2.3
		特发于围生期的感染	1.3
2	先天畸形、变形和染色体异常		13.5
		心间隔先天性畸形	2.1
		男性生殖器官的先天性畸形	1.5
		循环系统的先天性畸形	0.6
3	呼吸系统疾病		12.0
		病原体未特指的肺炎	4.9
		扁桃体和腺样体慢性疾病	1.6
		细菌性肺炎	1.2

如表2-22,2020年青年主要住院原因是妊娠、分娩和产褥期(28.0%),肿瘤(15.1%),

以及消化系统疾病(9.7%)。因妊娠、分娩和产褥期住院的主要病种是医疗性流产(4.7%)、为已知或可疑盆腔器官异常给予的孕产妇医疗(2.9%),以及为其他已知或可疑胎儿问题给予的孕产妇医疗(2.2%)。因肿瘤住院的主要病种是乳腺良性肿瘤(2.2%)、甲状腺恶性肿瘤(2.2%),以及子宫平滑肌瘤(1.7%)。因消化系统疾病住院的主要病种是胆石症(1.4%)、急性阑尾炎(1.2%),以及肛门和直肠的其他疾病(0.6%)。

表 2-22　2020 年青年主要住院原因

顺　位	疾病分类	病　种	占比(%)
1	妊娠、分娩和产褥期		28.0
		医疗性流产	4.7
		为已知或可疑盆腔器官异常给予的孕产妇医疗	2.9
		为其他已知或可疑胎儿问题给予的孕产妇医疗	2.2
2	肿瘤		15.1
		乳腺良性肿瘤	2.2
		甲状腺恶性肿瘤	2.2
		子宫平滑肌瘤	1.7
3	消化系统疾病		9.7
		胆石症	1.4
		急性阑尾炎	1.2
		肛门和直肠的其他疾病	0.6

如表 2-23,2020 年中年主要住院原因是肿瘤(25.7%)、消化系统疾病(12.8%),以及循环系统疾病(11.7%)。因肿瘤住院的主要病种是支气管和肺恶性肿瘤(3.7%)、肝和肝内胆管恶性肿瘤(2.2%),以及子宫平滑肌瘤(1.9%)。因消化系统疾病住院的主要病种是胆石症(2.3%)、肠的其他疾病(1.6%),以及胃炎和十二指肠炎(1.2%)。因循环系统疾病住院的主要病种是慢性缺血性心脏病(2.3%)、特发性原发性高血压(1.8%),以及脑梗死(1.7%)。

表 2-23　2020 年中年主要住院原因

顺　位	疾病分类	病　种	占比(%)
1	肿瘤		25.7
		支气管和肺恶性肿瘤	3.7
		肝和肝内胆管恶性肿瘤	2.2
		子宫平滑肌瘤	1.9
2	消化系统疾病		12.8
		胆石症	2.3
		肠的其他疾病	1.6
		胃炎和十二指肠炎	1.2
3	循环系统疾病		11.7
		慢性缺血性心脏病	2.3
		特发性原发性高血压	1.8
		脑梗死	1.7

如表 2 - 24,2020 年年轻老年人主要住院原因是循环系统疾病(22.4%)、肿瘤(21.7%),以及消化系统疾病(12.9%)。因循环系统疾病住院的主要病种是慢性缺血性心脏病(5.0%)、脑梗死(4.4%),以及特发性原发性高血压(3.4%)。因肿瘤住院的主要病种是支气管和肺恶性肿瘤(4.4%)、肝和肝内胆管恶性肿瘤(1.6%),以及结肠、直肠、肛门和肛管良性肿瘤(1.4%)。因消化系统疾病住院的主要病种是胆石症(2.3%)、肠的其他疾病(2.3%),以及腹股沟疝(1.0%)。

表 2 - 24　2020 年年轻老年人主要住院原因

顺　位	疾病分类	病　　种	占比(%)
1	循环系统疾病		22.4
		慢性缺血性心脏病	5.0
		脑梗死	4.4
		特发性原发性高血压	3.4
2	肿瘤		21.7
		支气管和肺恶性肿瘤	4.4
		肝和肝内胆管恶性肿瘤	1.6
		结肠、直肠、肛门和肛管良性肿瘤	1.4
3	消化系统疾病		12.9
		胆石症	2.3
		肠的其他疾病	2.3
		腹股沟疝	1.0

如表 2 - 25,2020 年老年人主要住院原因是循环系统疾病(37.0%)、肿瘤(13.4%),以及呼吸系统疾病(12.2%)。因循环系统疾病住院的主要病种是慢性缺血性心脏病(9.2%)、脑梗死(9.1%),以及特发性原发性高血压(5.3%)。因肿瘤住院的主要病种是支气管和肺恶性肿瘤(2.4%)、结肠恶性肿瘤(1.2%),以及胃恶性肿瘤(1.1%)。因呼吸系统疾病住院的主要病种是慢性阻塞性肺疾病(2.6%)、呼吸性疾患(2.5%),以及病原体未特指的肺炎(2.2%)。

表 2 - 25　2020 年老年人主要住院原因

顺　位	疾病分类	病　　种	占比(%)
1	循环系统疾病		37.0
		慢性缺血性心脏病	9.2
		脑梗死	9.1
		特发性原发性高血压	5.3
2	肿瘤		13.4
		支气管和肺恶性肿瘤	2.4
		结肠恶性肿瘤	1.2
		胃恶性肿瘤	1.1
3	呼吸系统疾病		12.2
		慢性阻塞性肺疾病	2.6
		呼吸性疾患	2.5
		病原体未特指的肺炎	2.2

如表 2-26,2020 年长寿老年人主要住院原因是循环系统疾病(48.5%)、呼吸系统疾病(24.7%),以及消化系统疾病(10.2%)。因循环系统疾病住院的主要病种是慢性缺血性心脏病(16.5%)、脑梗死(10.9%),以及特发性原发性高血压(6.9%)。因呼吸系统疾病住院的主要病种是呼吸性疾患(6.2%)、病原体未特指的肺炎(6.2%),以及慢性阻塞性肺疾病(4.0%)。因消化系统疾病住院的主要病种是胆石症(2.7%)、消化系统其他疾病(1.7%),以及无力性肠梗阻和肠梗阻(不伴有疝)(0.8%)。

表 2-26 2020 年长寿老年人主要住院原因

顺 位	疾病分类	病 种	占比(%)
1	循环系统疾病		48.5
		慢性缺血性心脏病	16.5
		脑梗死	10.9
		特发性原发性高血压	6.9
2	呼吸系统疾病		24.7
		呼吸性疾患	6.2
		病原体未特指的肺炎	6.2
		慢性阻塞性肺疾病	4.0
3	消化系统疾病		10.2
		胆石症	2.7
		消化系统其他疾病	1.7
		无力性肠梗阻和肠梗阻(不伴有疝)	0.8

(四) 不同医疗机构住院人口住院原因

如表 2-27,2020 年市级三级医院住院人口的主要住院原因是肿瘤(23.6%)、循环系统疾病(11.5%),以及消化系统疾病(9.6%)。因肿瘤住院的主要病种是支气管和肺恶性肿瘤(3.8%)、肝和肝内胆管恶性肿瘤(1.7%),以及甲状腺恶性肿瘤(1.4%)。因循环系统疾病住院的主要病种是慢性缺血性心脏病(2.5%)、特发性原发性高血压(1.3%),以及脑梗死(1.3%)。因消化系统疾病住院的主要病种是胆石症(1.5%)、肠的其他疾病(1.0%),以及腹股沟疝(0.7%)。

表 2-27 2020 年市级三级医院住院人口主要住院原因

顺 位	疾病分类	病 种	占比(%)
1	肿瘤		23.6
		支气管和肺恶性肿瘤	3.8
		肝和肝内胆管恶性肿瘤	1.7
		甲状腺恶性肿瘤	1.4
2	循环系统疾病		11.5
		慢性缺血性心脏病	2.5
		特发性原发性高血压	1.3
		脑梗死	1.3

续 表

顺　位	疾病分类	病　种	占比(%)
3	消化系统疾病		9.6
		胆石症	1.5
		肠的其他疾病	1.0
		腹股沟疝	0.7

如表 2-28,2020 年区属三级医院住院人口的主要住院原因是循环系统疾病(23.1%)、消化系统疾病(15.6%),以及损伤、中毒和外因的某些其他后果(8.9%)。因循环系统疾病住院的主要病种是特发性原发性高血压(4.8%)、脑梗死(4.7%),以及慢性缺血性心脏病(4.6%)。因消化系统疾病住院的主要病种是胆石症(3.4%)、肠的其他疾病(1.6%),以及急性阑尾炎(1.1%)。因损伤、中毒和外因的某些其他后果住院的主要病种是小腿骨折(1.0%)、肋骨、胸骨和胸部脊柱骨折(0.9%),以及颅内损伤(0.9%)。

表 2-28　2020 年区属三级医院住院人口主要住院原因

顺　位	疾病分类	病　种	占比(%)
1	循环系统疾病		23.1
		特发性原发性高血压	4.8
		脑梗死	4.7
		慢性缺血性心脏病	4.6
2	消化系统疾病		15.6
		胆石症	3.4
		肠的其他疾病	1.6
		急性阑尾炎	1.1
3	损伤、中毒和外因的某些其他后果		8.9
		小腿骨折	1.0
		肋骨、胸骨和胸部脊柱骨折	0.9
		颅内损伤	0.9

如表 2-29,2020 年区属二级医院住院人口的主要住院原因是消化系统疾病(12.8%),妊娠、分娩和产褥期(10.8%),以及肿瘤(8.3%)。因消化系统疾病住院的主要病种是胆石症(2.1%)、肠的其他疾病(1.5%),以及急性阑尾炎(1.2%)。因妊娠、分娩和产褥期住院的主要原因是医疗性流产(2.2%)、单胎顺产(1.1%),以及为已知或可疑盆腔器官异常给予的孕产妇医疗(1.1%)。因肿瘤住院的主要病种是结肠、直肠、肛门和肛管良性肿瘤(0.9%)、支气管和肺恶性肿瘤(0.8%),以及甲状腺恶性肿瘤(0.6%)。

如表 2-30,2020 年社区卫生服务中心(站)住院人口的主要住院原因是循环系统疾病(55.1%)、呼吸系统疾病(20.9%),以及肿瘤(8.3%)。因循环系统疾病住院的主要病种是脑血管病后遗症(24.6%)、脑梗死(12.3%),以及慢性缺血性心脏病(11.9%)。因呼吸系统疾病住院的主要病种是慢性阻塞性肺疾病(4.9%)、慢性支气管炎(4.8%),以及呼吸性疾患

（4.3%）。因肿瘤住院的主要病种是口腔和消化器官不确定或未知行为的肿瘤（1.2%）、支气管和肺恶性肿瘤（1.2%），以及中耳、呼吸道和胸腔内不确定或未知行为的肿瘤（0.9%）。

表 2-29 2020 年区属二级医院住院人口主要住院原因

顺　位	疾病分类	病　种	占比（%）
1	消化系统疾病		12.8
		胆石症	2.1
		肠的其他疾病	1.5
		急性阑尾炎	1.2
2	妊娠、分娩和产褥期		10.8
		医疗性流产	2.2
		单胎顺产	1.1
		为已知或可疑盆腔器官异常给予的孕产妇医疗	1.1
3	肿瘤		8.3
		结肠、直肠、肛门和肛管良性肿瘤	0.9
		支气管和肺恶性肿瘤	0.8
		甲状腺恶性肿瘤	0.6

表 2-30 2020 年社区卫生服务中心（站）住院人口主要住院原因

顺　位	疾病分类	病　种	占比（%）
1	循环系统疾病		55.1
		脑血管病后遗症	24.6
		脑梗死	12.3
		慢性缺血性心脏病	11.9
2	呼吸系统疾病		20.9
		慢性阻塞性肺疾病	4.9
		慢性支气管炎	4.8
		呼吸性疾患	4.3
3	肿瘤		8.3
		口腔和消化器官不确定或未知行为的肿瘤	1.2
		支气管和肺恶性肿瘤	1.2
		中耳、呼吸道和胸腔内不确定或未知行为的肿瘤	0.9

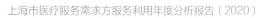

第三章

门急诊 360° 视图

第一节　门急诊服务利用 360°视图

一、门急诊就诊人次占比及占比最高的就诊原因

(一) 总体概述

如表 3 - 1,2020 年门急诊就诊人次中,因循环系统疾病(19.9% [1])、消化系统疾病(10.0%),以及呼吸系统疾病(8.7%)就诊人次占比最高。因循环系统疾病就诊人次中,占比最高的病种是特发性原发性高血压(11.0%)、慢性缺血性心脏病(4.4%),以及脑血管病(0.9%)。因消化系统疾病就诊人次中,占比最高的病种是胃炎和十二指肠炎(2.3%)、功能性肠疾患(1.0%),以及齿龈炎和牙周疾病(0.9%)。因呼吸系统疾病就诊人次中,占比最高的病种是急性上呼吸道感染(2.3%)、呼吸性疾患(0.9%),以及支气管炎(0.7%)。

表 3 - 1　2020 年门急诊就诊人次占比最高的就诊原因

顺　位	疾病分类	病　种	占比(%)
1	循环系统疾病		19.9
		特发性原发性高血压	11.0
		慢性缺血性心脏病	4.4
		脑血管病	0.9
2	消化系统疾病		10.0
		胃炎和十二指肠炎	2.3
		功能性肠疾患	1.0
		齿龈炎和牙周疾病	0.9
3	呼吸系统疾病		8.7
		急性上呼吸道感染	2.3
		呼吸性疾患	0.9
		支气管炎	0.7

(二) 门急诊不同支付方式人口就诊人次占比及占比最高的就诊原因

如图 3 - 1,2018 年门急诊就诊人次中,医保支付人口占比 81.4%,非医保支付人口18.6%;2019 年门急诊就诊人次中,医保支付人口占比 85.2%,非医保支付人口 14.8%;2020年门急诊就诊人次中,医保支付人口占比 80.8%,非医保支付人口 19.2%。2019 年,门急诊医保支付人口就诊人次占比最高。

---

[1]　计算方式:因循环系统疾病就诊门急诊人次/门急诊就诊总人次,下同。

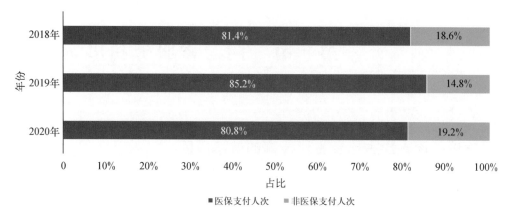

图 3-1 2018~2020 年门急诊不同支付方式人口就诊人次占比

如表 3-2,2020 年门急诊医保支付人口就诊人次中,因循环系统疾病(23.3%)、消化系统疾病(10.3%),以及内分泌、营养和代谢疾病(9.4%)就诊人次占比最高。因循环系统疾病就诊人次中,占比最高的病种是特发性原发性高血压(12.9%)、慢性缺血性心脏病(5.2%),以及脑血管病(1.0%)。因消化系统疾病就诊人次中,占比最高的病种是胃炎和十二指肠炎(2.5%)、功能性肠疾患(1.1%),以及齿龈炎和牙周疾病(1.0%)。因内分泌、营养和代谢疾病就诊人次中,占比最高的病种是糖尿病(3.3%)、非胰岛素依赖型糖尿病(2.4%),以及脂蛋白代谢疾患和其他脂血症(1.8%)。

表 3-2 2020 年门急诊不同支付方式人口就诊人次占比最高的就诊原因

顺位	医 保 支 付			非 医 保 支 付		
	疾病分类	病 种	占比(%)	疾病分类	病 种	占比(%)
1	循环系统疾病		23.3	症状、体征和临床与实验室异常所见		8.9
		特发性原发性高血压	12.9		腹部和盆腔痛	1.3
		慢性缺血性心脏病	5.2		原因不知和原因未特指的发病	0.9
		脑血管病	1.0		肺诊断性影像检查的异常所见	0.8
2	消化系统疾病		10.3	消化系统疾病		8.5
		胃炎和十二指肠炎	2.5		胃炎和十二指肠炎	1.5
		功能性肠疾患	1.1		牙面异常(包括咬合不正)	1.1
		齿龈炎和牙周疾病	1.0		牙髓和根尖周组织疾病	0.6
3	内分泌、营养和代谢疾病		9.4	呼吸系统疾病		8.2
		糖尿病	3.3		急性上呼吸道感染	2.1
		非胰岛素依赖型糖尿病	2.4		呼吸性疾患	1.1
		脂蛋白代谢疾患和其他脂血症	1.8		急性支气管炎	0.6

门急诊非医保支付人口就诊人次中,因症状、体征和临床与实验室异常所见

（8.9%）、消化系统疾病（8.5%），以及呼吸系统疾病（8.2%）就诊人次占比最高。因症状、体征和临床与实验室异常所见就诊人次中，占比最高的病种是腹部和盆腔痛（1.3%）、原因不知和原因未特指的发病（0.9%），以及肺诊断性影像检查的异常所见（0.8%）。因消化系统疾病就诊人次中，占比最高的病种是胃炎和十二指肠炎（1.5%）、牙面异常（包括咬合不正）（1.1%），以及牙髓和根尖周组织疾病（0.6%）。因呼吸系统疾病就诊人次中，占比最高的病种是急性上呼吸道感染（2.1%）、呼吸性疾患（1.1%），以及急性支气管炎（0.6%）。

（三）门急诊不同性别人口就诊人次占比及占比最高的就诊原因

如表 3-3，2018 年门急诊就诊人次中，男性占比 42.5%，女性 57.5%；2019 年门急诊就诊人次中，男性占比 42.2%，女性 57.8%；2020 年门急诊就诊人次中，男性占比 42.8%，女性 57.2%。2020 年男性门急诊就诊人次占比较 2019 年和 2018 年有所上升。

表 3-3 2018~2020 年门急诊不同性别人口就诊人次占比

性别	2018 年	2019 年	2020 年
男性（%）	42.5	42.2	42.8
女性（%）	57.5	57.8	57.2
男女性别比	0.74	0.73	0.75

如表 3-4，2020 年门急诊不同性别人口就诊人次中，占比排名靠前的就诊原因较类似，主要集中在循环系统疾病、消化系统疾病。因循环系统疾病就诊人次中，占比最高的病种是特发性原发性高血压、慢性缺血性心脏病，以及脑血管病。因消化系统疾病就诊人次中，占比最高的病种是胃炎和十二指肠炎、功能性肠疾患，以及齿龈炎和牙周疾病。男性门急诊就诊人次第三顺位的疾病分类是呼吸系统疾病（9.3%），占比最高的病种是急性上呼吸道感染（2.3%）、呼吸性疾患（0.9%），以及支气管炎（0.7%）；女性门急诊就诊人次第三顺位的疾病分类是内分泌、营养和代谢疾病（8.5%），占比最高的病种是糖尿病（2.6%）、非胰岛素依赖型糖尿病（1.9%），以及脂蛋白代谢疾患和其他脂血症（1.7%）。

表 3-4 2020 年门急诊不同性别人口就诊人次占比最高的就诊原因

顺位	男性 疾病分类	病种	占比（%）	女性 疾病分类	病种	占比（%）
1	循环系统疾病		22.4	循环系统疾病		19.6
		特发性原发性高血压	13.0		特发性原发性高血压	10.3
		慢性缺血性心脏病	4.6		慢性缺血性心脏病	4.6
		脑血管病	0.9		脑血管病	1.0
2	消化系统疾病		10.5	消化系统疾病		9.9
		胃炎和十二指肠炎	2.3		胃炎和十二指肠炎	2.4
		功能性肠疾患	1.0		功能性肠疾患	1.0
		齿龈炎和牙周疾病	1.0		齿龈炎和牙周疾病	0.8

顺位	男 性			女 性		
	疾病分类	病 种	占比(%)	疾病分类	病 种	占比(%)
3	呼吸系统疾病		9.3	内分泌、营养和代谢疾病		8.5
		急性上呼吸道感染	2.3		糖尿病	2.6
		呼吸性疾患	0.9		非胰岛素依赖型糖尿病	1.9
		支气管炎	0.7		脂蛋白代谢疾患和其他脂血症	1.7

(四)门急诊不同年龄组人口就诊人次占比及占比最高的就诊原因

如表 3 - 5,2018~2020 年,儿童门急诊就诊人次占比逐年下降(2018 年为 7.5%,2020 年为 4.9%);年轻老年人门急诊就诊人次占比逐年上升(2018 年为 34.1%,2019 年为 35.1%,2020 年为 36.0%)。

表 3 - 5 2018~2020 年门急诊不同年龄组人口就诊人次占比(%)

年 龄 组	2018 年	2019 年	2020 年
儿童	7.5	5.5	4.9
青年	22.1	22.8	22.7
中年	18.0	17.9	17.7
年轻老年人	34.1	35.1	36.0
老年人	16.5	16.8	16.6
长寿老年人	1.8	1.9	2.0

如表 3 - 6,2020 年门急诊儿童就诊人次中,因呼吸系统疾病(27.6%)、眼和附器疾病(10.6%),以及消化系统疾病(8.5%)就诊人次占比最高。因呼吸系统疾病就诊人次中,占比最高的病种是急性上呼吸道感染(7.4%)、呼吸性疾患(4.2%),以及支气管炎(2.4%)。因眼和附器疾病就诊人次中,占比最高的病种是屈光和调节疾患(7.4%)、结膜炎(1.7%),以及斜视(0.3%)。因消化系统疾病就诊人次中,占比最高的病种是牙面异常(包括咬合不正)(1.4%)、龋病(1.3%),以及牙齿发育及出牙障碍(1.2%)。

表 3 - 6 2020 年门急诊儿童就诊人次占比最高的就诊原因

顺 位	疾病分类	病 种	占比(%)
1	呼吸系统疾病		27.6
		急性上呼吸道感染	7.4
		呼吸性疾患	4.2
		支气管炎	2.4
2	眼和附器疾病		10.6
		屈光和调节疾患	7.4
		结膜炎	1.7
		斜视	0.3

续　表

顺　位	疾病分类	病　种	占比(%)
3	消化系统疾病		8.5
		牙面异常(包括咬合不正)	1.4
		龋病	1.3
		牙齿发育及出牙障碍	1.2

如表 3-7,2020 年门急诊青年就诊人次中,因消化系统疾病(11.6%)、症状、体征和临床与实验室异常所见(7.9%),以及呼吸系统疾病(7.5%)就诊人次占比最高。因消化系统疾病就诊人次中,占比最高的病种是胃炎和十二指肠炎(1.8%)、牙面异常(包括咬合不正)(1.1%),以及牙髓和根尖周组织疾病(1.1%)。因症状、体征和临床与实验室异常所见就诊人次中,占比最高的病种是腹部和盆腔痛(1.2%)、原因不明的发热(0.7%),以及原因不知和原因未特指的发病(0.5%)。因呼吸系统疾病就诊人次中,占比最高的病种是急性上呼吸道感染(2.2%)、呼吸性疾患(0.9%),以及慢性鼻炎、鼻咽炎和咽炎(0.7%)。

表 3-7　2020 年门急诊青年就诊人次占比最高的就诊原因

顺　位	疾病分类	病　种	占比(%)
1	消化系统疾病		11.6
		胃炎和十二指肠炎	1.8
		牙面异常(包括咬合不正)	1.1
		牙髓和根尖周组织疾病	1.1
2	症状、体征和临床与实验室异常所见		7.9
		腹部和盆腔痛	1.2
		原因不明的发热	0.7
		原因不知和原因未特指的发病	0.5
3	呼吸系统疾病		7.5
		急性上呼吸道感染	2.2
		呼吸性疾患	0.9
		慢性鼻炎、鼻咽炎和咽炎	0.7

如表 3-8,2020 年门急诊中年就诊人次中,因循环系统疾病(17.6%)、消化系统疾病(11.0%),以及内分泌、营养和代谢疾病(9.1%)就诊人次占比最高。因循环系统疾病就诊人次中,占比最高的病种是特发性原发性高血压(12.5%)、慢性缺血性心脏病(2.1%),以及脑血管病(0.5%)。因消化系统疾病就诊人次中,占比最高的病种是胃炎和十二指肠炎(2.8%)、齿龈炎和牙周疾病(1.1%),以及牙髓和根尖周组织疾病(0.9%)。因内分泌、营养和代谢疾病就诊人次中,占比最高的病种是糖尿病(3.2%)、非胰岛素依赖型糖尿病(2.1%),以及脂蛋白代谢疾患和其他脂血症(1.5%)。

表 3-8　2020 年门急诊中年就诊人次占比最高的就诊原因

顺　位	疾病分类	病　种	占比(%)
1	循环系统疾病		17.6
		特发性原发性高血压	12.5
		慢性缺血性心脏病	2.1
		脑血管病	0.5
2	消化系统疾病		11.0
		胃炎和十二指肠炎	2.8
		齿龈炎和牙周疾病	1.1
		牙髓和根尖周组织疾病	0.9
3	内分泌、营养和代谢疾病		9.1
		糖尿病	3.2
		非胰岛素依赖型糖尿病	2.1
		脂蛋白代谢疾患和其他脂血症	1.5

如表 3-9,2020 年门急诊年轻老年人就诊人次中,因循环系统疾病(28.0%),内分泌、营养和代谢疾病(11.4%),以及消化系统疾病(10.0%)就诊人次占比最高。因循环系统疾病就诊人次中,占比最高的病种是特发性原发性高血压(15.8%)、慢性缺血性心脏病(6.3%),以及脑血管病(1.3%)。因内分泌、营养和代谢疾病就诊人次中,占比最高的病种是糖尿病(4.3%)、非胰岛素依赖型糖尿病(3.1%),以及脂蛋白代谢紊乱和其他脂血症(2.5%)。因消化系统疾病就诊人次中,占比最高的病种是胃炎和十二指肠炎(2.8%)、功能性肠疾患(1.2%),以及齿龈炎和牙周疾病(1.0%)。

表 3-9　2020 年门急诊年轻老年人就诊人次占比最高的就诊原因

顺　位	疾病分类	病　种	占比(%)
1	循环系统疾病		28.0
		特发性原发性高血压	15.8
		慢性缺血性心脏病	6.3
		脑血管病	1.3
2	内分泌、营养和代谢疾病		11.4
		糖尿病	4.3
		非胰岛素依赖型糖尿病	3.1
		脂蛋白代谢紊乱和其他脂血症	2.5
3	消化系统疾病		10.0
		胃炎和十二指肠炎	2.8
		功能性肠疾患	1.2
		齿龈炎和牙周疾病	1.0

如表 3-10,2020 年门急诊老年人就诊人次中,因循环系统疾病(34.4%),内分泌、营养和代谢疾病(9.5%),以及消化系统疾病(8.4%)就诊人次占比最高。因循环系统疾病就诊人次中,占比最高的病种是特发性原发性高血压(15.6%)、慢性缺血性心脏病(9.5%),以及脑

血管病后遗症（2.0%）。因内分泌、营养和代谢疾病就诊人次中，占比最高的病种是糖尿病（3.6%）、非胰岛素依赖型糖尿病（2.8%），以及脂蛋白代谢疾患和其他脂血症（2.0%）。因消化系统疾病就诊人次中，占比最高的病种是胃炎和十二指肠炎（2.3%）、功能性肠疾患（1.9%），以及齿龈炎和牙周疾病（0.6%）。

表 3 - 10　2020 年门急诊老年人就诊人次占比最高的就诊原因

顺　位	疾病分类	病　种	占比（%）
1	循环系统疾病		34.4
		特发性原发性高血压	15.6
		慢性缺血性心脏病	9.5
		脑血管病后遗症	2.0
2	内分泌、营养和代谢疾病		9.5
		糖尿病	3.6
		非胰岛素依赖型糖尿病	2.8
		脂蛋白代谢疾患和其他脂血症	2.0
3	消化系统疾病		8.4
		胃炎和十二指肠炎	2.3
		功能性肠疾患	1.9
		齿龈炎和牙周疾病	0.6

如表 3 - 11，2020 年门急诊长寿老年人就诊人次中，因循环系统疾病（34.8%）、呼吸系统疾病（9.3%），以及消化系统疾病（8.9%）就诊人次占比最高。因循环系统疾病就诊人次中，占比最高的病种是特发性原发性高血压（14.3%）、慢性缺血性心脏病（11.5%），以及脑血管病后遗症（1.9%）。因呼吸系统疾病就诊人次中，占比最高的病种是慢性支气管炎（1.9%）、急性上呼吸道感染（1.7%），以及呼吸性疾患（1.0%）。因消化系统疾病就诊人次中，占比最高的病种是功能性肠疾患（2.9%）、胃炎和十二指肠炎（2.4%），以及胆囊炎（0.6%）。

表 3 - 11　2020 年门急诊长寿老年人就诊人次占比最高的就诊原因

顺　位	疾病分类	病　种	占比（%）
1	循环系统疾病		34.8
		特发性原发性高血压	14.3
		慢性缺血性心脏病	11.5
		脑血管病后遗症	1.9
2	呼吸系统疾病		9.3
		慢性支气管炎	1.9
		急性上呼吸道感染	1.7
		呼吸性疾患	1.0
3	消化系统疾病		8.9
		功能性肠疾患	2.9
		胃炎和十二指肠炎	2.4
		胆囊炎	0.6

二、门急诊年人均就诊次数及次数最高的就诊原因

(一)总体概述

2020 年门急诊就诊人口年人均就诊人次为 7.1 次[1],受新型冠状病毒肺炎疫情影响,较 2019 年(9.6 次)下降了 26.0%。如表 3 - 12,2020 年门急诊就诊人口中,因循环系统疾病(6.5 次[2])、肿瘤(6.3 次),以及内分泌、营养和代谢疾病(4.4 次)就诊的年人均就诊次数最高。因循环系统疾病年人均就诊次数最高的病种是特发性原发性高血压(4.9 次)、慢性缺血性心脏病(4.0 次),以及心房纤颤和扑动(3.7 次)。因肿瘤年人均就诊次数最高的病种是乳房恶性肿瘤(6.5 次),以及支气管和肺恶性肿瘤(6.0 次)。因内分泌、营养和代谢疾病年人均就诊次数最高的病种是糖尿病(4.6 次)、非胰岛素依赖型糖尿病(4.5 次),以及青春期疾患(3.4 次)。

表 3 - 12　2020 年门急诊就诊人口年人均就诊次数最高的就诊原因

顺　位	疾病分类	病　种	年人均就诊次数(次)
1	循环系统疾病		6.5
		特发性原发性高血压	4.9
		慢性缺血性心脏病	4.0
		心房纤颤和扑动	3.7
2	肿瘤		6.3
		乳房恶性肿瘤	6.5
		支气管和肺恶性肿瘤	6.0
3	内分泌、营养和代谢疾病		4.4
		糖尿病	4.6
		非胰岛素依赖型糖尿病	4.5
		青春期疾患	3.4

(二)门急诊不同支付方式人口年人均就诊次数及次数最高的就诊原因

如图 3 - 2,2018 年门急诊医保支付人口年人均就诊次数为 12.6 次,非医保支付人口 2.5 次;2019 年门急诊医保支付人口年人均就诊次数为 12.7 次,非医保支付人口 3.2 次;2020 年门急诊医保支付人口年人均就诊次数为 10.2 次,非医保支付人口 2.6 次。2020 年门急诊医保支付人口年人均就诊次数较 2019 年下降了 19.7%,门急诊非医保支付人口年人均就诊次数下降了 18.8%。

如表 3 - 13,2020 年门急诊医保支付人口年人均就诊次数中,因肿瘤(7.3 次)、循环系统疾病(6.9 次),以及内分泌、营养和代谢疾病(4.7 次)就诊的年人均就诊次数最高。因肿瘤年人均就诊次数最高的病种是支气管和肺恶性肿瘤(7.4 次),以及乳房恶性肿瘤(7.2 次)。

---

[1]　说明:该部分仅展示按就诊人次占比排序,累计前 80% 的病种。
[2]　计算方式:因循环系统疾病就诊人次数/因循环系统疾病就诊人口数,下同。

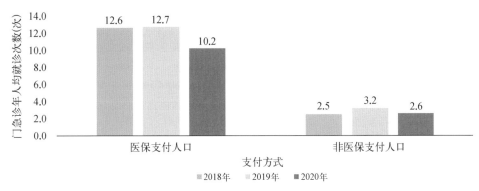

图 3－2　2018~2020 年门急诊不同支付方式人口年人均就诊次数

因循环系统疾病就诊的年人均就诊次数最高的病种是特发性原发性高血压(5.1 次)、慢性缺血性心脏病(4.1 次),以及心房纤颤和扑动(4.0 次)。因内分泌、营养和代谢疾病就诊的年人均就诊次数最高的病种是糖尿病(4.8 次)、非胰岛素依赖型糖尿病(4.7 次),以及青春期疾患(3.9 次)。

表 3－13　2020 年门急诊医保支付人口年人均就诊次数最高的就诊原因

顺　位	疾病分类	病　种	年人均就诊次数(次)
1	肿瘤		7.3
		支气管和肺恶性肿瘤	7.4
		乳房恶性肿瘤	7.2
2	循环系统疾病		6.9
		特发性原发性高血压	5.1
		慢性缺血性心脏病	4.1
		心房纤颤和扑动	4.0
3	内分泌、营养和代谢疾病		4.7
		糖尿病	4.8
		非胰岛素依赖型糖尿病	4.7
		青春期疾患	3.9

如表 3－14,2020 年门急诊非医保支付人口年人均就诊次数中,因肿瘤(3.5 次),妊娠、分娩和产褥期(3.0 次),以及精神和行为障碍(2.6 次)就诊的年人均就诊次数最高。因肿瘤就诊的年人均就诊次数最高的病种是支气管和肺恶性肿瘤(3.5 次),以及乳房恶性肿瘤(3.4 次)。因妊娠、分娩和产褥期就诊的年人均就诊次数最高的病种是主要与妊娠有关的其他情况的孕产妇医疗(4.2 次),以及医疗性流产(2.1 次)。因精神和行为障碍就诊的年人均就诊次数最高的病种是精神分裂症(4.4 次)、抑郁性障碍(2.4 次),以及其他焦虑障碍(2.1 次)。

表 3－14　2020 年门急诊非医保支付人口年人均就诊次数最高的就诊原因

顺　位	疾病分类	病　种	年人均就诊次数(次)
1	肿瘤		3.5
		支气管和肺恶性肿瘤	3.5
		乳房恶性肿瘤	3.4

续　表

顺　位	疾 病 分 类	病　种	年人均就诊次数(次)
2	妊娠、分娩和产褥期		3.0
		主要与妊娠有关的其他情况的孕产妇医疗	4.2
		医疗性流产	2.1
3	精神和行为障碍		2.6
		精神分裂症	4.4
		抑郁性障碍	2.4
		其他焦虑障碍	2.1

(三)门急诊不同性别人口年人均就诊次数及次数最高的就诊原因

　　如图3-3,2018年男性门急诊年人均就诊次数为6.7次,女性8.2次;2019年男性门急诊年人均就诊次数为8.6次,女性10.4次;2020年男性门急诊年人均就诊次数为7.7次,女性9.2次。2020年男性和女性的年人均就诊次数分别较2019年下降了10.4%和11.5%。

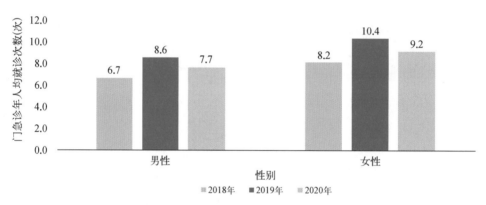

图3-3　2018~2020年门急诊不同性别人口年人均就诊次数

　　如表3-15,2020年门急诊男性因循环系统疾病(6.3次)、肿瘤(6.1次),以及内分泌、营养和代谢疾病(4.7次)就诊的年人均就诊次数最高。因循环系统疾病就诊的年人均就诊次数最高的病种是特发性原发性高血压(4.9次)、慢性缺血性心脏病(4.0次),以及心房纤颤和扑动(3.7次)。因肿瘤就诊的年人均就诊次数最高的病种是支气管和肺恶性肿瘤(6.1次)。因内分泌、营养和代谢疾病就诊的年人均就诊次数最高的病种是糖尿病(4.6次)、非胰岛素依赖型糖尿病(4.5次),以及甲状腺毒症甲状腺功能亢进症(3.2次)。

表3-15　2020年门急诊男性年人均就诊次数最高的就诊原因

顺　位	疾 病 分 类	病　种	年人均就诊次数(次)
1	循环系统疾病		6.3
		特发性原发性高血压	4.9
		慢性缺血性心脏病	4.0
		心房纤颤和扑动	3.7

顺 位	疾病分类	病 种	年人均就诊次数(次)
2	肿瘤		6.1
		支气管和肺恶性肿瘤	6.1
3	内分泌、营养和代谢疾病		4.7
		糖尿病	4.6
		非胰岛素依赖型糖尿病	4.5
		甲状腺毒症甲状腺功能亢进症	3.2

如表 3-16,2020 年门急诊女性因循环系统疾病(7.0 次)、肿瘤(6.5 次),以及内分泌、营养和代谢疾病(4.4 次)就诊的年人均就诊次数最高。因循环系统疾病就诊的年人均就诊次数最高的病种是特发性原发性高血压(5.1 次)、慢性缺血性心脏病(4.1 次),以及心房纤颤和扑动(3.9 次)。因肿瘤就诊的年人均就诊次数最高的病种是乳房恶性肿瘤(6.5 次),以及支气管和肺恶性肿瘤(6.1 次)。因内分泌、营养和代谢疾病就诊的年人均就诊次数最高的病种是糖尿病(4.8 次)、非胰岛素依赖型糖尿病(4.7 次),以及青春期疾患(3.9 次)。

表 3-16　2020 年门急诊女性年人均就诊次数最高的就诊原因

顺 位	疾病分类	病 种	年人均就诊次数(次)
1	循环系统疾病		7.0
		特发性原发性高血压	5.1
		慢性缺血性心脏病	4.1
		心房纤颤和扑动	3.9
2	肿瘤		6.5
		乳房恶性肿瘤	6.5
		支气管和肺恶性肿瘤	6.1
3	内分泌、营养和代谢疾病		4.4
		糖尿病	4.8
		非胰岛素依赖型糖尿病	4.7
		青春期疾患	3.9

(四) 门急诊不同年龄组人口年人均就诊次数及次数最高的就诊原因

如表 3-17,2020 年老年人门急诊年人均就诊次数最高,为 22.8 次。和 2019 年相比,各年龄组人口门急诊年人均就诊次数均有所下降,儿童降幅为 15.7%,青年为 9.6%,中年为 12.7%,年轻老年人为 14.1%,老年人为 18.0%,长寿老年人为 16.4%。

表 3-17　2018~2020 年门急诊不同年龄组人口年人均就诊次数(次)

年 龄 组	2018 年	2019 年	2020 年
儿童	3.0	5.1	4.3
青年	4.2	5.2	4.7

年 龄 组	2018 年	2019 年	2020 年
中年	6.8	7.9	6.9
年轻老年人	15.5	17.0	14.6
老年人	26.2	27.8	22.8
长寿老年人	25.0	26.8	22.4

如表 3-18,2020 年门急诊儿童因内分泌、营养和代谢疾病(3.7 次)、精神和行为障碍(2.9 次),以及呼吸系统疾病(2.6 次)就诊的年人均就诊次数最高。因内分泌、营养和代谢疾病就诊的年人均就诊次数最高的病种是青春期疾患(3.8 次)、糖尿病(3.6 次),以及甲状腺毒症甲状腺功能亢进症(3.5 次)。因精神和行为障碍就诊的年人均就诊次数最高的病种是抑郁性障碍(3.1 次)、精神分裂症(2.7 次),以及其他焦虑障碍(2.2 次)。因呼吸系统疾病就诊的年人均就诊次数最高的病种是病原体未特指的肺炎(2.8 次)、哮喘(2.5 次),以及支气管炎(1.8 次)。

表 3-18 2020 年门急诊儿童年人均就诊次数最高的就诊原因

顺 位	疾病分类	病 种	年人均就诊次数(次)
1	内分泌、营养和代谢疾病		3.7
		青春期疾患	3.8
		糖尿病	3.6
		甲状腺毒症甲状腺功能亢进症	3.5
2	精神和行为障碍		2.9
		抑郁性障碍	3.1
		精神分裂症	2.7
		其他焦虑障碍	2.2
3	呼吸系统疾病		2.6
		病原体未特指的肺炎	2.8
		哮喘	2.5
		支气管炎	1.8

如表 3-19,2020 年门急诊青年因肿瘤(5.9 次)、精神和行为障碍(3.4 次),以及妊娠、分娩和产褥期(3.2 次)就诊的年人均就诊次数最高。因肿瘤就诊的年人均就诊次数最高的病种分别为乳房恶性肿瘤(6.4 次),以及支气管和肺恶性肿瘤(4.6 次)。因精神和行为障碍就诊的年人均就诊次数最高的病种分别为精神分裂症(6.0 次)、抑郁性障碍(3.0 次),以及其他焦虑障碍(2.8 次)。因妊娠、分娩和产褥期就诊的年人均就诊次数最高的病种分别为主要与妊娠有关的其他情况的孕产妇医疗(4.2 次),以及医疗性流产(2.3 次)。

表 3-19 2020 年门急诊青年年人均就诊次数最高的就诊原因

顺 位	疾病分类	病 种	年人均就诊次数(次)
1	肿瘤		5.9
		乳房恶性肿瘤	6.4
		支气管和肺恶性肿瘤	4.6

顺 位	疾 病 分 类	病 种	年人均就诊次数(次)
2	精神和行为障碍		3.4
		精神分裂症	6.0
		抑郁性障碍	3.0
		其他焦虑障碍	2.8
3	妊娠、分娩和产褥期		3.2
		主要与妊娠有关的其他情况的孕产妇医疗	4.2
		医疗性流产	2.3

如表 3－20,2020 年门急诊中年因肿瘤(5.9 次)、循环系统疾病(4.6 次),以及内分泌、营养和代谢疾病(3.9 次)就诊的年人均就诊次数最高。因肿瘤就诊的年人均就诊次数最高的病种是乳房恶性肿瘤(6.2 次),以及支气管和肺恶性肿瘤(5.5 次)。因循环系统疾病就诊的年人均就诊次数最高的病种是特发性原发性高血压(4.4 次)、心房纤颤和扑动(2.9 次),以及慢性缺血性心脏病(2.8 次)。因内分泌、营养和代谢疾病就诊的年人均就诊次数最高的病种是糖尿病(4.3 次)、非胰岛素依赖型糖尿病(4.1 次),以及甲状腺毒症甲状腺功能亢进症(3.2 次)。

表 3－20　2020 年门急诊中年年人均就诊次数最高的就诊原因

顺 位	疾 病 分 类	病 种	年人均就诊次数(次)
1	肿瘤		5.9
		乳房恶性肿瘤	6.2
		支气管和肺恶性肿瘤	5.5
2	循环系统疾病		4.6
		特发性原发性高血压	4.4
		心房纤颤和扑动	2.9
		慢性缺血性心脏病	2.8
3	内分泌、营养和代谢疾病		3.9
		糖尿病	4.3
		非胰岛素依赖型糖尿病	4.1
		甲状腺毒症甲状腺功能亢进症	3.2

如表 3－21,2020 年门急诊年轻老年人因肿瘤(7.0 次)、循环系统疾病(6.9 次),以及内分泌、营养和代谢疾病(5.2 次)就诊的年人均就诊次数最高。因肿瘤就诊的年人均就诊次数最高的病种是乳房恶性肿瘤(7.3 次),以及支气管和肺恶性肿瘤(6.7 次)。因循环系统疾病就诊的年人均就诊次数最高的病种是特发性原发性高血压(5.1 次)、慢性缺血性心脏病(3.9 次),以及心房纤颤和扑动(3.7 次)。因内分泌、营养和代谢疾病就诊的年人均就诊次数最高的病种是糖尿病(4.9 次)、非胰岛素依赖型糖尿病(4.8 次),以及甲状腺毒症甲状腺功能亢进症(3.0 次)。

表 3-21　2020 年门急诊年轻老年人年人均就诊次数最高的就诊原因

顺　位	疾病分类	病　种	年人均就诊次数（次）
1	肿瘤		7.0
		乳房恶性肿瘤	7.3
		支气管和肺恶性肿瘤	6.7
2	循环系统疾病		6.9
		特发性原发性高血压	5.1
		慢性缺血性心脏病	3.9
		心房纤颤和扑动	3.7
3	内分泌、营养和代谢疾病		5.2
		糖尿病	4.9
		非胰岛素依赖型糖尿病	4.8
		甲状腺毒症甲状腺功能亢进症	3.0

如表 3-22,2020 年门急诊老年人因循环系统疾病(9.6 次)、肿瘤(6.1 次),以及内分泌、营养和代谢疾病(5.6 次)就诊的年人均就诊次数最高。因循环系统疾病就诊的年人均就诊次数最高的病种是特发性原发性高血压(5.6 次)、慢性缺血性心脏病(4.9次),以及心房纤颤和扑动(4.1 次)。因肿瘤就诊的年人均就诊次数最高的病种是乳房恶性肿瘤(6.5 次),以及支气管和肺恶性肿瘤(5.9 次)。因内分泌、营养和代谢疾病就诊的年人均就诊次数最高的病种是非胰岛素依赖型糖尿病(5.0 次)、糖尿病(4.9 次),以及甲状腺毒症甲状腺功能亢进症(2.7 次)。

表 3-22　2020 年门急诊老年人年人均就诊次数最高的就诊原因

顺　位	疾病分类	病　种	年人均就诊次数（次）
1	循环系统疾病		9.6
		特发性原发性高血压	5.6
		慢性缺血性心脏病	4.9
		心房纤颤和扑动	4.1
2	肿瘤		6.1
		乳房恶性肿瘤	6.5
		支气管和肺恶性肿瘤	5.9
3	内分泌、营养和代谢疾病		5.6
		非胰岛素依赖型糖尿病	5.0
		糖尿病	4.9
		甲状腺毒症甲状腺功能亢进症	2.7

如表 3-23,2020 年门急诊长寿老年人因循环系统疾病(9.3 次)、肿瘤(4.8 次),以及内分泌、营养和代谢疾病(4.7 次)就诊的年人均就诊次数最高。因循环系统疾病就诊的年人均就诊次数最高的病种是特发性原发性高血压(5.2 次)、慢性缺血性心脏病(5.1 次),以及心房纤颤和扑动(3.6 次)。因肿瘤就诊的年人均就诊次数最高的病种是乳房恶性肿瘤(5.4 次),以及支气管和肺恶性肿瘤(4.4 次)。因内分泌、营养和代谢疾病就诊的年人均就

诊次数最高的病种是非胰岛素依赖型糖尿病(4.3 次)、糖尿病(4.2 次),以及脂蛋白代谢紊乱和其他脂血症(2.4 次)。

表 3-23 2020 年门急诊长寿老年人年人均就诊次数最高的就诊原因

顺　　位	疾病分类	病　　种	年人均就诊次数(次)
1	循环系统疾病		9.3
		特发性原发性高血压	5.2
		慢性缺血性心脏病	5.1
		心房纤颤和扑动	3.6
2	肿瘤		4.8
		乳房恶性肿瘤	5.4
		支气管和肺恶性肿瘤	4.4
3	内分泌、营养和代谢疾病		4.7
		非胰岛素依赖型糖尿病	4.3
		糖尿病	4.2
		脂蛋白代谢紊乱和其他脂血症	2.4

三、门急诊各类型服务业务利用情况及就诊原因

(一)总体概述

上海市门急诊服务业务类型种类较繁多,包括普通门诊、急诊、专家门诊、专科门诊、特需门诊、专病门诊、和其他门诊服务。2020 年上海市就诊人口对各类型服务业务利用情况占比分别是普通门诊 77.3%、急诊 6.9%、专家门诊 9.2%、专科门诊 1.9%、特需门诊 1.7%、专病门诊 2.0% 和其他门诊服务 1.0%。由于普通门诊、急诊和专家门诊占比总计为 93.4%,本部分将重点分析就诊人口对以上三种类型服务业务利用情况及主要就诊原因。

2020 年门急诊就诊人次中,普通门诊年人均就诊次数是 6.7 次[①],急诊年人均就诊次数是 1.9 次,专家门诊年人均就诊次数是 2.8 次。

如表 3-24,2020 年普通门诊就诊人次中,因循环系统疾病(23.3%)、消化系统疾病(10.3%),以及内分泌、营养和代谢疾病(9.3%)就诊人次占比最高。因循环系统疾病就诊人次中,占比最高的病种是特发性原发性高血压(13.3%)、慢性缺血性心脏病(5.3%),以及脑血管病(1.0%)。因消化系统疾病就诊人次中,占比最高的病种是胃炎和十二指肠炎(2.4%)、功能性肠疾患(1.2%),以及齿龈炎和牙周疾病(1.0%)。因内分泌、营养和代谢疾病就诊人次中,占比最高的病种是糖尿病(3.3%)、非胰岛素依赖型糖尿病(2.3%),以及脂蛋白代谢疾患和其他脂血症(1.9%)。

---

① 　计算方式:普通门诊年人均就诊次数=普通门诊就诊总人次数/利用普通门诊人口数,下同。

表3-24　2020年普通门诊就诊人次占比最高的就诊原因

顺　　位	疾病分类	病　　种	占比(%)
1	循环系统疾病		23.3
		特发性原发性高血压	13.3
		慢性缺血性心脏病	5.3
		脑血管病	1.0
2	消化系统疾病		10.3
		胃炎和十二指肠炎	2.4
		功能性肠疾患	1.2
		齿龈炎和牙周疾病	1.0
3	内分泌、营养和代谢疾病		9.3
		糖尿病	3.3
		非胰岛素依赖型糖尿病	2.3
		脂蛋白代谢疾患和其他脂血症	1.9

　　如表3-25,2020年急诊就诊人次中,因呼吸系统疾病(21.3%),症状、体征和临床与实验室异常所见(19.9%),以及损伤、中毒和外因的某些其他后果(12.0%)就诊人次占比最高。因呼吸系统疾病就诊人次中,占比最高的病种是急性上呼吸道感染(6.1%)、呼吸性疾患(5.6%),以及病原体未特指的肺炎(1.8%)。因症状、体征和临床与实验室异常所见就诊人次中,占比最高的病种是腹部和盆腔痛(4.2%)、原因不明的发热(3.7%),以及头晕和眩晕(3.3%)。因损伤、中毒和外因的某些其他后果就诊人次中,占比最高的病种是身体未特指部位的损伤(2.6%)、头部其他和未特指的损伤(1.7%),以及呼吸道内异物(0.7%)。

表3-25　2020年急诊就诊人次占比最高的就诊原因

顺　　位	疾病分类	病　　种	占比(%)
1	呼吸系统疾病		21.3
		急性上呼吸道感染	6.1
		呼吸性疾患	5.6
		病原体未特指的肺炎	1.8
2	症状、体征和临床与实验室异常所见		19.9
		腹部和盆腔痛	4.2
		原因不明的发热	3.7
		头晕和眩晕	3.3
3	损伤、中毒和外因的某些其他后果		12.0
		身体未特指部位的损伤	2.6
		头部其他和未特指的损伤	1.7
		呼吸道内异物	0.7

　　如表3-26,2020年专家门诊就诊人次中,因消化系统疾病(10.5%)、循环系统疾病(8.3%),以及肿瘤(7.7%)就诊人次占比最高。因消化系统疾病就诊人次中,占比最高的病种是胃炎和十二指肠炎(2.7%)、肝的其他疾病(0.9%),以及牙面异常(包括咬合

不正)(0.8%)。因循环系统疾病就诊人次中,占比最高的病种是特发性原发性高血压(3.2%)、慢性缺血性心脏病(1.4%),以及脑梗死(0.5%)。因肿瘤就诊人次中,占比最高的病种是支气管和肺恶性肿瘤(1.0%)、乳房恶性肿瘤(0.9%),以及甲状腺恶性肿瘤(0.4%)。

表 3 - 26 2020 年专家门诊就诊人次占比最高的就诊原因

顺　位	疾病分类	病　种	占比(%)
1	消化系统疾病		10.5
		胃炎和十二指肠炎	2.7
		肝的其他疾病	0.9
		牙面异常(包括咬合不正)	0.8
2	循环系统疾病		8.3
		特发性原发性高血压	3.2
		慢性缺血性心脏病	1.4
		脑梗死	0.5
3	肿瘤		7.7
		支气管和肺恶性肿瘤	1.0
		乳房恶性肿瘤	0.9
		甲状腺恶性肿瘤	0.4

(二)门急诊不同支付方式人口各类型服务业务利用情况及就诊原因

如图 3 - 4,2020 年医保支付人口就诊人次中,普通门诊占比 81.2%,急诊占比 5.6%,专家门诊占比 8.2%;非医保支付人口就诊人次中,普通门诊占比 60.8%,急诊占比 12.4%,专家门诊占比 13.6%。

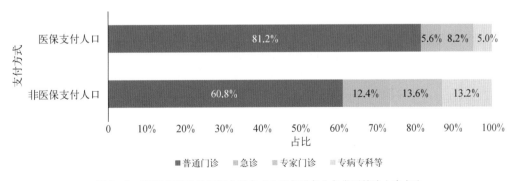

图 3 - 4 2020 年门急诊不同支付方式人口各服务业务类型就诊人次占比

如图 3 - 5,2020 年医保支付人口普通门诊年人均就诊次数是 9.1 次,急诊是 2.2 次,专家门诊是 3.2 次;非医保支付人口普通门诊年人均就诊次数是 2.3 次,急诊是 1.5 次,专家门诊是 2.0 次。

如表 3 - 27,2020 年医保支付人口普通门诊就诊人次中,因循环系统疾病(26.3%)就诊

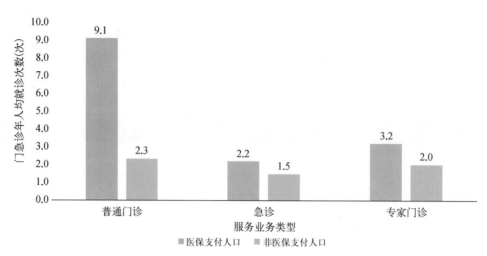

图 3-5　2020 年门急诊不同支付方式人口各服务业务类型年人均就诊次数

人次占比最高,其中占比最高的病种是特发性原发性高血压(15.0%)、慢性缺血性心脏病(6.0%),以及脑血管病(1.1%);非医保支付人口普通门诊就诊人次中,因消化系统疾病(9.3%)就诊人次占比最高,其中占比最高的病种是胃炎和十二指肠炎(1.6%)、牙面异常(包括咬合不正)(1.4%),以及牙髓和根尖周组织疾病(0.7%)。

表 3-27　2020 年不同支付方式人口普通门诊就诊人次占比最高的就诊原因

顺位	医 保 支 付			非 医 保 支 付		
	疾病分类	病　　种	占比(%)	疾病分类	病　　种	占比(%)
1	循环系统疾病		26.3	消化系统疾病		9.3
		特发性原发性高血压	15.0		胃炎和十二指肠炎	1.6
		慢性缺血性心脏病	6.0		牙面异常(包括咬合不正)	1.4
		脑血管病	1.1		牙髓和根尖周组织疾病	0.7
2	消化系统疾病		10.4	症状、体征和临床与实验室异常所见		8.2
		胃炎和十二指肠炎	2.6		原因不知和原因未特指的发病	1.1
		功能性肠疾患	1.3		腹部和盆腔痛	0.9
		齿龈炎和牙周疾病	1.1		肺诊断性影像检查的异常所见	0.7
3	内分泌、营养和代谢疾病		10.1	呼吸系统疾病		7.8
		糖尿病	3.7		急性上呼吸道感染	2.0
		非胰岛素依赖型糖尿病	2.5		呼吸性疾患	0.8
		脂蛋白代谢紊乱和其他脂血症	2.1		急性支气管炎	0.7

如表 3-28,2020 年医保支付人口急诊就诊人次中,因呼吸系统疾病(23.6%)就诊人次占比最高,其中占比最高的病种是呼吸性疾患(6.5%)、急性上呼吸道感染(6.3%),以及病原

体未特指的肺炎（2.1%）；非医保支付人口急诊就诊人次中，因损伤、中毒和外因的某些其他后果（19.9%）就诊人次占比最高，其中占比最高的病种是身体未特指部位的损伤（4.4%）、头部其他和未特指的损伤（3.4%），以及下肢的其他损伤（1.1%）。

表 3-28 2020 年不同支付方式人就急诊就诊人次占比最高的就诊原因

顺位	医 保 支 付			非 医 保 支 付		
	疾病分类	病　种	占比（%）	疾病分类	病　种	占比（%）
1	呼吸系统疾病		23.6	损伤、中毒和外因的某些其他后果		19.9
		呼吸性疾患	6.5		身体未特指部位的损伤	4.4
		急性上呼吸道感染	6.3		头部其他和未特指的损伤	3.4
		病原体未特指的肺炎	2.1		下肢的其他损伤	1.1
2	症状、体征和临床与实验室异常所见		22.1	呼吸系统疾病		16.8
		腹部和盆腔痛	4.3		急性上呼吸道感染	5.6
		原因不明的发热	4.2		呼吸性疾患	3.9
		头晕和眩晕	4.1		急性扁桃体炎	1.5
3	循环系统疾病		8.8	症状、体征和临床与实验室异常所见		15.6
		脑梗死	2.6		腹部和盆腔痛	4.1
		特发性原发性高血压	1.8		原因不明的发热	2.7
		脑血管病	1.1		头晕和眩晕	1.6

如表 3-29，2020 年医保支付人口专家门诊就诊人次中，因消化系统疾病（11.0%）就诊人次占比最高，其中就诊人次占比最高的病种是胃炎和十二指肠炎（3.0%）、肝的其他疾病（1.0%），以及牙髓和根尖周组织疾病（0.7%）；非医保支付人口专家门诊就诊人次中，因消化系统疾病（9.0%）就诊人次占比最高，其中就诊人次占比最高的病种是胃炎和十二指肠炎（1.7%）、牙面异常（包括咬合不正）（1.7%），以及肝的其他疾病（0.6%）。

表 3-29 2020 年不同支付方式人口专家门诊就诊人次占比最高的就诊原因

顺位	医 保 支 付			非 医 保 支 付		
	疾病分类	病　种	占比（%）	疾病分类	病　种	占比（%）
1	消化系统疾病		11.0	消化系统疾病		9.0
		胃炎和十二指肠炎	3.0		胃炎和十二指肠炎	1.7
		肝的其他疾病	1.0		牙面异常（包括咬合不正）	1.7
		牙髓和根尖周组织疾病	0.7		肝的其他疾病	0.6
2	循环系统疾病		10.0	肿瘤		7.7
		特发性原发性高血压	4.0		支气管和肺恶性肿瘤	0.8
		慢性缺血性心脏病	1.7		乳房恶性肿瘤	0.7
		脑梗死	0.6		肝和肝内胆管恶性肿瘤	0.5

续　表

顺位	医 保 支 付			非医保支付		
	疾病分类	病　种	占比(%)	疾病分类	病　种	占比(%)
3	肿瘤		7.7	症状、体征和临床与实验室异常所见		7.4
		支气管和肺恶性肿瘤	1.1		肺诊断性影像检查的异常所见	1.3
		乳房恶性肿瘤	1.0		原因不知和原因未特指的发病	0.8
		结肠恶性肿瘤	0.5		腹部和盆腔痛	0.6

(三)门急诊不同性别人口各类型服务业务利用情况及就诊原因

如图3-6,2020年男性普通门诊就诊人次占比78.4%,急诊7.1%,专家门诊8.6%;女性普通门诊就诊人次占比78.1%,急诊5.5%,专家门诊9.8%。

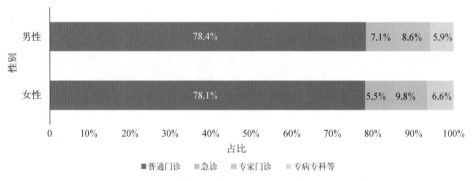

图3-6　2020年门急诊不同性别人口各服务业务类型就诊人次占比

如图3-7,2020年男性普通门诊年人均就诊次数为7.1次,急诊2.1次,专家门诊2.8

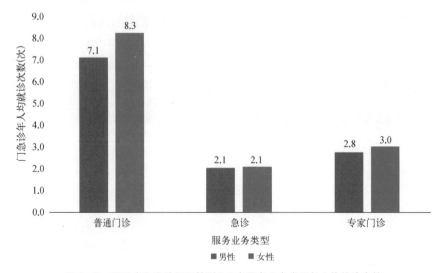

图3-7　2020年门急诊不同性别人口各服务业务类型年人均就诊次数

次;女性普通门诊年人均就诊次数为 8.3 次,急诊 2.1 次,专家门诊 3.0 次。

如表 3－30,2020 年男性和女性普通门诊就诊人次中,均因循环系统疾病就诊人次占比最高,其中占比最高的病种集中于特发性原发性高血压、慢性缺血性心脏病等。

表 3－30　2020 年不同性别人口普通门诊就诊人次占比最高的就诊原因

顺位	男性			女性		
	疾病分类	病种	占比(%)	疾病分类	病种	占比(%)
1	循环系统疾病		25.8	循环系统疾病		22.9
		特发性原发性高血压	15.5		特发性原发性高血压	12.4
		慢性缺血性心脏病	5.4		慢性缺血性心脏病	5.6
		脑血管病后遗症	1.0		脑血管病	1.1
2	消化系统疾病		10.6	消化系统疾病		10.2
		胃炎和十二指肠炎	2.4		胃炎和十二指肠炎	2.5
		功能性肠疾患	1.2		功能性肠疾患	1.2
		齿龈炎和牙周疾病	1.2		齿龈炎和牙周疾病	1.0
3	内分泌、营养和代谢疾病		9.9	内分泌、营养和代谢疾病		9.2
		糖尿病	4.0		糖尿病	3.0
		非胰岛素依赖型糖尿病	2.7		非胰岛素依赖型糖尿病	2.1
		脂蛋白代谢疾患和其他脂血症	1.8		脂蛋白代谢疾患和其他脂血症	2.1

如表 3－31,2020 年男性急诊就诊人次中,因呼吸系统疾病(21.3%)就诊人次占比最高,其中占比最高的病种是呼吸性疾患(5.7%)、急性上呼吸道感染(5.5%),以及病原体未特指的肺炎(1.8%);女性急诊就诊人次中,因症状、体征和临床与实验室异常所见(22.2%)就诊人次占比最高,其中占比最高的病种是腹部和盆腔痛(4.6%)、头晕和眩晕(4.5%),以及原因不明的发热(4.1%)。

表 3－31　2020 年不同性别人口急诊就诊人次占比最高的就诊原因

顺位	男性			女性		
	疾病分类	病种	占比(%)	疾病分类	病种	占比(%)
1	呼吸系统疾病		21.3	症状、体征和临床与实验室异常所见		22.2
		呼吸性疾患	5.7		腹部和盆腔痛	4.6
		急性上呼吸道感染	5.5		头晕和眩晕	4.5
		病原体未特指的肺炎	1.8		原因不明的发热	4.1
2	症状、体征和临床与实验室异常所见		20.0	呼吸系统疾病		19.2
		腹部和盆腔痛	4.1		急性上呼吸道感染	5.5
		原因不明的发热	4.0		呼吸性疾患	5.4
		头晕和眩晕	2.7		病原体未特指的肺炎	1.7

续　表

顺位	男　性			女　性		
	疾病分类	病　种	占比(%)	疾病分类	病　种	占比(%)
3	损伤、中毒和外因的某些其他后果		11.7	损伤、中毒和外因的某些其他后果		9.3
		身体未特指部位的损伤	2.6		身体未特指部位的损伤	2.0
		头部其他和未特指的损伤	1.5		头部其他和未特指的损伤	1.1
		下肢的其他损伤	0.7		呼吸道内异物	0.7

如表 3-32,2020 年男性和女性专家门诊就诊人次中,均因消化系统疾病就诊人次占比最高,其中占比最高的病种集中于胃炎和十二指肠炎、肝的其他疾病,以及牙面异常(包括咬合不正)。

表 3-32　2020 年不同性别人口专家门诊就诊人次占比最高的就诊原因

顺位	男　性			女　性		
	疾病分类	病　种	占比(%)	疾病分类	病　种	占比(%)
1	消化系统疾病		11.9	消化系统疾病		9.8
		胃炎和十二指肠炎	2.7		胃炎和十二指肠炎	2.7
		肝的其他疾病	1.2		牙面异常(包括咬合不正)	0.9
		牙面异常(包括咬合不正)	0.7		肝的其他疾病	0.7
2	循环系统疾病		10.7	肿瘤		7.4
		特发性原发性高血压	4.1		乳房恶性肿瘤	1.6
		慢性缺血性心脏病	2.0		支气管和肺恶性肿瘤	1.0
		脑梗死	0.7		甲状腺恶性肿瘤	0.5
3	肿瘤		8.6	肌肉骨骼系统和结缔组织疾病		7.4
		支气管和肺恶性肿瘤	1.2		关节疾患	1.0
		前列腺恶性肿瘤	0.9		背痛	0.8
		胃恶性肿瘤	0.6		椎间盘疾患	0.7

(四)门急诊不同年龄组人口各类型服务业务利用情况及就诊原因

如图 3-8,2020 年儿童普通门诊就诊人次占比 60.8%,急诊为 14.7%,专家门诊为 12.5%;青年普通门诊就诊人次占比 67.1%,急诊为 9.4%,专家门诊为 13.5%;中年普通门诊就诊人次占比 75.0%,急诊为 5.9%,专家门诊为 11.6%;年轻老年人普通门诊就诊人次占比 84.2%,急诊为 3.9%,专家门诊为 7.5%;老年人普通门诊就诊人次占比 87.7%,急诊为 4.4%,专家门诊为 4.8%;长寿老年人普通门诊就诊人次占比 87.9%,急诊为 6.9%,专家门诊为 2.4%。

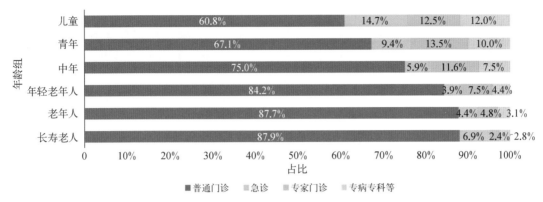

图 3-8　2020 年门急诊不同年龄组人口各服务业务类型就诊人次占比

　　如图 3-9,2020 年儿童普通门诊年人均就诊次数是 3.4 次,急诊是 2.0 次,专家门诊是 2.1 次;青年普通门诊年人均就诊次数是 3.8 次,急诊是 1.7 次,专家门诊是 2.5 次;中年普通门诊年人均就诊次数是 6.1 次,急诊是 1.9 次,专家门诊是 2.9 次;年轻老年人普通门诊年人均就诊次数是 13.2 次,急诊是 2.5 次,专家门诊是 3.6 次;老年人普通门诊年人均就诊次数是 20.9 次,急诊是 3.4 次,专家门诊是 3.8 次;长寿老年人普通门诊年人均就诊次数是 20.4 次,急诊是 4.1 次,专家门诊是 3.4 次。

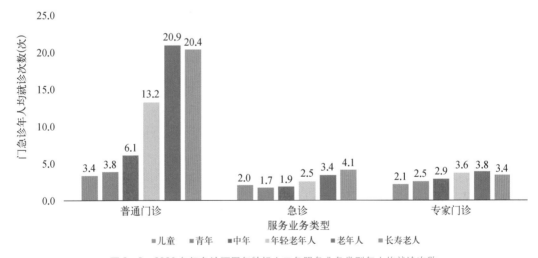

图 3-9　2020 年门急诊不同年龄组人口各服务业务类型年人均就诊次数

　　如表 3-33,2020 年儿童普通门诊就诊人次中,因呼吸系统疾病(26.2%)就诊人次占比最高,其中占比最高的病种是急性上呼吸道感染(6.8%)、呼吸性疾患(3.7%),以及急性支气管炎(2.3%);青年普通门诊就诊人次中,因消化系统疾病(12.7%)就诊人次占比最高,其中占比最高的病种是胃炎和十二指肠炎(2.0%)、牙髓和根尖周组织疾病(1.4%),以及牙面异常(包括咬合不正)(1.3%)。

　　如表 3-34,2020 年中年和年轻老年人普通门诊就诊人次中,均因循环系统疾病就诊人次占比最高,其中占比最高的病种集中于特发性原发性高血压、慢性缺血性心脏病,以及脑血管病。

表 3-33　2020 年儿童和青年普通就诊人次占比最高的就诊原因

顺位	儿 童			青 年		
	疾病分类	病 种	占比(%)	疾病分类	病 种	占比(%)
1	呼吸系统疾病		26.2	消化系统疾病		12.7
		急性上呼吸道感染	6.8		胃炎和十二指肠炎	2.0
		呼吸性疾患	3.7		牙髓和根尖周组织疾病	1.4
		急性支气管炎	2.3		牙面异常(包括咬合不正)	1.3
2	眼和附器疾病		11.4	皮肤和皮下组织疾病		7.7
		屈光和调节疾患	7.8		皮炎	2.1
		结膜炎	2.1		痤疮	1.3
		睑腺炎和睑板腺囊肿	0.4		荨麻疹	0.5
3	消化系统疾病		10.4	呼吸系统疾病		7.1
		龋病	1.8		急性上呼吸道感染	2.1
		牙面异常(包括咬合不正)	1.8		慢性鼻炎、鼻咽炎和咽炎	0.8
		牙齿发育及出牙障碍	1.7		急性咽炎	0.7

表 3-34　2020 年中年和年轻老年人普通门诊就诊人次占比最高的就诊原因

顺位	中 年			年 轻 老 年 人		
	疾病分类	病 种	占比(%)	疾病分类	病 种	占比(%)
1	循环系统疾病		20.6	循环系统疾病		30.6
		特发性原发性高血压	15.2		特发性原发性高血压	17.8
		慢性缺血性心脏病	2.5		慢性缺血性心脏病	7.0
		脑血管病	0.6		脑血管病	1.3
2	消化系统疾病		11.1	内分泌、营养和代谢疾病		12.2
		胃炎和十二指肠炎	2.9		糖尿病	4.7
		齿龈炎和牙周疾病	1.3		非胰岛素依赖型糖尿病	3.2
		牙髓和根尖周组织疾病	1.1		脂蛋白代谢紊乱和其他脂血症	2.9
3	内分泌、营养和代谢疾病		9.9	消化系统疾病		10.0
		糖尿病	3.8		胃炎和十二指肠炎	2.8
		非胰岛素依赖型糖尿病	2.3		功能性肠疾患	1.3
		脂蛋白代谢疾患和其他脂血症	1.8		齿龈炎和牙周疾病	1.1

如表 3-35,2020 年老年人和长寿老年人普通门诊就诊人次中,均因循环系统疾病就诊人次占比最高,其中占比最高的病种集中于特发性原发性高血压、慢性缺血性心脏病,以及脑血管病后遗症。

表 3-35 2020 年老年人和长寿老年人普通门诊就诊人次占比最高的就诊原因

顺位	老 年 人			长 寿 老 年 人		
	疾病分类	病 种	占比（%）	疾病分类	病 种	占比（%）
1	循环系统疾病		36.2	循环系统疾病		35.6
		特发性原发性高血压	16.9		特发性原发性高血压	15.6
		慢性缺血性心脏病	10.3		慢性缺血性心脏病	12.4
		脑血管病后遗症	2.2		脑血管病后遗症	2.1
2	内分泌、营养和代谢疾病		10.0	消化系统疾病		9.0
		糖尿病	3.9		功能性肠疾患	3.1
		非胰岛素依赖型糖尿病	2.9		胃炎和十二指肠炎	2.5
		脂蛋白代谢紊乱和其他脂血症	2.2		胆囊炎	0.6
3	消化系统疾病		8.5	呼吸系统疾病		8.5
		胃炎和十二指肠炎	2.4		慢性支气管炎	2.0
		功能性肠疾患	2.1		急性上呼吸道感染	1.8
		齿龈炎和牙周疾病	0.7		支气管炎	1.0

如表 3-36，2020 年儿童急诊就诊人次中，因呼吸系统疾病（52.2%）就诊人次占比最高，其中占比最高的病种是急性上呼吸道感染（17.2%）、呼吸性疾患（10.9%），以及急性扁桃体炎（4.8%）；青年急诊就诊人次中，因症状、体征和临床与实验室异常所见（20.5%）就诊人次占比最高，其中占比最高的病种是原因不明的发热（6.1%）、腹部和盆腔痛（5.4%），以及咽痛和胸痛（1.3%）。

表 3-36 2020 年儿童和青年急诊就诊人次占比最高的就诊原因

顺位	儿 童			青 年		
	疾病分类	病 种	占比（%）	疾病分类	病 种	占比（%）
1	呼吸系统疾病		52.2	症状、体征和临床与实验室异常所见		20.5
		急性上呼吸道感染	17.2		原因不明的发热	6.1
		呼吸性疾患	10.9		腹部和盆腔痛	5.4
		急性扁桃体炎	4.8		咽痛和胸痛	1.3
2	症状、体征和临床与实验室异常所见		9.1	呼吸系统疾病		18.5
		腹部和盆腔痛	2.8		急性上呼吸道感染	6.7
		原因不明的发热	2.1		呼吸性疾患	4.6
		恶心和呕吐	1.2		急性扁桃体炎	1.8
3	损伤、中毒和外因的某些其他后果		8.7	损伤、中毒和外因的某些其他后果		12.9
		头部其他和未特指的损伤	1.4		身体未特指部位的损伤	3.0

顺位	儿 童			青 年		
	疾病分类	病 种	占比(%)	疾病分类	病 种	占比(%)
		身体未特指部位的损伤	1.3		头部其他和未特指的损伤	1.4
		肘关节和韧带脱位、扭伤和劳损	0.7		下肢的其他损伤	0.9

如表 3-37,2020 年中年和年轻老年人急诊就诊人次中,均因症状、体征和临床与实验室异常所见就诊人次占比最高,其中人次占比最高的病种集中于腹部和盆腔痛、头晕和眩晕,以及原因不明的发热。

表 3-37 2020 年中年和年轻老年人急诊就诊人次最多的就诊原因

顺位	中 年			年轻老年人		
	疾病分类	病 种	占比(%)	疾病分类	病 种	占比(%)
1	症状、体征和临床与实验室异常所见		21.3	症状、体征和临床与实验室异常所见		25.4
		腹部和盆腔痛	5.0		头晕和眩晕	7.0
		头晕和眩晕	3.9		腹部和盆腔痛	4.0
		原因不明的发热	2.9		原因不明的发热	3.3
2	损伤、中毒和外因的某些其他后果		14.3	循环系统疾病		13.9
		身体未特指部位的损伤	3.2		脑梗死	4.7
		头部其他和未特指的损伤	1.6		特发性原发性高血压	2.7
		下肢的其他损伤	0.9		脑血管病	2.0
3	呼吸系统疾病		12.7	呼吸系统疾病		13.9
		呼吸性疾患	3.4		呼吸性疾患	4.5
		急性上呼吸道感染	3.3		病原体未特指的肺炎	2.0
		病原体未特指的肺炎	1.4		急性上呼吸道感染	2.0

如表 3-38,2020 年老年人和长寿老年人急诊就诊人次中,均因症状、体征和临床与实验室异常所见就诊人次占比最高,其中人次占比最高的病种集中于头晕和眩晕、腹部和盆腔痛等。

表 3-38 2020 年老年人和长寿老年人急诊就诊人次占比最高的就诊原因

顺位	老 年 人			长寿老年人		
	疾病分类	病 种	占比(%)	疾病分类	病 种	占比(%)
1	症状、体征和临床与实验室异常所见		25.9	症状、体征和临床与实验室异常所见		23.8
		头晕和眩晕	6.9		原因不明的发热	4.1

续 表

顺位	老 年 人			长寿老年人		
	疾病分类	病 种	占比（%）	疾病分类	病 种	占比（%）
		原因不明的发热	3.3		头晕和眩晕	3.4
		腹部和盆腔痛	3.2		腹部和盆腔痛	2.8
2	循环系统疾病		19.7	呼吸系统疾病		21.0
		脑梗死	6.2		呼吸性疾患	10.6
		特发性原发性高血压	2.9		病原体未特指的肺炎	4.3
		慢性缺血性心脏病	2.6		慢性阻塞性肺疾病	1.5
3	呼吸系统疾病		15.5	循环系统疾病		18.5
		呼吸性疾患	6.5		脑梗死	4.5
		病原体未特指的肺炎	2.5		慢性缺血性心脏病	3.1
		慢性阻塞性肺疾病	1.6		心力衰竭	2.6

如表 3-39，2020 年儿童专家门诊就诊人次中，因呼吸系统疾病（18.9%）就诊人次占比最高，其中人次占比最高的病种是血管舒缩性和变应性鼻炎（2.7%）、急性上呼吸道感染（2.6%），以及呼吸性疾患（2.2%）；青年专家门诊就诊人次中，因消化系统疾病（10.5%）就诊人次占比最高，其中人次占比最高的病种是胃炎和十二指肠炎（2.1%）、牙面异常（包括咬合不正）（1.4%），以及肝的其他疾病（0.9%）。

表 3-39 2020 年儿童和青年专家门诊就诊人次占比最高的就诊原因

顺位	儿 童			青 年		
	疾病分类	病 种	占比（%）	疾病分类	病 种	占比（%）
1	呼吸系统疾病		18.9	消化系统疾病		10.5
		血管舒缩性和变应性鼻炎	2.7		胃炎和十二指肠炎	2.1
		急性上呼吸道感染	2.6		牙面异常（包括咬合不正）	1.4
		呼吸性疾患	2.2		肝的其他疾病	0.9
2	眼和附器疾病		11.7	泌尿生殖系统疾病		7.4
		屈光和调节疾患	8.0		阴道和外阴的其他炎症	1.2
		结膜炎	1.3		宫颈炎性疾病	1.1
		斜视	0.7		泌尿系统的其他疾患	0.8
3	消化系统疾病		7.5	肌肉骨骼系统和结缔组织疾病		6.7
		牙面异常（包括咬合不正）	1.8		背痛	1.2
		牙髓和根尖周组织疾病	0.8		关节疾患	0.9
		龋病	0.7		椎间盘疾患	0.8

如表 3-40，2020 年中年专家门诊就诊人次中，因消化系统疾病（11.9%）就诊人次占比最高，其中人次占比最高的病种是胃炎和十二指肠炎（3.7%）、肝的其他疾病（1.2%），以及牙

髓和根尖周组织疾病(0.6%);年轻老年人产生的专家门诊就诊人次中,因循环系统疾病(13.4%)就诊人次占比最高,其中人次占比最高的病种是特发性原发性高血压(5.1%)、慢性缺血性心脏病(2.6%),以及脑梗死(1.0%)。

表3-40 2020年中年和年轻老年人专家门诊就诊人次占比最高的就诊原因

顺位	中 年			年轻老年人		
	疾病分类	病 种	占比(%)	疾病分类	病 种	占比(%)
1	消化系统疾病		11.9	循环系统疾病		13.4
		胃炎和十二指肠炎	3.7		特发性原发性高血压	5.1
		肝的其他疾病	1.2		慢性缺血性心脏病	2.6
		牙髓和根尖周组织疾病	0.6		脑梗死	1.0
2	肿瘤		9.3	肿瘤		11.7
		乳房恶性肿瘤	1.6		支气管和肺恶性肿瘤	2.1
		支气管和肺恶性肿瘤	1.2		乳房恶性肿瘤	1.4
		甲状腺恶性肿瘤	0.6		结肠恶性肿瘤	0.8
3	肌肉骨骼系统和结缔组织疾病		8.4	消化系统疾病		11.3
		关节疾患	1.3		胃炎和十二指肠炎	3.6
		背痛	1.0		肝的其他疾病	0.9
		椎间盘疾患	1.0		牙髓和根尖周组织疾病	0.5

如表3-41,2020年老年人和长寿老年人专家门诊就诊人次中,均因循环系统疾病就诊人次占比最高,其中人次占比最高的病种集中于特发性原发性高血压、慢性缺血性心脏病,以及脑梗死。

表3-41 2020年老年人和长寿老年人专家门诊就诊人次占比最高的就诊原因

顺位	老 年 人			长寿老年人		
	疾病分类	病 种	占比(%)	疾病分类	病 种	占比(%)
1	循环系统疾病		20.8	循环系统疾病		24.4
		特发性原发性高血压	7.1		特发性原发性高血压	8.2
		慢性缺血性心脏病	4.6		慢性缺血性心脏病	6.1
		脑梗死	1.5		脑梗死	1.6
2	肿瘤		10.7	消化系统疾病		7.5
		前列腺恶性肿瘤	1.9		胃炎和十二指肠炎	1.6
		支气管和肺恶性肿瘤	1.5		功能性肠疾患	1.5
		结肠恶性肿瘤	0.9		胆石症	0.5
3	消化系统疾病		8.3	肿瘤		6.3
		胃炎和十二指肠炎	2.0		前列腺恶性肿瘤	1.7
		功能性肠疾患	0.9		膀胱恶性肿瘤	0.5
		肝的其他疾病	0.5		乳房恶性肿瘤	0.5

第二节 门急诊就诊人次流向360°视图

一、门急诊就诊人次流向及就诊人次占比最高的就诊原因

(一) 总体概述

如表3-42,2018年,34.1%的门急诊就诊人次流向市级三级医院,6.9%流向区属三级医院,22.0%流向区属二级医院,37.0%流向社区卫生服务中心(站);2019年,34.3%的门急诊就诊人次流向市级三级医院,6.8%流向区属三级医院,21.6%流向区属二级医院,37.3%流向社区卫生服务中心(站);2020年,33.1%的门急诊就诊人次流向市级三级医院,8.0%流向区属三级医院,21.3%流向区属二级医院,37.6%流向社区卫生服务中心(站)。2018~2020年,门急诊就诊人次流向变化较小。

表3-42 2018~2020年门急诊就诊人次流向比较(%)

年　份	市级三级医院	区属三级医院	区属二级医院	社区卫生服务中心(站)
2018年	34.1	6.9	22.0	37.0
2019年	34.3	6.8	21.6	37.3
2020年	33.1	8.0	21.3	37.6

如表3-43,2020年门急诊就诊人次流向市级三级医院中,因症状、体征和临床与实验室异常所见(10.2%)、消化系统疾病(9.7%),以及呼吸系统疾病(7.5%)就诊人次占比最高。因症状、体征和临床与实验室异常所见就诊的人次中,占比最高的病种是原因不知和原因未特指的发病(1.5%)、肺诊断性影像检查的异常所见(1.2%),以及腹部和盆腔痛(1.0%)。因消化系统疾病就诊人次中,占比最高的病种是胃炎和十二指肠炎(1.9%)、牙面异常(包括咬合不正)(0.8%),以及肝的其他疾病(0.7%)。因呼吸系统疾病就诊的人次中,占比最高的病种是急性上呼吸道感染(1.6%)、呼吸性疾患(1.1%),以及慢性鼻炎、鼻咽炎和咽炎(0.7%)。

表3-43 2020年门急诊就诊人次流向市级三级医院占比最高的就诊原因

顺　位	疾病分类	病　种	占比(%)
1	症状、体征和临床与实验室异常所见		10.2
		原因不知和原因未特指的发病	1.5
		肺诊断性影像检查的异常所见	1.2
		腹部和盆腔痛	1.0

顺　位	疾病分类	病　种	占比(%)
2	消化系统疾病		9.7
		胃炎和十二指肠炎	1.9
		牙面异常(包括咬合不正)	0.8
		肝的其他疾病	0.7
3	呼吸系统疾病		7.5
		急性上呼吸道感染	1.6
		呼吸性疾患	1.1
		慢性鼻炎、鼻咽炎和咽炎	0.7

如表3-44,2020年门急诊就诊人次流向区属三级医院中,因循环系统疾病(12.9%)、消化系统疾病(10.4%),以及呼吸系统疾病(9.8%)就诊人次占比最高。因循环系统疾病就诊人次中,占比最高的病种是特发性原发性高血压(5.8%)、慢性缺血性心脏病(2.6%),以及脑梗死(1.1%)。因消化系统疾病就诊人次中,占比最高的病种是胃炎和十二指肠炎(2.6%)、牙髓和根尖周组织疾病(0.9%),以及肝的其他疾病(0.7%)。因呼吸系统疾病就诊人次中,占比最高的病种是急性上呼吸道感染(2.7%)、呼吸性疾患(1.7%),以及病原体未特指的肺炎(0.6%)。

表3-44　2020年门急诊就诊人次流向区属三级医院占比最高的就诊原因

顺　位	疾病分类	病　种	占比(%)
1	循环系统疾病		12.9
		特发性原发性高血压	5.8
		慢性缺血性心脏病	2.6
		脑梗死	1.1
2	消化系统疾病		10.4
		胃炎和十二指肠炎	2.6
		牙髓和根尖周组织疾病	0.9
		肝的其他疾病	0.7
3	呼吸系统疾病		9.8
		急性上呼吸道感染	2.7
		呼吸性疾患	1.7
		病原体未特指的肺炎	0.6

如表3-45,2020年门急诊就诊人次流向区属二级医院中,因消化系统疾病(12.7%)、循环系统疾病(11.8%),以及呼吸系统疾病(9.7%)就诊人次占比最高。因消化系统疾病就诊人次中,占比最高的病种是胃炎和十二指肠炎(2.4%)、牙髓和根尖周组织疾病(1.6%),以及齿龈炎和牙周疾病(1.0%)。因循环系统疾病就诊人次中,占比最高的病种是特发性原发性高血压(5.8%)、慢性缺血性心脏病(2.0%),以及脑梗死(1.0%)。因呼吸系统疾病就诊人次中,占比最高的病种是急性上呼吸道感染(1.9%)、呼吸性疾患(1.4%),以及急性支气管炎(0.9%)。

表 3-45　2020 年门急诊就诊人次流向区属二级医院占比最高的就诊原因

顺　位	疾病分类	病　种	占比（%）
1	消化系统疾病		12.7
		胃炎和十二指肠炎	2.4
		牙髓和根尖周组织疾病	1.6
		齿龈炎和牙周病	1.0
2	循环系统疾病		11.8
		特发性原发性高血压	5.8
		慢性缺血性心脏病	2.0
		脑梗死	1.0
3	呼吸系统疾病		9.7
		急性上呼吸道感染	1.9
		呼吸性疾患	1.4
		急性支气管炎	0.9

　　如表 3-46,2020 年门急诊就诊人次流向社区卫生服务中心(站)中,因循环系统疾病(36.6%),内分泌、营养和代谢疾病(11.2%),以及呼吸系统疾病(8.9%)就诊人次占比最高。因循环系统疾病就诊人次中,占比最高的病种是特发性原发性高血压(21.6%)、慢性缺血性心脏病(8.9%),以及脑血管病后遗症(1.6%)。因内分泌、营养和代谢疾病就诊人次中,占比最高的病种是糖尿病(4.0%)、脂蛋白代谢紊乱和其他脂血症(3.0%),以及非胰岛素依赖型糖尿病(2.9%)。因呼吸系统疾病就诊人次中,占比最高的病种是急性上呼吸道感染(3.0%)、慢性支气管炎(1.1%),以及支气管炎(0.9%)。

表 3-46　2020 年门急诊就诊人次流向社区卫生服务中心(站)占比最高的就诊原因

顺　位	疾病分类	病　种	占比（%）
1	循环系统疾病		36.6
		特发性原发性高血压	21.6
		慢性缺血性心脏病	8.9
		脑血管病后遗症	1.6
2	内分泌、营养和代谢疾病		11.2
		糖尿病	4.0
		脂蛋白代谢紊乱和其他脂血症	3.0
		非胰岛素依赖型糖尿病	2.9
3	呼吸系统疾病		8.9
		急性上呼吸道感染	3.0
		慢性支气管炎	1.1
		支气管炎	0.9

(二) 门急诊不同支付方式就诊人次流向及就诊人次占比最高的就诊原因

　　如图 3-10,2020 年门急诊医保支付人口就诊人次流向市级三级医院占比 28.6%,流向区属三级医院 7.6%,流向区属二级医院 20.3%,流向社区卫生服务中心(站)43.5%;非医保支付人口门急诊就诊人次流向市级三级医院占比 51.9%,流向区属三级医院 10.0,流向区属二级医院 25.6%,流向社区卫生服务中心(站)12.5%。

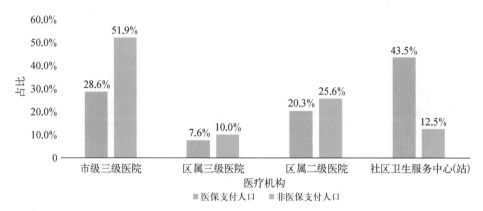

图 3-10　2020 年门急诊不同支付方式人口就诊人次流向

　　如表 3-47,2020 年门急诊医保支付人口流向市级三级医院就诊人次中,因消化系统疾病(10.1%)就诊人次占比最高,其中占比最高的病种是胃炎和十二指肠炎(2.2%)、肝的其他疾病(0.8%),以及牙髓和根尖周组织疾病(0.6%);流向区属三级医院、区属二级医院和社区卫生服务中心(站)就诊人次中,均因循环系统疾病就诊人次占比最高,其中占比最高的病种集中于特发性原发性高血压、慢性缺血性心脏病等。

表 3-47　2020 年门急诊不同支付方式人口流向不同医疗机构就诊人次占比最高的就诊原因

医疗机构	医 保 支 付			非 医 保 支 付		
	疾病分类	病　种	占比(%)	疾病分类	病　种	占比(%)
市级三级医院						
	消化系统疾病		10.1	症状、体征和临床与实验室异常所见		10.3
		胃炎和十二指肠炎	2.2		原因不知和原因未特指的发病	1.8
		肝的其他疾病	0.8		肺诊断性影像检查的异常所见	1.4
		牙髓和根尖周组织疾病	0.6		腹部和盆腔痛	1.1
区属三级医院						
	循环系统病		15.5	呼吸系统疾病		10.8
		特发性原发性高血压	7.0		急性上呼吸道感染	4.0
		慢性缺血性心脏病	3.2		呼吸性疾患	1.8
		脑梗死	1.3		支气管炎	0.7
区属二级医院						
	循环系统疾病		14.0	消化系统疾病		9.4
		特发性原发性高血压	7.0		胃炎和十二指肠炎	1.7

医疗机构	医保支付			非医保支付		
	疾病分类	病　种	占比(%)	疾病分类	病　种	占比(%)
		慢性缺血性心脏病	2.3		牙髓和根尖周组织疾病	1.1
		脑梗死	1.2		牙面异常(包括咬合不正)	0.8
社区卫生服务中心(站)	循环系统疾病		38.1	循环系统疾病		10.9
		特发性原发性高血压	22.4		特发性原发性高血压	7.5
		慢性缺血性心脏病	9.3		慢性缺血性心脏病	1.8
		脑血管病后遗症	1.7		脑血管病	0.5

　　门急诊非医保支付人口流向市级三级医院就诊人次中,因症状、体征和临床与实验室异常所见(10.3%)就诊人次占比最高,其中占比最高的病种是原因不知和原因未特指的发病(1.8%)、肺诊断性影像检查的异常所见(1.4%),以及腹部和盆腔痛(1.1%);流向区属三级医院就诊人次中,因呼吸系统疾病(10.8%)就诊人次占比最高,其中占比最高的病种是急性上呼吸道感染(4.0%)、呼吸性疾患(1.8%),以及支气管炎(0.7%);流向区属二级医院就诊人次中,因消化系统疾病(9.4%)就诊人次占比最高,其中占比最高的病种是胃炎和十二指肠炎(1.7%)、牙髓和根尖周组织疾病(1.1%),牙面异常(包括咬合不正)(0.8%);流向社区卫生服务中心(站)就诊人次中,因循环系统疾病(10.9%)就诊人次占比最高,其中占比最高的病种是特发性原发性高血压(7.5%)、慢性缺血性心脏病(1.8%),以及脑血管病(0.5%)。

(三)门急诊不同性别就诊人次流向及就诊人次占比最高的就诊原因

　　如图 3-11,2020 年门急诊男性就诊人次流向市级三级医院占比 31.3%,流向区属三级医院占比 8.3%,流向区属二级医院 21.1%,流向社区卫生服务中心(站)39.3%;门急诊女性

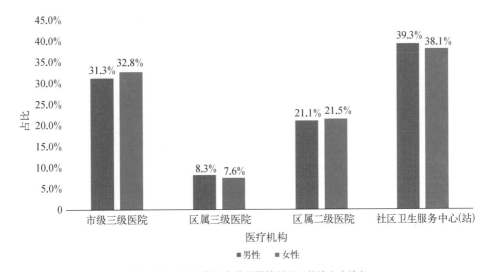

图 3-11　2020 年门急诊不同性别人口就诊人次流向

就诊人次流向市级三级医院占比 32.8%,流向区属三级医院 7.6%,流向区属二级医院 21.5%,流向社区卫生服务中心(站)38.1%。

如表 3-48,2020 年门急诊男性流向市级三级医院就诊人次中,因症状、体征和临床与实验室异常所见(10.8%)就诊人次占比最高,其中占比最高的病种是原因不知和原因未特指的发病(1.9%)、肺诊断性影像检查的异常所见(1.4%),以及腹部和盆腔痛(1.0%);流向区属三级医院、区属二级医院和社区卫生服务中心(站)就诊人次中,均因循环系统疾病就诊人次占比最高,其中占比最高的病种集中于特发性原发性高血压、慢性缺血性心脏病等。

表 3-48　2020 年门急诊不同性别人口流向不同医疗机构就诊人次占比最高的就诊原因

医疗机构	男 性			女 性		
	疾病分类	病 种	占比(%)	疾病分类	病 种	占比(%)
市级三级医院						
	症状、体征和临床与实验室异常所见		10.8	症状、体征和临床与实验室异常所见		9.8
		原因不知和原因未特指的发病	1.9		原因不知和原因未特指的发病	1.5
		肺诊断性影像检查的异常所见	1.4		肺诊断性影像检查的异常所见	1.1
		腹部和盆腔痛	1.0		腹部和盆腔痛	1.0
区属三级医院						
	循环系统疾病		15.5	循环系统疾病		12.1
		特发性原发性高血压	7.2		特发性原发性高血压	5.2
		慢性缺血性心脏病	3.2		慢性缺血性心脏病	2.4
		脑梗死	1.2		脑梗死	1.1
区属二级医院						
	循环系统疾病		14.3	消化系统疾病		12.5
		特发性原发性高血压	7.5		胃炎和十二指肠炎	2.4
		慢性缺血性心脏病	2.3		牙髓和根尖周组织疾病	1.7
		脑梗死	1.1		龋病	1.0
社区卫生服务中心(站)						
	循环系统疾病		38.2	循环系统疾病		36.5
		特发性原发性高血压	24.0		特发性原发性高血压	20.3
		慢性缺血性心脏病	8.4		慢性缺血性心脏病	9.6
		脑血管病后遗症	1.6		脑血管病	1.8

门急诊女性流向市级三级医院就诊人次中,因症状、体征和临床与实验室异常所见(9.8%)就诊人次占比最高,其中占比最高的病种是原因不知和原因未特指的发病(1.5%)、肺诊断性影像检查的异常所见(1.1%),以及腹部和盆腔痛(1.0%);流向区属三级医院和社区卫生服务中心(站)就诊人次中,均因循环系统疾病就诊人次占比最高,其中占比最高的病

种集中于特发性原发性高血压、慢性缺血性心脏病等;流向区属二级医院就诊人次中,因消化系统疾病(12.5%)就诊人次占比最高,其中占比最高的病种是胃炎和十二指肠炎(2.4%)、牙髓和根尖周组织疾病(1.7%),以及龋病(1.0%)。

(四)门急诊不同年龄组就诊人次流向及就诊人次占比最高的就诊原因

如图 3-12,2020 年门急诊儿童就诊人次中,流向市级三级医院占比 60.3%,流向区属三级医院 6.8%,流向区属二级医院 20.4%,流向社区卫生服务中心(站)占比 12.5%;门急诊青年就诊人次中,流向市级三级医院占比 50.9%,流向区属三级医院 10.5%,流向区属二级医院 29.7%,流向社区卫生服务中心(站)8.9%;门急诊中年就诊人次中,流向市级三级医院占比 36.6%,流向区属三级医院 9.8%,流向区属二级医院 24.5%,流向社区卫生服务中心(站) 29.1%;门急诊年轻老年人就诊人次中,流向市级三级医院占比 23.0%,流向区属三级医院 6.4%,流向区属二级医院 17.3%,流向社区卫生服务中心(站)53.3%;门急诊老年人就诊人次中,流向市级三级医院占比 15.7%,流向区属三级医院 6.0%,流向区属二级医院 15.9%,流向社区卫生服务中心(站)62.4%;门急诊长寿老年人就诊人次中,流向市级三级医院占比 14.0%,流向区属三级医院 5.8%,流向区属二级医院 17.5%,流向社区卫生服务中心(站)62.7%。

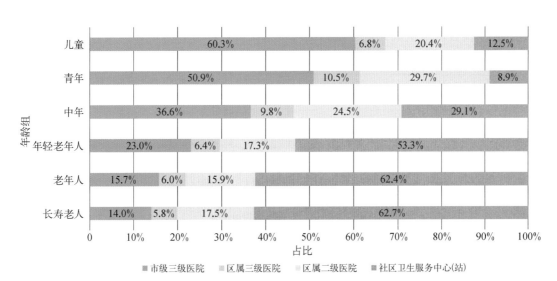

图 3-12　2020 年门急诊不同年龄组人口就诊人次流向

如表 3-49,2020 年门急诊儿童流向不同医疗机构就诊人次中,均因呼吸系统疾病就诊人次占比最高,其中占比最高的病种集中于急性上呼吸道感染等。

表 3-49　2020 年门急诊儿童流向不同医疗机构就诊人次占比最高的就诊原因

医疗机构	疾病分类	病种	占比(%)
市级三级医院	呼吸系统疾病		22.7
		急性上呼吸道感染	6.0

医 疗 机 构	疾病分类	病　　种	占比(%)
		呼吸性疾患	3.8
		血管舒缩性和变应性鼻炎	1.8
区属三级医院	呼吸系统疾病		45.1
		急性上呼吸道感染	15.8
		呼吸性疾患	9.5
		支气管炎	3.7
区属二级医院	呼吸系统疾病		42.8
		急性上呼吸道感染	10.3
		呼吸性疾患	5.8
		支气管炎	5.0
社区卫生服务中心(站)	呼吸系统疾病		15.4
		急性上呼吸道感染	5.0
		急性支气管炎	2.8
		急性咽炎	1.4

如表 3-50,2020 年门急诊青年流向市级三级医院、区属三级医院和区属二级医院就诊人次中,均因消化系统疾病就诊人次占比最高,其中占比最高的病种集中于胃炎和十二指肠炎等;流向社区卫生服务中心(站)因呼吸系统疾病(15.7%)就诊人次占比最高,其中占比最高的病种是急性上呼吸道感染(6.6%)、急性咽炎(2.0%),以及急性支气管炎(1.6%)。

表 3-50　2020 年门急诊青年流向不同医疗机构就诊人次占比最高的就诊原因

医 疗 机 构	疾病分类	病　　种	占比(%)
市级三级医院	消化系统疾病		10.5
		胃炎和十二指肠炎	1.6
		牙面异常(包括咬合不正)	1.5
		包埋牙及阻生牙	0.9
区属三级医院	消化系统疾病		11.5
		胃炎和十二指肠炎	2.2
		牙髓和根尖周组织疾病	1.1
		肝的其他疾病	0.8
区属二级医院	消化系统疾病		13.7
		胃炎和十二指肠炎	1.9
		牙髓和根尖周组织疾病	1.9
		包埋牙及阻生牙	1.4
社区卫生服务中心(站)	呼吸系统疾病		15.7
		急性上呼吸道感染	6.6
		急性咽炎	2.0
		急性支气管炎	1.6

如表 3-51,2020 年门急诊中年流向市级三级医院和区属二级医院就诊人次中,均因消化系统疾病就诊人次占比最高,其中占比最高的病种集中于胃炎和十二指肠炎、齿龈炎和牙周疾病等;流向区属三级医院和社区卫生服务中心(站)就诊人次中,均因循环系统疾病就诊人次占比最高,其中占比最高的病种集中于特发性原发性高血压、慢性缺血性心脏病等。

表 3-51　2020 年门急诊中年流向不同医疗机构就诊人次占比最高的就诊原因

医疗机构	疾病分类	病　种	占比(%)
市级三级医院	消化系统疾病		10.6
		胃炎和十二指肠炎	2.7
		肝的其他疾病	1.0
		齿龈炎和牙周疾病	0.6
区属三级医院	循环系统疾病		13.4
		特发性原发性高血压	8.2
		慢性缺血性心脏病	1.9
		脑梗死	0.7
区属二级医院	消化系统疾病		13.5
		胃炎和十二指肠炎	3.1
		牙髓和根尖周组织疾病	1.8
		齿龈炎和牙周疾病	1.2
社区卫生服务中心(站)	循环系统疾病		35.1
		特发性原发性高血压	27.3
		慢性缺血性心脏病	4.5
		脑血管病	1.0

如表 3-52,2020 年门急诊年轻老年人流向不同医疗机构就诊人次中,均因循环系统疾病就诊人次占比最高,其中占比最高的病种集中于特发性原发性高血压、慢性缺血性心脏病等。

表 3-52　2020 年门急诊年轻老年人流向不同医疗机构就诊人次占比最高的就诊原因

医疗机构	疾病分类	病　种	占比(%)
市级三级医院	循环系统疾病		12.2
		特发性原发性高血压	5.0
		慢性缺血性心脏病	2.2
		脑梗死	1.1
区属三级医院	循环系统疾病		19.6
		特发性原发性高血压	8.2
		慢性缺血性心脏病	4.4
		脑梗死	1.9
区属二级医院	循环系统疾病		18.1
		特发性原发性高血压	8.7
		慢性缺血性心脏病	3.2
		脑梗死	1.7

续　表

医疗机构	疾病分类	病　种	占比(%)
社区卫生服务中心(站)	循环系统疾病		38.7
		特发性原发性高血压	23.5
		慢性缺血性心脏病	9.2
		脑血管病	1.6

　　如表3-53,2020年门急诊老年人流向不同医疗机构就诊人次中,均因循环系统疾病就诊人次占比最高,其中占比最高的病种集中于特发性原发性高血压、慢性缺血性心脏病等。

表3-53　2020年门急诊老年人流向不同医疗机构就诊人次占比最高的就诊原因

医疗机构	疾病分类	病　种	占比(%)
市级三级医院	循环系统疾病		18.9
		特发性原发性高血压	6.5
		慢性缺血性心脏病	3.6
		脑梗死	1.8
区属三级医院	循环系统疾病		25.9
		特发性原发性高血压	8.4
		慢性缺血性心脏病	6.6
		脑梗死	3.0
区属二级医院	循环系统疾病		24.8
		特发性原发性高血压	9.0
		慢性缺血性心脏病	5.7
		脑梗死	2.8
社区卫生服务中心(站)	循环系统疾病		41.4
		特发性原发性高血压	20.2
		慢性缺血性心脏病	12.2
		脑血管病后遗症	2.8

　　如表3-54,2020年门急诊长寿老年人流向不同医疗机构就诊人次中,均因循环系统疾病就诊人次占比最高,其中占比最高的病种集中于特发性原发性高血压、慢性缺血性心脏病等。

表3-54　2020年门急诊长寿老年人流向不同医疗机构就诊人次占比最高的就诊原因

医疗机构	疾病分类	病　种	占比(%)
市级三级医院	循环系统疾病		21.8
		特发性原发性高血压	7.2
		慢性缺血性心脏病	4.6
		脑梗死	2.3

续 表

医 疗 机 构	疾 病 分 类	病 种	占比(%)
区属三级医院	循环系统疾病		21.8
		特发性原发性高血压	8.0
		慢性缺血性心脏病	7.7
		脑梗死	2.5
区属二级医院	循环系统疾病		26.7
		特发性原发性高血压	8.5
		慢性缺血性心脏病	8.1
		脑梗死	2.7
社区卫生服务中心(站)	循环系统疾病		40.7
		特发性原发性高血压	18.0
		慢性缺血性心脏病	14.3
		脑血管病后遗症	2.5

二、门急诊就诊人口在不同医疗机构年人均就诊次数及次数最高的就诊原因

(一)总体概述

如图 3-13,2018 年门急诊就诊人口在市级三级医院门急诊年人均就诊次数为 5.0 次,区属三级医院 4.1 次,区属三级医院 4.0 次,社区卫生服务中心(站)9.0 次;2019 年门急诊就诊人口在市级三级医院门急诊年人均就诊次数为 5.7 次,区属三级医院 4.6 次,区属三级医院 4.7 次,社区卫生服务中心(站)10.2 次;2020 年门急诊就诊人口在市级三级医院门急诊年人均就诊次数为 4.4 次,区属三级医院 3.7 次,区属三级医院 3.9 次,社区卫生服务中心(站)8.2 次。2020 年,门急诊就诊人口在不同医疗机构年人均就诊次数均低于 2019 年。

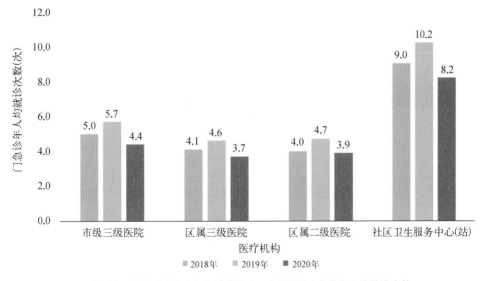

图 3-13 2018~2020 年门急诊就诊人口在不同医疗机构年人均就诊次数

如表 3-55,2020 年门急诊就诊人口在市级三级医院因肿瘤①(6.0 次)、精神和行为障碍(3.4 次),以及妊娠、分娩和产褥期(3.4 次)就诊的年人均就诊次数最高。因肿瘤就诊的年人均就诊次数最高的病种是乳房恶性肿瘤(6.3 次),以及支气管和肺恶性肿瘤(5.7 次)。因精神和行为障碍就诊的年人均就诊次数最高的病种是精神分裂症(5.1次)、抑郁性障碍(3.2 次),以及其他焦虑障碍(3.0 次)。因妊娠、分娩和产褥期就诊的年人均就诊次数最高的病种是主要与妊娠有关的其他情况的孕产妇医疗(4.0 次),以及医疗性流产(2.5 次)。

表 3-55 2020 年门急诊就诊人口在市级三级医院年人均就诊次数最高的就诊原因

顺　位	疾病分类	病　种	年人均就诊次数(次)
1	肿瘤		6.0
		乳房恶性肿瘤	6.3
		支气管和肺恶性肿瘤	5.7
2	精神和行为障碍		3.4
		精神分裂症	5.1
		抑郁性障碍	3.2
		其他焦虑障碍	3.0
3	妊娠、分娩和产褥期		3.4
		主要与妊娠有关的其他情况的孕产妇医疗	4.0
		医疗性流产	2.5

如表 3-56,2020 年门急诊就诊人在区属三级医院口因肿瘤(4.8 次)、循环系统疾病(3.5 次),以及内分泌、营养和代谢疾病(3.4 次)就诊的年人均就诊次数最高。因肿瘤就诊的年人均就诊次数最高的病种是乳房恶性肿瘤(5.1 次),以及支气管和肺恶性肿瘤(4.5次)。因循环系统疾病就诊的年人均就诊次数最高的病种是心房纤颤和扑动(3.5 次)、特发性原发性高血压(3.0 次),以及慢性缺血性心脏病(2.8 次)。因内分泌、营养和代谢疾病就诊的年人均就诊次数最高的病种是非胰岛素依赖型糖尿病(4.3 次)、糖尿病(3.7 次),以及甲状腺毒症甲状腺功能亢进症(2.8 次)。

表 3-56 2020 年门急诊就诊人口在区属三级医院年人均就诊次数最高的就诊原因

顺　位	疾病分类	病　种	年人均就诊次数(次)
1	肿瘤		4.8
		乳房恶性肿瘤	5.1
		支气管和肺恶性肿瘤	4.5
2	循环系统疾病		3.5
		心房纤颤和扑动	3.5
		特发性原发性高血压	3.0
		慢性缺血性心脏病	2.8

---

① 说明:该部分仅展示按就诊人次占比排序,累计前 80% 的病种。

续　表

顺　位	疾病分类	病　种	年人均就诊次数（次）
3	内分泌、营养和代谢疾病		3.4
		非胰岛素依赖型糖尿病	4.3
		糖尿病	3.7
		甲状腺毒症甲状腺功能亢进症	2.8

如表 3-57,2020 年门急诊就诊人口在区属二级医院因肿瘤(5.1 次)、精神和行为障碍(4.1 次),以及循环系统疾病(3.6 次)就诊的年人均就诊次数最高。因肿瘤就诊的年人均就诊次数最高的病种是乳房恶性肿瘤(5.3 次),以及支气管和肺恶性肿瘤(4.9 次)。因精神和行为障碍就诊的年人均就诊次数最高的病种是精神分裂症(6.1 次)、抑郁性障碍(4.1 次),以及其他焦虑障碍(3.0 次)。因循环系统疾病就诊的年人均就诊次数最高的病种是心房纤颤和扑动(3.2 次)、特发性原发性高血压(3.2 次),以及慢性缺血性心脏病(2.8 次)。

表 3-57　2020 年门急诊就诊人口在区属二级医院年人均就诊次数最高的就诊原因

顺　位	疾病分类	病　种	年人均就诊次数（次）
1	肿瘤		5.1
		乳房恶性肿瘤	5.3
		支气管和肺恶性肿瘤	4.9
2	精神和行为障碍		4.1
		精神分裂症	6.1
		抑郁性障碍	4.1
		其他焦虑障碍	3.0
3	循环系统疾病		3.6
		心房纤颤和扑动	3.2
		特发性原发性高血压	3.2
		慢性缺血性心脏病	2.8

如表 3-58,2020 年门急诊就诊人口在社区卫生服务中心(站)因循环系统疾病(6.3 次),内分泌、营养和代谢疾病(4.1 次),以及神经系统疾病(3.4 次)就诊的年人均就诊次数最高。因循环系统疾病就诊的年人均就诊次数最高的病种是特发性原发性高血压(4.7 次)、慢性缺血性心脏病(3.8 次),以及脑血管病后遗症(3.2 次)。因内分泌、营养和代谢疾病就诊的年人均就诊次数最高的病种是非胰岛素依赖型糖尿病(4.1 次)、糖尿病(4.0 次),以及脂蛋白代谢紊乱和其他脂血症(2.5 次)。因神经系统疾病就诊的年人均就诊次数最高的病种是帕金森病(5.1 次)、癫痫(3.4 次),以及睡眠障碍(3.2 次)。

表 3-58　2020 年门急诊就诊人口在社区卫生服务中心(站)年人均就诊次数最高的就诊原因

顺　位	疾病分类	病　种	年人均就诊次数（次）
1	循环系统疾病		6.3
		特发性原发性高血压	4.7

顺 位	疾病分类	病 种	年人均就诊次数（次）
		慢性缺血性心脏病	3.8
		脑血管病后遗症	3.2
2	内分泌、营养和代谢疾病		4.1
		非胰岛素依赖型糖尿病	4.1
		糖尿病	4.0
		脂蛋白代谢紊乱和其他脂血症	2.5
3	神经系统疾病		3.4
		帕金森病	5.1
		癫痫	3.4
		睡眠障碍	3.2

（二）门急诊不同支付方式人口在不同医疗机构年人均就诊次数及次数最高的就诊原因

如图 3–14,2020 年门急诊医保支付人口在市级三级医院年人均就诊次数为 5.3 次,区属三级医院 4.5 次,区属二级医院 4.7 次,社区卫生服务中心(站)9.9 次;门急诊非医保支付人口在市级三级医院年人均就诊次数为 2.7 次,区属三级医院 2.1 次,区属二级医院 2.1 次,社区卫生服务中心(站)2.1 次。

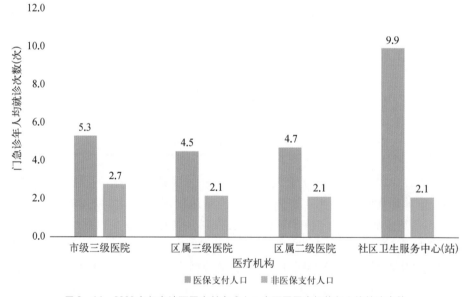

图 3–14　2020 年门急诊不同支付方式人口在不同医疗机构年人均就诊次数

如表 3–59,2020 年门急诊医保支付人口在市级三级医院、区属三级医院和区属二级医院均因肿瘤就诊的年人均就诊次数最高,其中就诊次数最高的病种集中于支气管和肺恶性肿瘤,以及乳房恶性肿瘤;在社区卫生服务中心(站)因循环系统疾病(6.4 次)就诊的年人均就诊次数最高,其中就诊次数最高的病种是特发性原发性高血压(4.8 次)、慢性缺血性心脏病(3.8 次),以及脑血管病后遗症(3.2 次)。

表 3-59　2020 年门急诊医保支付人口在不同医疗机构年人均就诊次数最高的就诊原因

医 疗 机 构	疾 病 分 类	病 　 种	年人均就诊次数（次）
市级三级医院	肿瘤		7.1
		支气管和肺恶性肿瘤	7.2
		乳房恶性肿瘤	6.9
区属三级医院	肿瘤		5.1
		乳房恶性肿瘤	5.4
		支气管和肺恶性肿瘤	4.9
区属二级医院	肿瘤		5.5
		乳房恶性肿瘤	5.7
		支气管和肺恶性肿瘤	5.3
社区卫生服务中心（站）	循环系统疾病		6.4
		特发性原发性高血压	4.8
		慢性缺血性心脏病	3.8
		脑血管病后遗症	3.2

如表 3-60,2020 年门急诊非医保支付人口在市级三级医院和区属三级医院均因肿瘤就诊的年人均就诊次数最高,其中就诊次数最高的病种集中于支气管和肺恶性肿瘤,以及乳房恶性肿瘤;在区属二级医院和社区卫生服务中心(站)均因精神和行为障碍就诊的年人均就诊次数最高,其中就诊次数最高的病种集中于精神分裂症、抑郁性障碍等。

表 3-60　2020 年门急诊非医保支付人口在不同医疗机构年人均就诊次数最高的就诊原因

医 疗 机 构	疾 病 分 类	病 　 种	年人均就诊次数（次）
市级三级医院	肿瘤		3.4
		支气管和肺恶性肿瘤	3.5
		乳房恶性肿瘤	3.4
区属三级医院	肿瘤		3.0
		乳房恶性肿瘤	3.2
		支气管和肺恶性肿瘤	2.9
区属二级医院	精神和行为障碍		3.2
		精神分裂症	5.1
		抑郁性障碍	2.6
		其他焦虑障碍	2.1
社区卫生服务中心（站）	精神和行为障碍		3.6
		精神分裂症	7.7
		抑郁性障碍	2.1
		其他神经症性障碍	1.9

（三）门急诊不同性别人口在不同医疗机构年人均就诊次数及次数最高的就诊原因

如图 3-15,2020 年门急诊男性在市级三级医院年人均就诊次数是 4.5 次,区属三级医院

3.9 次,区属二级医院 3.9 次,社区卫生服务中心(站)8.5 次;女性在市级三级医院门急诊年人均就诊次数是 5.1 次,区属三级医院 4.2 次,区属二级医院 4.5 次,社区卫生服务中心(站)9.5 次。

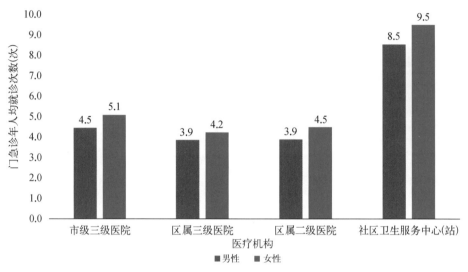

图 3–15　2020 年门急诊不同性别人口在不同医疗机构年人均就诊次数

　　如表 3–61,2020 年门急诊男性在市级三级医院、区属三级医院和区属二级医院均因肿瘤就诊的年人均就诊次数最高,其中就诊次数最高的病种是支气管和肺恶性肿瘤;在社区卫生服务中心(站)因循环系统疾病(6.1 次)就诊的年人均就诊次数最高,其中就诊次数最高的病种是特发性原发性高血压(4.7 次)、慢性缺血性心脏病(3.7 次),以及脑血管病后遗症(3.2 次)。

表 3–61　2020 年门急诊男性在不同医疗机构年人均就诊次数最高的就诊原因

医 疗 机 构	疾 病 分 类	病 　 种	年人均就诊次数(次)
市级三级医院	肿瘤		5.7
		支气管和肺恶性肿瘤	5.7
区属三级医院	肿瘤		4.7
		支气管和肺恶性肿瘤	4.7
区属二级医院	肿瘤		4.8
		支气管和肺恶性肿瘤	4.8
社区卫生服务中心(站)	循环系统疾病		6.1
		特发性原发性高血压	4.7
		慢性缺血性心脏病	3.7
		脑血管病后遗症	3.2

　　如表 3–62,2020 年门急诊女性在市级三级医院、区属三级医院和区属二级医院门急诊均因肿瘤就诊的年人均就诊次数最高,其中就诊次数最高的病种是乳房恶性肿瘤,以及支气管和肺恶性肿瘤;在社区卫生服务中心(站)因循环系统疾病(6.7 次)就诊的年人均就诊次数最高,其中就诊次数最高的病种是特发性原发性高血压(4.9 次)、慢性缺血性心脏病(3.9 次),以及脑血管病后遗症(3.2 次)。

表 3 - 62　2020 年门急诊女性在不同医疗机构年人均就诊次数最高的就诊原因

医 疗 机 构	疾病分类	病　　种	年人均就诊次数(次)
市级三级医院	肿瘤		6.3
		乳房恶性肿瘤	6.3
		支气管和肺恶性肿瘤	5.9
区属三级医院	肿瘤		6.3
		乳房恶性肿瘤	5.1
		支气管和肺恶性肿瘤	4.6
区属二级医院	肿瘤		5.3
		乳房恶性肿瘤	5.3
		支气管和肺恶性肿瘤	5.3
社区卫生服务中心(站)	循环系统疾病		6.7
		特发性原发性高血压	4.9
		慢性缺血性心脏病	3.9
		脑血管病后遗症	3.2

（四）门急诊不同年龄组人口在不同医疗机构年人均就诊次数及次数最高的就诊原因

如图 3 - 16,2020 年门急诊儿童在市级三级医院年人均就诊次数为 3.8 次,区属三级医院 2.8 次,区属二级医院 2.8 次,社区卫生服务中心(站)2.4 次;门急诊青年在市级三级医院年人均就诊次数为 4.1 次,区属三级医院 3.0 次,区属二级医院 3.1 次,社区卫生服务中心(站) 2.7 次;门急诊中年在市级三级医院年人均就诊次数为 4.6 次,区属三级医院 3.9 次,区属二级医院 4.0 次,社区卫生服务中心(站)5.8 次;门急诊年轻老年人在市级三级医院年人均就诊次数为 6.3 次,区属三级医院 5.5 次,区属二级医院 5.9 次,社区卫生服务中心(站)11.4 次;门急诊老年人在市级三级医院年人均就诊次数为 7.7 次,区属三级医院 7.2 次,区属二级医院 7.9 次,社区卫生服务中心(站)17.3 次;门急诊长寿老年人在市级三级医院年人均就诊次数为 8.4 次,区属三级医院 7.6 次,区属二级医院 8.3 次,社区卫生服务中心(站)16.4 次。

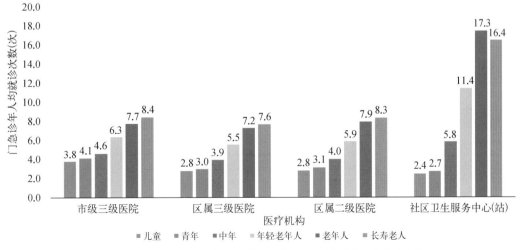

图 3 - 16　2020 年门急诊不同年龄人口在不同医疗机构年人均就诊次数

如表 3－63,2020 年门急诊儿童在市级三级医院和区属三级医院均因内分泌、营养和代谢疾病就诊的年人均就诊次数最高,其中就诊次数最高的病种集中于甲状腺毒症甲状腺功能亢进症、糖尿病等;在区属二级医院因精神和行为障碍(2.7 次)就诊的年人均就诊次数最高,其中就诊次数最高的病种是抑郁性障碍(3.0 次)、其他焦虑障碍(2.4 次),以及精神分裂症(2.1 次);在社区卫生服务中心(站)因神经系统疾病(2.6 次)就诊的年人均就诊次数最高,其中就诊次数最高的病种是癫痫(4.7 次),以及睡眠障碍(1.5 次)。

表 3－63　2020 年门急诊儿童在不同医疗机构年人均就诊次数最高的就诊原因

医 疗 机 构	疾 病 分 类	病　　种	年人均就诊次数(次)
市级三级医院	内分泌、营养和代谢疾病		3.7
		青春期疾患	3.8
		甲状腺毒症甲状腺功能亢进症	3.3
		糖尿病	2.9
区属三级医院	内分泌、营养和代谢疾病		2.6
		甲状腺毒症甲状腺功能亢进症	3.9
		糖尿病	3.0
		其他甲状腺功能减退症	2.6
区属二级医院	精神和行为障碍		2.7
		抑郁性障碍	3.0
		其他焦虑障碍	2.4
		精神分裂症	2.1
社区卫生服务中心(站)	神经系统疾病		2.6
		癫痫	4.7
		睡眠障碍	1.5

如表 3－64,2020 年门急诊青年在市级三级医院、区属三级医院和区属二级医院均因肿瘤就诊的年人均就诊次数最高,其中就诊次数最高的病种集中于乳房恶性肿瘤,以及支气管和肺恶性肿瘤;在社区卫生服务中心(站)因循环系统疾病(3.3 次)就诊的年人均就诊次数最高,其中就诊次数最高的病种是特发性原发性高血压(3.5 次)、脑血管病后遗症(2.1 次),以及慢性缺血性心脏病(2.1 次)。

表 3－64　2020 年门急诊青年在不同医疗机构年人均就诊次数最高的就诊原因

医 疗 机 构	疾 病 分 类	病　　种	年人均就诊次数(次)
市级三级医院	肿瘤		5.7
		乳房恶性肿瘤	6.2
		支气管和肺恶性肿瘤	4.4
区属三级医院	肿瘤		4.4
		乳房恶性肿瘤	4.7
		支气管和肺恶性肿瘤	3.7

续　表

医 疗 机 构	疾病分类	病　　种	年人均就诊次数(次)
区属二级医院	肿瘤		4.7
		乳房恶性肿瘤	4.9
		支气管和肺恶性肿瘤	4.3
社区卫生服务中心(站)	循环系统疾病		3.3
		特发性原发性高血压	3.5
		脑血管病后遗症	2.1
		慢性缺血性心脏病	2.1

如表 3-65,2020 年门急诊中年在市级三级医院、区属三级医院和区属二级医院均因肿瘤就诊的年人均就诊次数最高,其中就诊次数最高的病种集中于乳房恶性肿瘤,以及支气管和肺恶性肿瘤;在社区卫生服务中心(站)因循环系统疾病(4.5 次)就诊的年人均就诊次数最高,其中就诊次数最高的病种是特发性原发性高血压(4.3 次)、脑血管病后遗症(2.6 次),以及慢性缺血性心脏病(2.4 次)。

表 3-65　2020 年门急诊中年在不同医疗机构年人均就诊次数最高的就诊原因

医 疗 机 构	疾病分类	病　　种	年人均就诊次数(次)
市级三级医院	肿瘤		5.7
		乳房恶性肿瘤	5.9
		支气管和肺恶性肿瘤	5.2
区属三级医院	肿瘤		4.8
		乳房恶性肿瘤	5.1
		支气管和肺恶性肿瘤	4.3
区属二级医院	肿瘤		5.0
		乳房恶性肿瘤	5.1
		支气管和肺恶性肿瘤	4.8
社区卫生服务中心(站)	循环系统疾病		4.5
		特发性原发性高血压	4.3
		脑血管病后遗症	2.6
		慢性缺血性心脏病	2.4

如表 3-66,2020 年门急诊年轻老年人在市级三级医院、区属三级医院和区属二级医院均因肿瘤就诊的年人均就诊次数最高,其中就诊次数最高的病种集中于乳房恶性肿瘤,以及支气管和肺恶性肿瘤;在社区卫生服务中心(站)因循环系统疾病(6.3 次)就诊的年人均就诊次数最高,其中就诊次数最高的病种是特发性原发性高血压(4.9 次)、慢性缺血性心脏病(3.6 次),以及脑血管病后遗症(3.0 次)。

表 3-66　2020 年门急诊年轻老年人在不同医疗机构年人均就诊次数最高的就诊原因

医 疗 机 构	疾病分类	病　　种	年人均就诊次数(次)
市级三级医院	肿瘤		6.6
		乳房恶性肿瘤	7.0
		支气管和肺恶性肿瘤	6.3
区属三级医院	肿瘤		5.2
		乳房恶性肿瘤	5.5
		支气管和肺恶性肿瘤	4.9
区属二级医院	肿瘤		5.5
		乳房恶性肿瘤	5.7
		支气管和肺恶性肿瘤	5.4
社区卫生服务中心(站)	循环系统疾病		6.3
		特发性原发性高血压	4.9
		慢性缺血性心脏病	3.6
		脑血管病后遗症	3.0

　　如表 3-67,2020 年门急诊老年人在市级三级医院和社区卫生服务中心(站)均循环系统疾病就诊的年人均就诊次数最高,其中就诊次数最高的病种集中于特发性原发性高血压、慢性缺血性心脏病等;在区属三级医院和区属二级医院均因肿瘤就诊的年人均就诊次数最高,其中就诊次数最高的病种集中于乳房恶性肿瘤,以及支气管和肺恶性肿瘤。

表 3-67　2020 年门急诊老年人在不同医疗机构年人均就诊次数最高的就诊原因

医 疗 机 构	疾病分类	病　　种	年人均就诊次数(次)
市级三级医院	循环系统疾病		6.3
		心房纤颤和扑动	3.6
		特发性原发性高血压	3.1
		慢性缺血性心脏病	3.0
区属三级医院	肿瘤		4.7
		乳房恶性肿瘤	5.1
		支气管和肺恶性肿瘤	4.5
区属二级医院	肿瘤		4.8
		乳房恶性肿瘤	5.3
		支气管和肺恶性肿瘤	4.6
社区卫生服务中心(站)	循环系统疾病		8.4
		特发性原发性高血压	5.2
		慢性缺血性心脏病	4.5
		脑血管病后遗症	3.5

　　如表 3-68,2020 年门急诊长寿老年人在市级三级医院因肿瘤(5.0 次)就诊的年人均就诊次数最高,其中就诊次数最高的病种是乳房恶性肿瘤(5.2 次),以及支气管和肺恶性肿瘤

（4.8次）；在区属三级医院、区属二级医院和社区卫生服务中心（站）均因循环系统疾病就诊的年人均就诊次数最高，其中就诊次数最高的病种集中于慢性缺血性心脏病、特发性原发性高血压等。

表 3-68　2020 年门急诊长寿老年人在不同医疗机构年人均就诊次数最高的就诊原因

医 疗 机 构	疾 病 分 类	病　　种	年人均就诊次数（次）
市级三级医院	肿瘤		5.0
		乳房恶性肿瘤	5.2
		支气管和肺恶性肿瘤	4.8
区属三级医院	循环系统疾病		4.2
		心房纤颤和扑动	3.7
		慢性缺血性心脏病	3.1
		特发性原发性高血压	3.0
区属二级医院	循环系统疾病		4.6
		慢性缺血性心脏病	3.4
		特发性原发性高血压	3.2
		心房纤颤和扑动	3.2
社区卫生服务中心（站）	循环系统疾病		8.0
		特发性原发性高血压	4.7
		慢性缺血性心脏病	4.6
		脑血管病后遗症	3.2

第三节　门急诊费用360°视图

一、门急诊费用占比及占比最高的就诊原因

(一) 总体概述

如表3-69,2020年门急诊就诊人口因循环系统疾病(14.7% [①])、消化系统疾病(10.3%),以及症状、体征和临床与实验室异常所见(7.3)就诊产生的费用占比最高。循环系统疾病产生的费用中,占比最高的病种是特发性原发性高血压(7.0%)、慢性缺血性心脏病(3.4%),以及脑梗死(0.9%)。消化系统疾病产生的费用中,占比最高的病种是胃炎和十二指肠炎(2.1%)、牙面异常(包括咬合不正)(1.3%),以及牙髓和根尖周组织疾病(0.7%)。症状、体征和临床与实验室异常所见产生的费用中,占比最高的病种是腹部和盆腔痛(1.0%)、头晕和眩晕(0.8%),以及原因不知和原因未特指的发病(0.8%)。

表3-69　2020年门急诊费用占比最高的就诊原因

顺　位	疾病分类	病　种	费用占比(%)
1	循环系统疾病		14.7
		特发性原发性高血压	7.0
		慢性缺血性心脏病	3.4
		脑梗死	0.9
2	消化系统疾病		10.3
		胃炎和十二指肠炎	2.1
		牙面异常(包括咬合不正)	1.3
		牙髓和根尖周组织疾病	0.7
3	症状、体征和临床与实验室异常所见		7.3
		腹部和盆腔痛	1.0
		头晕和眩晕	0.8
		原因不知和原因未特指的发病	0.8

(二) 门急诊不同支付方式人口费用占比及占比最高的就诊原因

如图3-17,2018年门急诊就诊人口产生的总费用中,医保支付人口占比77.0%,非医保支付人口23.0%;2019年门急诊就诊人口产生的总费用中,医保支付人口占比79.7%,非医保支付人口20.3%;2020年门急诊就诊人口产生的总费用中,医保支付人口占比76.2%,非

[①]　计算方式:循环系统疾病的门急诊费用/门急诊总费用,下同。

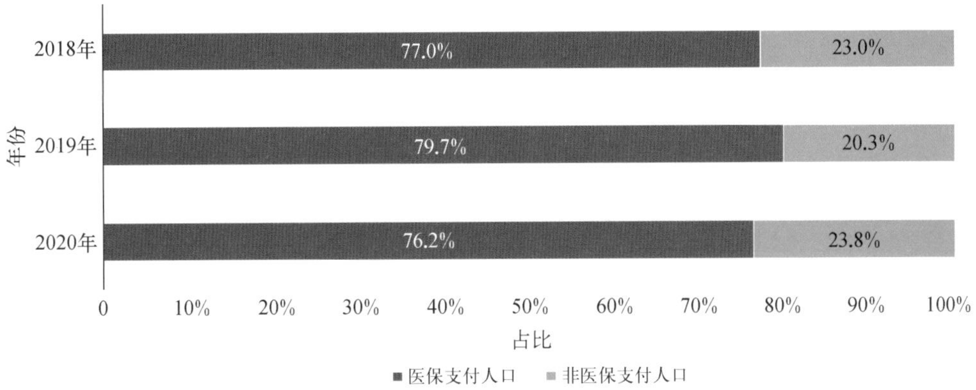

图 3 - 17　2018~2020 年门急诊不同支付方式人口费用占比

医保支付人口 23.8%。

　　由表 3 - 70,2020 年门急诊医保支付人口因循环系统疾病(18.2%)、消化系统疾病(10.2%),以及内分泌、营养和代谢疾病(8.2%)就诊产生的费用占比最高。循环系统疾病产生的门急诊费用中,占比最高的病种是特发性原发性高血压(8.8%)、慢性缺血性心脏病(4.2%),以及脑梗死(1.0%)。消化系统疾病产生的门急诊费用中,占比最高的病种是胃炎和十二指肠炎(2.3%)、功能性肠疾患(0.7%),以及牙髓和根尖周组织疾病(0.7%)。内分泌、营养和代谢疾病产生的门急诊费用中,占比最高的病种是糖尿病(2.7%)、非胰岛素依赖型糖尿病(2.1%),以及脂蛋白代谢疾患和其他脂血症(1.4%)。

表 3 - 70　2020 年门急诊医保支付人口费用占比最高的就诊原因

顺　位	疾病分类	病　种	费用占比(%)
1	循环系统疾病		18.2
		特发性原发性高血压	8.8
		慢性缺血性心脏病	4.2
		脑梗死	1.0
2	消化系统疾病		10.2
		胃炎和十二指肠炎	2.3
		功能性肠疾患	0.7
		牙髓和根尖周组织疾病	0.7
3	内分泌、营养和代谢疾病		8.2
		糖尿病	2.7
		非胰岛素依赖型糖尿病	2.1
		脂蛋白代谢疾患和其他脂血症	1.4

　　由表 3 - 71,2020 年门急诊非医保支付人口因消化系统疾病(10.8%),症状、体征和临床与实验室异常所见(7.9%),以及肿瘤(7.5%)就诊产生的费用占比最高。消化系统疾病产生的门急诊费用中,占比最高的病种是牙面异常(包括咬合不正)(3.4%)、胃炎和十二指肠炎(1.3%),以及牙齿发育及出牙障碍(0.7%)。症状、体征和临床与实验室异常所

见产生的门急诊费用中,占比最高的病种是腹部和盆腔痛(1.2%)、原因不知和原因未特指的发病(1.0%),以及肺诊断性影像检查的异常所见(0.8%)。肿瘤产生的门急诊费用中,占比最高的病种是乳房恶性肿瘤(1.0%)、支气管和肺恶性肿瘤(0.9%),以及黑色素细胞痣(0.4%)。

表 3-71 2020 年门急诊非医保支付人口费用占比最高的就诊原因

顺 位	疾病分类	病 种	费用占比(%)
1	消化系统疾病		10.8
		牙面异常(包括咬合不正)	3.4
		胃炎和十二指肠炎	1.3
		牙齿发育及出牙障碍	0.7
2	症状、体征和临床与实验室异常所见		7.9
		腹部和盆腔痛	1.2
		原因不知和原因未特指的发病	1.0
		肺诊断性影像检查的异常所见	0.8
3	肿瘤		7.5
		乳房恶性肿瘤	1.0
		支气管和肺恶性肿瘤	0.9
		黑色素细胞痣	0.4

(三)门急诊不同性别人口占比及占比最高的就诊原因

如表 3-72,2018 年门急诊就诊人口产生的总费用中,男性占比 42.9%,女性 57.1%,性别比为 0.75;2019 年门急诊就诊人口产生的总费用中,男性占比 41.9%,女性 58.1%,性别比为 0.72;2020 年门急诊就诊人口产生的总费用中,男性占比 42.6%,女性 57.4%,性别比为 0.74。2018~2020 年,男女门急诊费用的占比变化较小。

表 3-72 2018~2020 年门急诊不同性别人口费用占比

性 别	2018 年	2019 年	2020 年
男性(%)	42.9	41.9	42.6
女性(%)	57.1	58.1	57.4
男女性别比	0.75	0.72	0.74

由表 3-73,2020 年门急诊男性因循环系统疾病(16.8%)、消化系统疾病(11.1%),以及症状、体征和临床与实验室异常所见(7.8%)就诊产生的费用占比最高。循环系统疾病产生的门急诊费用中,占比最高的病种是特发性原发性高血压(8.3%)、慢性缺血性心脏病(3.6%),以及脑梗死(1.0%)。消化系统疾病产生的门急诊费用中,占比最高的病种是胃炎和十二指肠炎(2.1%)、牙面异常(包括咬合不正)(1.1%),以及肝的其他疾病(0.7%)。症状、体征和临床与实验室异常所见产生的门急诊费用中,占比最高的病种是腹部和盆腔痛(1.1%)、原因不知和原因未特指的发病(1.0%),以及头晕和眩晕(0.7%)。

表 3－73　2020 年门急诊男性费用占比最高的就诊原因

顺　位	疾 病 分 类	病　　　种	费用占比(%)
1	循环系统疾病		16.8
		特发性原发性高血压	8.3
		慢性缺血性心脏病	3.6
		脑梗死	1.0
2	消化系统疾病		11.1
		胃炎和十二指肠炎	2.1
		牙面异常(包括咬合不正)	1.1
		肝的其他疾病	0.7
3	症状、体征和临床与实验室异常所见		7.8
		腹部和盆腔痛	1.1
		原因不知和原因未特指的发病	1.0
		头晕和眩晕	0.7

由表 3－74,2020 年门急诊女性因循环系统疾病(14.3%)、消化系统疾病(10.1%),以及内分泌、营养和代谢疾病(7.0%)就诊产生的费用占比最高。循环系统疾病产生的门急诊费用中,占比最高的病种是特发性原发性高血压(6.5%)、慢性缺血性心脏病(3.4%),以及脑血管病(0.8%)。消化系统疾病产生的门急诊费用中,占比最高的病种是胃炎和十二指肠炎(2.1%)、牙面异常(包括咬合不正)(1.4%),以及牙髓和根尖周组织疾病(0.7%)。内分泌、营养和代谢疾病产生的门急诊费用中,占比最高的病种是糖尿病(2.0%)、非胰岛素依赖型糖尿病(1.5%),以及脂蛋白代谢疾患和其他脂血症(1.2%)。

表 3－74　2020 年门急诊女性费用占比最高的就诊原因

顺　位	疾 病 分 类	病　　　种	费用占比(%)
1	循环系统疾病		14.3
		特发性原发性高血压	6.5
		慢性缺血性心脏病	3.4
		脑血管病	0.8
2	消化系统疾病		10.1
		胃炎和十二指肠炎	2.1
		牙面异常(包括咬合不正)	1.4
		牙髓和根尖周组织疾病	0.7
3	内分泌、营养和代谢疾病		7.0
		糖尿病	2.0
		非胰岛素依赖型糖尿病	1.5
		脂蛋白代谢疾患和其他脂血症	1.2

(四)门急诊不同年龄组人口费用占比及占比最高的就诊原因

由表 3－75,2018~2020 年,门急诊不同年龄组人口费用占比的变化较小,均是年轻老年人最高,长寿老年人最低。

表 3－75　2018~2020 年门急诊不同年龄组人口费用占比(%)

年 龄 组	2018 年	2019 年	2020 年
儿童	6.1	4.4	4.1
青年	24.2	24.9	24.9
中年	19.3	19.2	18.7
年轻老年人	33.3	34.1	34.7
老年人	15.5	15.6	15.7
长寿老年人	1.7	1.8	1.9

由表 3－76,2020 年门急诊儿童因呼吸系统疾病(24.5%),内分泌、营养和代谢疾病(9.9%),以及消化系统疾病(8.6%)就诊产生的费用占比最高。呼吸系统疾病产生的门急诊费用中,占比最高的病种是急性上呼吸道感染(6.5%)、呼吸性疾患(3.7%),以及支气管炎(2.2%)。内分泌、营养和代谢疾病产生的门急诊费用中,占比最高的病种是青春期疾患(4.4%)、垂体机能减退和其他疾患(2.7%),以及其他内分泌疾患(1.0%)。消化系统疾病产生的门急诊费用中,占比最高的病种是牙面异常(包括咬合不正)(3.3%)、龋病(1.1%),以及牙髓和根尖周组织疾病(0.9%)。

表 3－76　2020 年门急诊儿童费用占比最高的就诊原因

顺 位	疾病分类	病 种	费用占比(%)
1	呼吸系统疾病		24.5
		急性上呼吸道感染	6.5
		呼吸性疾患	3.7
		支气管炎	2.2
2	内分泌、营养和代谢疾病		9.9
		青春期疾患	4.4
		垂体机能减退和其他疾患	2.7
		其他内分泌疾患	1.0
3	消化系统疾病		8.6
		牙面异常(包括咬合不正)	3.3
		龋病	1.1
		牙髓和根尖周组织疾病	0.9

由表 3－77,2020 年门急诊青年因消化系统疾病(12.7%),症状、体征和临床与实验室异常所见(7.0%),以及泌尿生殖系统疾病(5.4%)就诊产生的费用占比最高。消化系统疾病产生的门急诊费用中,占比最高的病种是牙面异常(包括咬合不正)(2.8%)、胃炎和十二指肠炎(1.6%),以及包埋牙及阻生牙(1.2%)。症状、体征和临床与实验室异常所见产生的门急诊费用中,占比最高的病种是腹部和盆腔痛(1.3%)、原因不明的发热(0.8%),以及原因不知和原因未特指的发病(0.4%)。泌尿生殖系统疾病产生的门急诊费用中,占比最高的病种是阴道和外阴的其他炎症(1.2%)、泌尿系统的其他疾患(0.6%),以及肾衰竭(0.5%)。

表 3-77　2020 年门急诊青年费用占比最高的就诊原因

顺　位	疾病分类	病　种	费用占比(%)
1	消化系统疾病		12.7
		牙面异常(包括咬合不正)	2.8
		胃炎和十二指肠炎	1.6
		包埋牙及阻生牙	1.2
2	症状、体征和临床与实验室异常所见		7.0
		腹部和盆腔痛	1.3
		原因不明的发热	0.8
		原因不知和原因未特指的发病	0.4
3	泌尿生殖系统疾病		5.4
		阴道和外阴的其他炎症	1.2
		泌尿系统的其他疾患	0.6
		肾衰竭	0.5

　　由表 3-78,2020 年门急诊中年人因消化系统疾病(12.1%)、循环系统疾病(11.3%),以及症状、体征和临床与实验室异常所见(8.4%)就诊产生的费用占比最高。消化系统疾病产生的门急诊费用中,占比最高的病种是胃炎和十二指肠炎(2.7%)、牙面异常(包括咬合不正)(1.2%),以及肝的其他疾病(0.8%)。循环系统疾病产生的门急诊费用中,占比最高的病种是特发性原发性高血压(7.0%)、慢性缺血性心脏病(1.6%),以脑血管病(0.5%)。症状、体征和临床与实验室异常所见产生的门急诊费用中,占比最高的病种是腹部和盆腔痛(1.3%)、原因不知和原因未特指的发病(1.1%),以及头晕和眩晕(0.9%)。

表 3-78　2020 年门急诊中年费用占比最高的就诊原因

顺　位	疾病分类	病　种	费用占比(%)
1	消化系统疾病		12.1
		胃炎和十二指肠炎	2.7
		牙面异常(包括咬合不正)	1.2
		肝的其他疾病	0.8
2	循环系统疾病		11.3
		特发性原发性高血压	7.0
		慢性缺血性心脏病	1.6
		脑血管病	0.5
3	症状、体征和临床与实验室异常所见		8.4
		腹部和盆腔痛	1.3
		原因不知和原因未特指的发病	1.1
		头晕和眩晕	0.9

　　由表 3-79,2020 年门急诊年轻老年人因循环系统疾病(21.2%)、消化系统疾病(9.9%),以及内分泌、营养和代谢疾病(9.2%)就诊产生的费用占比最高。循环系统疾病产生的门急诊费用中,占比最高的病种是特发性原发性高血压(10.4%)、慢性缺血性心脏病

（5.0%），以及脑梗死（1.2%）。消化系统疾病产生的门急诊费用中，占比最高的病种是胃炎和十二指肠炎（2.5%）、功能性肠疾患（0.7%），以及牙和支持结构的其他疾病（0.6%）。内分泌、营养和代谢疾病产生的门急诊费用中，占比最高的病种是糖尿病（3.4%）、非胰岛素依赖型糖尿病（2.7%），以及脂蛋白代谢紊乱和其他脂血症（1.8%）。

表3-79　2020年门急诊年轻老年人费用占比最高的就诊原因

顺　位	疾病分类	病　种	费用占比（%）
1	循环系统疾病		21.2
		特发性原发性高血压	10.4
		慢性缺血性心脏病	5.0
		脑梗死	1.2
2	消化系统疾病		9.9
		胃炎和十二指肠炎	2.5
		功能性肠疾患	0.7
		牙和支持结构的其他疾病	0.6
3	内内分泌、营养和代谢疾病		9.2
		糖尿病	3.4
		非胰岛素依赖型糖尿病	2.7
		脂蛋白代谢疾患和其他脂血症	1.8

　　由表3-80，2020年门急诊老年人因循环系统疾病（29.6%），内分泌、营养和代谢疾病（8.0%），以及消化系统疾病（7.4%）就诊产生的费用占比最高。循环系统疾病产生的门急诊费用中，占比最高的病种是特发性原发性高血压（11.7%）、慢性缺血性心脏病（8.1%），以及脑梗死（2.1%）。内分泌、营养和代谢疾病产生的门急诊费用中，占比最高的病种是糖尿病（3.1%）、非胰岛素依赖型糖尿病（2.5%），以及脂蛋白代谢紊乱和其他脂血症（1.5%）。消化系统疾病产生的门急诊费用中，占比最高的病种是胃炎和十二指肠炎（1.9%）、功能性肠疾患（1.2%），以及消化系统其他疾病（0.5%）。

表3-80　2020年门急诊老年人费用占比最高的就诊原因

顺　位	疾病分类	病　种	费用占比（%）
1	循环系统疾病		29.6
		特发性原发性高血压	11.7
		慢性缺血性心脏病	8.1
		脑梗死	2.1
2	内分泌、营养和代谢疾病		8.0
		糖尿病	3.1
		非胰岛素依赖型糖尿病	2.5
		脂蛋白代谢疾患和其他脂血症	1.5
3	消化系统疾病		7.4
		胃炎和十二指肠炎	1.9
		功能性肠疾患	1.2
		消化系统其他疾病	0.5

由表 3-81,2020 年门急诊长寿老年人因循环系统疾病(31.8%)、呼吸系统疾病(9.7%),以及消化系统疾病(7.8%)就诊产生的费用占比最高。循环系统疾病产生的门急诊费用中,占比最高的病种是特发性原发性高血压(11.3%)、慢性缺血性心脏病(10.1%),以及脑梗死(2.1%)。呼吸系统疾病产生的门急诊费用中,占比最高的病种是呼吸性疾患(2.2%)、慢性支气管炎(1.7%),以及急性上呼吸道感染(1.1%)。消化系统疾病产生的门急诊费用中,占比最高的病种是胃炎和十二指肠炎(2.0%)、功能性肠疾患(1.9%),以及消化系统其他疾病(0.7%)。

表 3-81　2020 年门急诊长寿老年人费用占比最高的就诊原因

顺　位	疾病分类	病　种	费用占比(%)
1	循环系统疾病		31.8
		特发性原发性高血压	11.3
		慢性缺血性心脏病	10.1
		脑梗死	2.1
2	呼吸系统疾病		9.7
		呼吸性疾患	2.2
		慢性支气管炎	1.7
		急性上呼吸道感染	1.1
3	消化系统疾病		7.8
		胃炎和十二指肠炎	2.0
		功能性肠疾患	1.9
		消化系统其他疾病	0.7

(五)门急诊就诊人口在不同医疗机构费用占比及占比最高的就诊原因

如表 3-82,2018 年门急诊就诊人口在市级三级医院费用占比 47.5%,区属三级医院占比 7.5%,区属二级医院占比 22.0%,社区卫生服务中心(站)占比 23.0%;2019 年门急诊就诊人口在市级三级医院费用占比 47.7%,区属三级医院占比 7.5%,区属二级医院占比 22.1%,社区卫生服务中心(站)占比 22.7%;2020 年门急诊就诊人口在市级三级医院费用占比 46.6%,区属三级医院占比 9.0%,区属二级医院占比 21.6%,社区卫生服务中心(站)占比 22.8%。

表 3-82　2018~2020 年门急诊就诊人口在不同医疗机构费用占比(%)

年　份	市级三级医院	区属三级医院	区属二级医院	社区卫生服务中心(站)
2018 年	47.5	7.5	22.0	23.0
2019 年	47.7	7.5	22.1	22.7
2020 年	46.6	9.0	21.6	22.8

由表 3-83,2020 年门急诊就诊人口在市级三级医院因肿瘤(10.7%)、消化系统疾病(10.2%),以及症状、体征和临床与实验室异常所见(9.2%)就诊产生的费用占比最高。肿瘤产生的门急诊费用中,占比最高的病种是乳房恶性肿瘤(1.8%)、支气管和肺恶性肿瘤

(1.6%),以及前列腺恶性肿瘤(0.7%)。消化系统疾病产生的门急诊费用中,占比最高的病种是牙面异常(包括咬合不正)(1.9%)、胃炎和十二指肠炎(1.6%),以及肝的其他疾病(0.6%)。症状、体征和临床与实验室异常所见产生的门急诊费用中,占比最高的病种是原因不知和原因未特指的发病(1.7%)、腹部和盆腔痛(1.1%),以及肺诊断性影像检查的异常所见(0.9%)。

表3-83　2020年门急诊就诊人口在市级三级医院费用占比最高的就诊原因

顺　位	疾病分类	病　种	费用占比(%)
1	肿瘤		10.7
		乳房恶性肿瘤	1.8
		支气管和肺恶性肿瘤	1.6
		前列腺恶性肿瘤	0.7
2	消化系统疾病		10.2
		牙面异常(包括咬合不正)	1.9
		胃炎和十二指肠炎	1.6
		肝的其他疾病	0.6
3	症状、体征和临床与实验室异常所见		9.2
		原因不知和原因未特指的发病	1.7
		腹部和盆腔痛	1.1
		肺诊断性影像检查的异常所见	0.9

由表3-84,2020年门急诊就诊人口在区属三级医院因循环系统疾病(12.1%)、消化系统疾病(10.3%),以及症状、体征和临床与实验室异常所见(8.4%)就诊产生的费用占比最高。循环系统疾病产生的门急诊费用中,占比最高的病种是特发性原发性高血压(4.4%)、慢性缺血性心脏病(2.7%),以及脑梗死(1.2%)。消化系统疾病产生的门急诊费用中,占比最高的病种是胃炎和十二指肠炎(2.6%)、肝的其他疾病(0.7%),以及牙髓和根尖周组织疾病(0.7%)。症状、体征和临床与实验室异常所见产生的门急诊费用中,占比最高的病种是腹部和盆腔痛(1.6%)、头晕和眩晕(1.4%),以及原因不明的发热(0.6%)。

表3-84　2020年门急诊就诊人口在区属三级医院费用占比最高的就诊原因

顺　位	疾病分类	病　种	费用占比(%)
1	循环系统疾病		12.1
		特发性原发性高血压	4.4
		慢性缺血性心脏病	2.7
		脑梗死	1.2
2	消化系统疾病		10.3
		胃炎和十二指肠炎	2.6
		肝的其他疾病	0.7
		牙髓和根尖周组织疾病	0.7
3	症状、体征和临床与实验室异常所见		8.4
		腹部和盆腔痛	1.6
		头晕和眩晕	1.4
		原因不明的发热	0.6

由表 3－85,2020 年门急诊就诊人口在区属二级医院因消化系统疾病(13.8%)、循环系统疾病(10.8%),以及症状、体征和临床与实验室异常所见(8.8%)就诊产生的费用占比最高。消化系统疾病产生的门急诊费用中,占比最高的病种是胃炎和十二指肠炎(2.5%)、牙面异常(包括咬合不正)(1.4%),以及牙髓和根尖周组织疾病(1.4%)。循环系统疾病产生的门急诊费用中,占比最高的病种是特发性原发性高血压(4.6%)、慢性缺血性心脏病(2.0%),以及脑梗死(1.1%)。症状、体征和临床与实验室异常所见产生的门急诊费用中,占比最高的病种是腹部和盆腔痛(1.6%)、头晕和眩晕(1.4%),以及原因不明的发热(0.7%)。

表 3－85　2020 年门急诊就诊人口在区属二级医院费用占比最高的就诊原因

顺　　位	疾病分类	病　　种	费用占比(%)
1	消化系统疾病		13.8
		胃炎和十二指肠炎	2.5
		牙面异常(包括咬合不正)	1.4
		牙髓和根尖周组织疾病	1.4
2	循环系统疾病		10.8
		特发性原发性高血压	4.6
		慢性缺血性心脏病	2.0
		脑梗死	1.1
3	症状、体征和临床与实验室异常所见		8.8
		腹部和盆腔痛	1.6
		头晕和眩晕	1.4
		原因不明的发热	0.7

由表 3－86,2020 年门急诊就诊人口在社区卫生服务中心(站)因循环系统疾病(37.9%),内分泌、营养和代谢疾病(11.5%),以及肌肉骨骼系统和结缔组织疾病(8.0%)就诊产生的费用占比最高。循环系统疾病产生的门急诊费用中,占比最高的病种是特发性原发性高血压(20.4%)、慢性缺血性心脏病(10.0%),以及脑血管病后遗症(2.3%)。内分泌、营养和代谢疾病产生的门急诊费用中,占比最高的病种是糖尿病(4.1%)、非胰岛素依赖型糖尿病(3.2%),以及脂蛋白代谢紊乱和其他脂血症(3.1%)。肌肉骨骼系统和结缔组织疾病产生的门急诊费用中,占比最高的病种是关节炎(2.0%)、骨质疏松(1.6%),以及背痛(0.8%)。

表 3－86　2020 年门急诊就诊人口在社区卫生服务中心(站)费用占比最高的就诊原因

顺　　位	疾病分类	病　　种	费用占比(%)
1	循环系统疾病		37.9
		特发性原发性高血压	20.4
		慢性缺血性心脏病	10.0
		脑血管病后遗症	2.3
2	内分泌、营养和代谢疾病		11.5
		糖尿病	4.1
		非胰岛素依赖型糖尿病	3.2
		脂蛋白代谢疾患和其他脂血症	3.1

续　表

顺　位	疾病分类	病　种	费用占比(%)
3	肌肉骨骼系统和结缔组织疾病		8.0
		关节炎	2.0
		骨质疏松	1.6
		背痛	0.8

1. 不同支付方式人口差异

如图 3-18,2020 年门急诊医保支付人口产生的费用中,市级三级医院占比 40.1%,区属三级医院占比 9.3%,区属二级医院占比 22.3%,社区卫生服务中心(站)占比 28.3%;非医保支付人口产生的门急诊费用中,市级三级医院占比 67.5%,区属三级医院占比 8.1%,区属二级医院占比 19.3%,社区卫生服务中心(站)占比 5.1%。

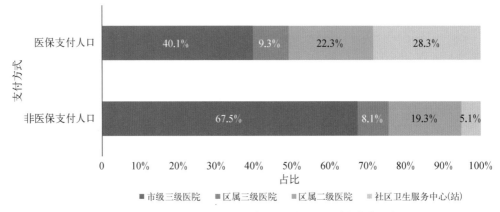

图 3-18　2020 年门急诊不同支付方式人口在不同医疗机构费用占比

如表 3-87,2020 年门急诊医保支付人口在市级三级医院因肿瘤(10.9%)就诊产生的费用占比最高,其中占比最高的病种是乳房恶性肿瘤(2.0%)、支气管和肺恶性肿瘤(1.8%),以及前列腺恶性肿瘤(0.9%);在区属三级医院和社区卫生服务中心(站)均因循环系统疾病就诊产生的门急诊费用占比最高,其中占比最高的病种集中于特发性原发性高血压、慢性缺血性心脏病等;在区属二级医院因消化系统疾病(14.0%)就诊产生的门急诊费用占比最高,其中占比最高的病种是胃炎和十二指肠炎(2.7%)、牙和支持结构的其他疾病(1.4%),以及牙髓和根尖周组织疾病(1.4%)。

表 3-87　2020 年门急诊医保支付人口在不同医疗机构费用占比最高的就诊原因

医疗机构	疾病分类	病　种	费用占比(%)
市级三级医院	肿瘤		10.9
		乳房恶性肿瘤	2.0
		支气管和肺恶性肿瘤	1.8
		前列腺恶性肿瘤	0.9

医 疗 机 构	疾 病 分 类	病 种	费用占比(%)
区属三级医院	循环系统疾病		14.1
		特发性原发性高血压	5.2
		慢性缺血性心脏病	3.2
		脑梗死	1.4
区属二级医院	消化系统疾病		14.0
		胃炎和十二指肠炎	2.7
		牙和支持结构的其他疾病	1.4
		牙髓和根尖周组织疾病	1.4
社区卫生服务中心(站)	循环系统疾病		39.4
		特发性原发性高血压	21.2
		慢性缺血性心脏病	10.4
		脑血管病后遗症	2.4

如表 3-88,2020 年门急诊非医保支付人口在市级三级医院和区属二级医院内均因消化系统疾病就诊产生的费用占比最高,其中费用占比最高的病种集中于牙面异常(包括咬合不正)、胃炎和十二指肠炎,以及牙齿发育及出牙障碍等;在区属三级医院内因症状、体征和临床与实验室异常所见(8.4%)就诊产生的门急诊费用占比最高,其中占比最高的病种是腹部和盆腔痛(2.2%)、头晕和眩晕(1.0%),以及原因不明的发热(0.7%);在社区卫生服务中心(站)内因循环系统疾病(11.2%)就诊产生的门急诊费用占比最高,其中占比最高的病种是特发性原发性高血压(6.7%)、慢性缺血性心脏病(2.6%),以及脑血管病后遗症(0.5%)。

表 3-88 2020 年门急诊非医保支付人口在不同医疗机构费用占比最高的就诊原因

医 疗 机 构	疾 病 分 类	病 种	费用占比(%)
市级三级医院	消化系统疾病		11.0
		牙面异常(包括咬合不正)	4.3
		胃炎和十二指肠炎	1.1
		牙齿发育及出牙障碍	0.5
区属三级医院	症状、体征和临床与实验室异常所见		8.4
		腹部和盆腔痛	2.2
		头晕和眩晕	1.0
		原因不明的发热	0.7
区属二级医院	消化系统疾病		12.9
		牙面异常(包括咬合不正)	2.3
		胃炎和十二指肠炎	1.9
		牙齿发育及出牙障碍	1.7
社区卫生服务中心(站)	循环系统疾病		11.2
		特发性原发性高血压	6.7
		慢性缺血性心脏病	2.6
		脑血管病后遗症	0.5

2. 不同性别人口差异

如图3-19,2020年门急诊男性费用中,市级三级医院占比46.3%,区属三级医院占比9.5%,区属二级医院占比21.2%,社区卫生服务中心(站)占比23.0%;门急诊女性费用中,市级三级医院占比45.8%,区属三级医院占比8.4%,区属二级医院占比22.1%,社区卫生服务中心(站)占比23.7%。

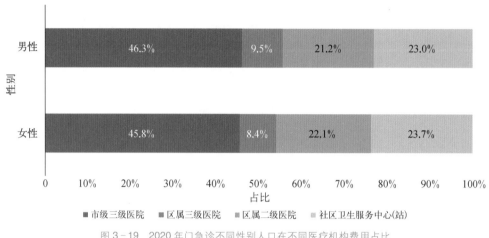

图3-19　2020年门急诊不同性别人口在不同医疗机构费用占比

如表3-89,2020年门急诊男性在市级三级医院因肿瘤(12.4%)就诊产生的费用占比最高,其中占比最高的病种是支气管和肺恶性肿瘤(2.0%)、前列腺恶性肿瘤(1.8%),以及肝和肝内胆管恶性肿瘤(0.7%);在区属三级医院和社区卫生服务中心(站)内均因循环系统疾病就诊产生的门急诊费用占比最高,其中占比最高的病种集中于特发性原发性高血压、慢性缺血性心脏病等;在区属二级医院因消化系统疾病(14.8%)就诊产生的门急诊费用占比最高,其中占比最高的病种是胃炎和十二指肠炎(2.7%)、牙和支持结构的其他疾病(1.4%),以及牙髓和根尖周组织疾病(1.4%)。

表3-89　2020年门急诊男性在不同医疗机构费用占比最高的就诊原因

医疗机构	疾病分类	病　种	费用占比(%)
市级三级医院	肿瘤		12.4
		支气管和肺恶性肿瘤	2.0
		前列腺恶性肿瘤	1.8
		肝和肝内胆管恶性肿瘤	0.7
区属三级医院	循环系统疾病		14.4
		特发性原发性高血压	5.4
		慢性缺血性心脏病	3.3
		脑梗死	1.4
区属二级医院	消化系统疾病		14.8
		胃炎和十二指肠炎	2.7
		牙和支持结构的其他疾病	1.4
		牙髓和根尖周组织疾病	1.4

续 表

医 疗 机 构	疾 病 分 类	病 种	费用占比(%)
社区卫生服务中心(站)	循环系统疾病		39.8
		特发性原发性高血压	23.0
		慢性缺血性心脏病	9.6
		脑血管病后遗症	2.3

如表 3-90,2020 年门急诊女性在市级三级医院因肿瘤(10.4%)就诊产生的费用占比最高,其中占比最高的病种是乳房恶性肿瘤(3.3%)、支气管和肺恶性肿瘤(1.5%),以及黑色素细胞痣(0.4%);在区属三级医院和社区卫生服务中心(站)内均因循环系统疾病就诊产生的门急诊费用占比最高,其中占比最高的病种集中于特发性原发性高血压、慢性缺血性心脏病等;在区属二级医院因消化系统疾病(13.5%)就诊产生的门急诊费用占比最高,其中占比最高的病种是胃炎和十二指肠炎(2.5%)、牙面异常(包括咬合不正)(1.6%),以及牙髓和根尖周组织疾病(1.4%)。

表 3-90 2020 年女性在不同医疗机构费用占比最高的就诊原因

医 疗 机 构	疾 病 分 类	病 种	费用占比(%)
市级三级医院	肿瘤		10.4
		乳房恶性肿瘤	3.3
		支气管和肺恶性肿瘤	1.5
		黑色素细胞痣	0.4
区属三级医院	循环系统疾病		11.3
		特发性原发性高血压	4.0
		慢性缺血性心脏病	2.4
		脑梗死	1.2
区属二级医院	消化系统疾病		13.5
		胃炎和十二指肠炎	2.5
		牙面异常(包括咬合不正)	1.6
		牙髓和根尖周组织疾病	1.4
社区卫生服务中心(站)	循环系统疾病		37.8
		特发性原发性高血压	19.1
		慢性缺血性心脏病	10.7
		脑血管病后遗症	2.4

3. 不同年龄组人口差异

如图 3-20,2020 年门急诊儿童费用中,市级三级医院占比 71.8%,区属三级医院占比 5.6%,区属二级医院占比 16.0%,社区卫生服务中心(站)占比 6.6%;门急诊青年费用中,市级三级医院占比 61.8%,区属三级医院占比 9.1%,区属二级医院占比 25.3%,社区卫生服务中心(站)占比 3.8%;门急诊中年费用中,市级三级医院占比 51.9%,区属三级医院占比 10.4%,区属二级医院占比 23.5%,社区卫生服务中心(站)占比 14.2%;门急诊年轻老年人费用中,市级三级医院占比 38.2%,区属三级医院占比 8.5%,区属二级医院占比 19.8%,社区卫生服务中心(站)占比 33.5%;门急诊老年人费用中,市级三级医院占比 27.3%,区属三级医院占比 8.4%,区属二级医院占比 19.3%,社区卫生服务中心(站)占比 45.0%;门急诊长寿老年人费用中,市级三级医院占比 23.2%,区属三级医院占比 8.5%,区属二级医院占比 22.3%,社区卫生服务中心(站)占比 46.0%。

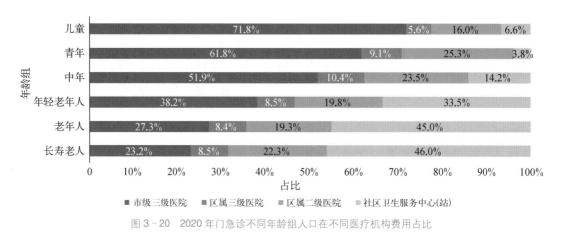

图 3 - 20   2020 年门急诊不同年龄组人口在不同医疗机构费用占比

如表 3 - 91,2020 年门急诊儿童在不同医疗机构均因呼吸系统疾病就诊产生的费用占比最高,其中占比最高的病种集中于急性上呼吸道感染等。

表 3 - 91   2020 年门急诊儿童在不同医疗机构费用占比最高的就诊原因

医疗机构	疾病分类	病　种	费用占比(%)
市级三级医院	呼吸系统疾病		19.3
		急性上呼吸道感染	4.9
		呼吸性疾患	2.8
		支气管炎	1.5
区属三级医院	呼吸系统疾病		45.1
		急性上呼吸道感染	14.6
		呼吸性疾患	10.8
		急性扁桃体炎	3.6
区属二级医院	呼吸系统疾病		44.7
		急性上呼吸道感染	11.5
		呼吸性疾患	6.1
		支气管炎	5.1
社区卫生服务中心(站)	呼吸系统疾病		14.8
		急性上呼吸道感染	4.3
		急性支气管炎	2.7
		急性鼻咽炎普通感冒	1.3

如表 3 - 92,2020 年门急诊青年在市级三级医院、区属三级医院和区属三级医院均因消化系统疾病就诊产生的费用占比最高,其中占比最高的病种集中于牙面异常(包括咬合不

正)、胃炎和十二指肠炎等;在社区卫生服务中心(站)因呼吸系统疾病(14.0%)就诊产生的门急诊费用占比最高,其中占比最高的病种是急性上呼吸道感染(5.3%)、急性咽炎(1.8%),以及急性支气管炎(1.7%)。

表 3-92　2020 年门急诊青年在不同医疗机构费用占比最高的就诊原因

医疗机构	疾病分类	病　种	费用占比(%)
市级三级医院	消化系统疾病		11.3
		牙面异常(包括咬合不正)	3.3
		胃炎和十二指肠炎	1.3
		包埋牙及阻生牙	1.0
区属三级医院	消化系统疾病		13.0
		胃炎和十二指肠炎	2.4
		牙髓和根尖周组织疾病	1.2
		牙面异常(包括咬合不正)	1.1
区属二级医院	消化系统疾病		16.5
		牙面异常(包括咬合不正)	2.6
		胃炎和十二指肠炎	2.0
		牙髓和根尖周组织疾病	1.9
社区卫生服务中心(站)	呼吸系统疾病		14.0
		急性上呼吸道感染	5.3
		急性咽炎	1.8
		急性支气管炎	1.7

如表 3-93,2020 年门急诊中年在市级三级医院因肿瘤(14.2%)就诊产生的费用占比最高,其中占比最高的病种是乳房恶性肿瘤(3.4%)、支气管和肺恶性肿瘤(2.0%),以及鼻咽恶性肿瘤(0.7%);在区属三级医院和区属二级医院均因消化系统疾病就诊产生的门急诊费用占比最高,其中占比最高的病种集中于胃炎和十二指肠炎、牙髓和根尖周组织疾病等;在社区卫生服务中心(站)因循环系统疾病(35.3%)就诊产生的门急诊费用占比最高,其中占比最高的病种是特发性原发性高血压(25.8%)、慢性缺血性心脏病(5.4%),以及脑血管病(1.2%)。

表 3-93　2020 年门急诊中年在不同医疗机构费用占比最高的就诊原因

医疗机构	疾病分类	病　种	费用占比(%)
市级三级医院	肿瘤		14.2
		乳房恶性肿瘤	3.4
		支气管和肺恶性肿瘤	2.0
		鼻咽恶性肿瘤	0.7
区属三级医院	消化系统疾病		11.8
		胃炎和十二指肠炎	3.4
		肝的其他疾病	0.9
		牙髓和根尖周组织疾病	0.8

医 疗 机 构	疾 病 分 类	病　　种	费用占比(%)
区属二级医院	消化系统疾病		15.5
		胃炎和十二指肠炎	3.5
		牙和支持结构的其他疾病	1.6
		牙髓和根尖周组织疾病	1.6
社区卫生服务中心(站)	循环系统疾病		35.3
		特发性原发性高血压	25.8
		慢性缺血性心脏病	5.4
		脑血管病	1.2

如表 3－94,2020 年门急诊年轻老年人在市级三级医院因肿瘤(16.9%)就诊产生的费用占比最高,其中占比最高的病种是支气管和肺恶性肿瘤(3.3%)、乳房恶性肿瘤(2.4%),以及前列腺恶性肿瘤(1.1%);在区属三级医院、区属二级医院和社区卫生服务中心(站)均因循环系统疾病就诊产生的门急诊费用占比最高,其中占比最高的病种是特发性原发性高血压、慢性缺血性心脏病、脑梗死,以及脑血管病后遗症等。

表 3－94　2020 年门急诊年轻老年人在不同医疗机构费用占比最高的就诊原因

医 疗 机 构	疾 病 分 类	病　　种	费用占比(%)
市级三级医院	肿瘤		16.9
		支气管和肺恶性肿瘤	3.3
		乳房恶性肿瘤	2.4
		前列腺恶性肿瘤	1.1
区属三级医院	循环系统疾病		17.2
		特发性原发性高血压	5.8
		慢性缺血性心脏病	4.2
		脑梗死	1.9
区属二级医院	循环系统疾病		15.4
		特发性原发性高血压	6.5
		慢性缺血性心脏病	2.9
		脑梗死	1.8
社区卫生服务中心(站)	循环系统疾病		39.6
		特发性原发性高血压	22.1
		慢性缺血性心脏病	10.2
		脑血管病后遗症	2.1

如表 3－95,2020 年门急诊老年人在不同医疗机构均因循环系统疾病就诊产生的费用占比最高,其中占比最高的病种是特发性原发性高血压、慢性缺血性心脏病、脑梗死,以及脑血管病后遗症等。

表 3-95 2020 年门急诊老年人在不同医疗机构费用占比最高的就诊原因

医 疗 机 构	疾病分类	病　　种	费用占比（%）
市级三级医院	循环系统疾病		15.4
		特发性原发性高血压	4.4
		慢性缺血性心脏病	2.8
		脑梗死	1.7
区属三级医院	循环系统疾病		23.0
		特发性原发性高血压	6.0
		慢性缺血性心脏病	5.7
		脑梗死	2.9
区属二级医院	循环系统疾病		22.5
		特发性原发性高血压	6.9
		慢性缺血性心脏病	5.2
		脑梗死	3.0
社区卫生服务中心（站）	循环系统疾病		42.6
		特发性原发性高血压	19.2
		慢性缺血性心脏病	13.0
		脑血管病后遗症	3.6

如表 3-96，2020 年门急诊长寿老年人在不同医疗机构均因循环系统疾病就诊产生的费用占比最高，其中占比最高的病种是特发性原发性高血压、慢性缺血性心脏病、脑梗死，以及脑血管病后遗症等。

表 3-96 2020 年门急诊长寿老年人在不同医疗机构费用占比最高的就诊原因

医 疗 机 构	疾病分类	病　　种	费用占比（%）
市级三级医院	循环系统疾病		20.4
		特发性原发性高血压	5.7
		慢性缺血性心脏病	3.8
		脑梗死	2.4
区属三级医院	循环系统疾病		23.6
		慢性缺血性心脏病	6.5
		特发性原发性高血压	5.8
		脑梗死	2.7
区属二级医院	循环系统疾病		25.2
		慢性缺血性心脏病	7.5
		特发性原发性高血压	6.7
		脑梗死	3.0
社区卫生服务中心（站）	循环系统疾病		42.3
		特发性原发性高血压	17.4
		慢性缺血性心脏病	15.2
		脑血管病后遗症	3.2

二、门急诊次均费用及费用最高的就诊原因

(一) 总体概述

如图 3-21,2018 年门急诊就诊人口次均费用为 362①元,2019 年为 297 元,2020 年为 346 元。2020 年门急诊次均费用较 2019 年上涨了 16.5%。

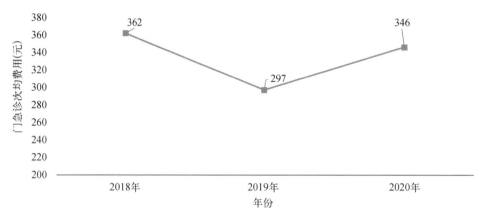

图 3-21 2018~2020 年门急诊次均费用

如表 3-97,2020 年因肿瘤(1 179 元)、血液及造血器官疾病和某些涉及免疫系统的疾患(630 元),以及妊娠、分娩和产褥期(544 元)就诊产生的门急诊次均费用最高。因肿瘤就诊产生的次均费用最高的病种是乳房恶性肿瘤(1 253 元),以及支气管和肺恶性肿瘤(1 108 元)。因血液及造血器官疾病和某些涉及免疫系统的疾患就诊产生的次均费用最高的病种是贫血(630 元)。因妊娠、分娩和产褥期就诊产生的次均费用最高的病种是医疗性流产(565 元),以及为主要与妊娠有关的其他情况的孕产妇医疗(526 元)。

表 3-97 2020 年门急诊次均费用最高的就诊原因

顺　　位	疾病分类	病　　种	次均费用(元)
1	肿瘤		1 179
		乳房恶性肿瘤	1 253
		支气管和肺恶性肿瘤	1 108
2	血液及造血器官疾病和某些涉及免疫系统的疾患		630
		贫血	630
3	妊娠、分娩和产褥期		544
		医疗性流产	565
		主要与妊娠有关的其他情况的孕产妇医疗	526

① 说明:该部分仅展示按就诊人次占比排序,累计前 80% 的病种。

（二）门急诊不同支付方式人口次均费用及费用最高的就诊原因

如图 3 - 22,2018 年门急诊医保支付人口次均费用为 261 元,非医保支付人口为 362 元;2019 年门急诊医保支付人口次均费用为 276 元,非医保支付人口为 427 元;2020 年门急诊医保支付人口的次均费用为 324 元,非医保支付人口为 438 元。2020 年,门急诊医保支付人口和非医保支付人口的次均费用分别较 2019 年上涨 17.3% 和 2.5%。

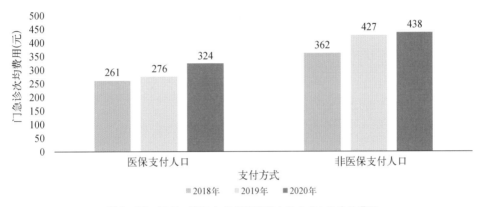

图 3 - 22　2018~2020 年门急诊不同支付方式人口次均费用

如表 3 - 98,2020 年门急诊医保支付人口因肿瘤(1 151 元)、血液及造血器官疾病和某些涉及免疫系统的疾患(668 元),以及妊娠、分娩和产褥期(554 元)就诊产生的次均费用最高。因肿瘤就诊产生的门急诊次均费用最高的病种是乳房恶性肿瘤(1 198 元),以及支气管和肺恶性肿瘤(1 104 元)。因血液及造血器官疾病和某些涉及免疫系统的疾患就诊产生的门急诊次均费用最高的病种是贫血(668 元)。因妊娠、分娩和产褥期就诊产生的门急诊次均费用最高的病种是主要与妊娠有关的其他情况的孕产妇医疗(596 元),以及医疗性流产(515 元)。

表 3 - 98　2020 年门急诊医保支付人口次均费用最高的就诊原因

顺　位	疾 病 分 类	病　种	次均费用(元)
1	肿瘤		1 151
		乳房恶性肿瘤	1 198
		支气管和肺恶性肿瘤	1 104
2	血液及造血器官疾病和某些涉及免疫系统的疾患		668
		贫血	668
3	妊娠、分娩和产褥期		554
		主要与妊娠有关的其他情况的孕产妇医疗	596
		医疗性流产	515

如表 3 - 99,2020 年门急诊非医保支付人口因肿瘤(1 277 元)、消化系统疾病(646 元),以及妊娠、分娩和产褥期(538 元)就诊产生的次均费用最高。因肿瘤就诊产生的门急诊次均

费用最高的病种是乳房恶性肿瘤(1 460 元),以及支气管和肺恶性肿瘤(1 121 元)。因消化系统疾病就诊产生的门急诊次均费用最高的病种是牙齿发育及出牙障碍(1 630 元)、牙面异常(包括咬合不正)(1 518 元),以及牙和支持结构的其他疾病(1 026 元)。因妊娠、分娩和产褥期就诊产生的门急诊次均费用最高的病种是医疗性流产(605 元),以及主要与妊娠有关的其他情况的孕产妇医疗(484 元)。

表 3 - 99　2020 年门急诊非医保支付人口门急诊次均费用最高的就诊原因

顺　位	疾病分类	病　种	次均费用(元)
1	肿瘤		1 277
		乳房恶性肿瘤	1 460
		支气管和肺恶性肿瘤	1 121
2	消化系统疾病		646
		牙齿发育及出牙障碍	1 630
		牙面异常(包括咬合不正)	1 518
		牙和支持结构的其他疾病	1 026
3	妊娠、分娩和产褥期		538
		医疗性流产	605
		主要与妊娠有关的其他情况的孕产妇医疗	484

(三)门急诊不同性别人口次均费用及费用最高的就诊原因

如表 3 - 100,2018 年门急诊男性次均费用为 279 元,女性为 279 元,性别比是 1.00;2019 年门急诊男性次均费用为 295 元,女性为 299 元,性别比是 0.99;2020 年门急诊男性次均费用为 345 元,女性为 348 元,性别比是 0.99。2018~2020 年,男性和女性的门急诊次均费用基本持平。

表 3 - 100　2018~2020 年门急诊不同性别人口次均费用

性　别	2018 年	2019 年	2020 年
男性(元)	279	295	345
女性(元)	279	299	348
男女性别比	1.00	0.99	0.99

如表 3 - 101,2020 年门急诊男性因肿瘤(1 079 元)、血液及造血器官疾病和某些涉及免疫系统的疾患(940 元),以及泌尿生殖系统疾病(703 元)就诊产生的次均费用最高。因肿瘤就诊产生的门急诊次均费用中,费用最高的病种是支气管和肺恶性肿瘤(1 079 元)。因血液及造血器官疾病和某些涉及免疫系统的疾患就诊产生的门急诊次均费用中,费用最高的病种是贫血(940 元)。因泌尿生殖系统疾病就诊产生的门急诊次均费用中,费用最高的病种是肾衰竭(1 585 元)、慢性肾衰竭(878 元),以及乳房肿块(461 元)。

表 3 - 101　2020 年门急诊男性次均费用最高的就诊原因

顺　位	疾　病　分　类	病　种	次均费用(元)
1	肿瘤		1 079
		支气管和肺恶性肿瘤	1 079
2	血液及造血器官疾病和某些涉及免疫系统的疾患		940
		贫血	940
3	泌尿生殖系统疾病		703
		肾衰竭	1 585
		慢性肾衰竭	878
		乳房肿块	461

如表 3 - 102,2020 年门急诊女性因肿瘤(1 220 元),妊娠、分娩和产褥期(548 元),以及血液及造血器官疾病和某些涉及免疫系统的疾患(517 元)就诊产生的次均费用最高。因肿瘤就诊产生的门急诊次均费用中,费用最高的病种是乳房恶性肿瘤(1 253 元),以及支气管和肺恶性肿瘤(1 144 元)。因妊娠、分娩和产褥期就诊产生的门急诊次均费用中,费用最高的病种是医疗性流产(568 元),以及主要与妊娠有关的其他情况的孕产妇医疗(530 元)。因血液及造血器官疾病和某些涉及免疫系统的疾患就诊产生的门急诊次均费用中,费用最高的病种是贫血(517 元)。

表 3 - 102　2020 年门急诊女性次均费用最高的就诊原因

顺　位	疾　病　分　类	病　种	次均费用(元)
1	肿瘤		1 220
		乳房恶性肿瘤	1 253
		支气管和肺恶性肿瘤	1 144
2	妊娠、分娩和产褥期		548
		医疗性流产	568
		主要与妊娠有关的其他情况的孕产妇医疗	530
3	血液及造血器官疾病和某些涉及免疫系统的疾患		517
		贫血	517

(四) 门急诊不同年龄组人口次均费用及费用最高的就诊原因

如表 3 - 103,2020 年门急诊各年龄组人口次均费用均较 2019 年有所上涨,其中老年人和长寿老年人的涨幅最高,分别是 19.2% 和 19.4%。

表 3 - 103　2018~2020 年门急诊不同年龄组人口次均费用(元)

年　龄　组	2018 年	2019 年	2020 年
儿童	223	239	290
青年	313	333	386

续 表

年 龄 组	2018 年	2019 年	2020 年
中年	303	323	368
年轻老年人	270	285	332
老年人	257	271	323
长寿老年人	258	273	326

如表 3－104，2020 年门急诊儿童因内分泌、营养和代谢疾病（759 元）、神经系统疾病（677 元），以及精神和行为障碍（380 元）就诊产生的次均费用最高。因内分泌、营养和代谢疾病就诊产生的门急诊次均费用中，费用最高的病种是青春期疾患（792 元）、脂蛋白代谢疾患和其他脂血症（491 元），以及糖尿病（472 元）。因神经系统疾病就诊产生的门急诊次均费用中，费用最高的病种是癫痫（780 元），以及睡眠障碍（368 元）。因精神和行为障碍就诊产生的门急诊次均费用中，费用最高的病种是精神分裂症（460 元）、抑郁性障碍（379 元），以及其他焦虑障碍（372 元）。

表 3－104　2020 年门急诊儿童次均费用最高的就诊原因

顺　位	疾 病 分 类	病　种	次均费用(元)
1	内分泌、营养和代谢疾病		759
		青春期疾患	792
		脂蛋白代谢疾患和其他脂血症	491
		糖尿病	472
2	神经系统病		677
		癫痫	780
		睡眠障碍	368
3	精神和行为障碍		380
		精神分裂症	460
		抑郁性障碍	379
		其他焦虑障碍	372

如表 3－105，2020 年门急诊青年因肿瘤（1 443 元）、眼和附器疾病（587 元），以及妊娠、分娩和产褥期（548 元）就诊产生的次均费用最高。因肿瘤就诊产生的门急诊次均费用中，费用最高的病种是乳房恶性肿瘤（1 562 元），以及支气管和肺恶性肿瘤（1 095 元）。因眼和附器疾病就诊产生的门急诊次均费用中，费用最高的病种是白内障（1 655 元）、屈光和调节疾患（1 615 元），以及青光眼（350 元）。因妊娠、分娩和产褥期就诊产生的门急诊次均费用中，费用最高的病种是医疗性流产（568 元），以及主要与妊娠有关的其他情况的孕产妇医疗（530 元）。

表 3 - 105　2020 年门急诊青年次均费用最高的就诊原因

顺　位	疾 病 分 类	病　种	次均费用(元)
1	肿瘤		1 443
		乳房恶性肿瘤	1 562
		支气管和肺恶性肿瘤	1 095
2	眼和附器疾病		587
		白内障	1 655
		屈光和调节疾患	1 615
		青光眼	350
3	妊娠、分娩和产褥期		548
		医疗性流产	568
		主要与妊娠有关的其他情况的孕产妇医疗	530

　　如表 3 - 106,2020 年门急诊中年因肿瘤(1 221 元)、血液及造血器官疾病和某些涉及免疫系统的疾患(830 元),以及妊娠、分娩和产褥期(535 元)就诊产生的门急诊次均费用最高。因肿瘤就诊产生的次均费用中,费用最高的病种是乳房恶性肿瘤(1 291 元),以及支气管和肺恶性肿瘤(1 117 元)。因血液及造血器官疾病和某些涉及免疫系统的疾患就诊产生的门急诊次均费用中,费用最高的病种是贫血(830 元)。因妊娠、分娩和产褥期就诊产生的门急诊次均费用中,费用最高的病种是主要与妊娠有关的其他情况的孕产妇医疗(556 元),以及医疗性流产(531 元)。

表 3 - 106　2020 年门急诊中年次均费用最高的就诊原因

顺　位	疾 病 分 类	病　种	次均费用(元)
1	肿瘤		1 221
		乳房恶性肿瘤	1 291
		支气管和肺恶性肿瘤	1 117
2	血液及造血器官疾病和某些涉及免疫系统的疾患		830
		贫血	830
3	妊娠、分娩和产褥期		535
		主要与妊娠有关的其他情况的孕产妇医疗	556
		医疗性流产	531

　　如表 3 - 107,2020 年门急诊年轻老年人因肿瘤(1 121 元)、血液及造血器官疾病和某些涉及免疫系统的疾患(847 元)及泌尿生殖系统疾病(557 元)就诊产生的次均费用最高。因肿瘤就诊产生的门急诊次均费用中,费用最高的病种是乳房恶性肿瘤(1 167 元),以及支气管和肺恶性肿瘤(1 089 元)。因血液及造血器官疾病和某些涉及免疫系统的疾患就诊产生的门急诊次均费用中,费用最高的病种是贫血(847 元)。因泌尿生殖系统疾病就诊产生的门急诊次均费用中,费用最高的病种是肾衰竭(1 430 元)、慢性肾衰竭(846 元),以及乳房肿块(716 元)。

表 3 - 107　2020 年门急诊年轻老年人次均费用最高的就诊原因

顺　位	疾病分类	病　种	次均费用(元)
1	肿瘤		1 121
		乳房恶性肿瘤	1 167
		支气管和肺恶性肿瘤	1 089
2	血液及造血器官疾病和某些涉及免疫系统的疾患		847
		贫血	847
3	泌尿生殖系统疾病		557
		肾衰竭	1 430
		慢性肾衰竭	846
		乳房肿块	716

表 3 - 108,2020 年门急诊老年人因肿瘤(1 140 元)、血液及造血器官疾病和某些涉及免疫系统的疾患(626 元),以及症状、体征和临床与实验室异常所见(548 元)就诊产生的次均费用最高。因肿瘤就诊产生的门急诊次均费用中,费用最高的病种是支气管和肺恶性肿瘤(1 193 元),以及乳房恶性肿瘤(1 039 元)。因血液及造血器官疾病和某些涉及免疫系统的疾患就诊产生的门急诊次均费用中,费用最高的病种是贫血(626 元)。因症状、体征和临床与实验室异常所见就诊产生的门急诊次均费用中,费用最高的病种是原因不知和原因未特指的发病(1 089 元)、原因不明的发热(865 元),以及累及循环和呼吸系统的其他症状和体征(849 元)。

表 3 - 108　2020 年门急诊老年人次均费用最高的就诊原因

顺　位	疾病分类	病　种	次均费用(元)
1	肿瘤		1 140
		支气管和肺恶性肿瘤	1 193
		乳房恶性肿瘤	1 039
2	血液及造血器官疾病和某些涉及免疫系统的疾患		626
		贫血	626
3	症状、体征和临床与实验室异常所见		548
		原因不知和原因未特指的发病	1 089
		原因不明的发热	865
		累及循环和呼吸系统的其他症状和体征	849

如表 3 - 109,2020 年门急诊长寿老年人因肿瘤(1 011 元),症状、体征和临床与实验室异常所见(608 元),以及血液及造血器官疾病和某些涉及免疫系统的疾患(508 元)就诊的次均费用最高。因肿瘤就诊产生的门急诊次均费用中,费用最高的病种是支气管和肺恶性肿瘤(1 154 元),以及乳房恶性肿瘤(851 元)。因症状、体征和临床与实验室异常所见就诊产生的门急诊次均费用中,费用最高的病种是累及循环和呼吸系统的其他症

状和体征(1 096 元)、原因不明的发热(1 049 元),以及咽痛和胸痛(833 元)。因血液及造血器官疾病和某些涉及免疫系统的疾患就诊产生的门急诊次均费用中,费用最高的病种是贫血(508 元)。

表 3 - 109 2020 年门急诊长寿老年人次均费用最高的就诊原因

顺 位	疾病分类	病 种	次均费用(元)
1	肿瘤		1 011
		支气管和肺恶性肿瘤	1 154
		乳房恶性肿瘤	851
2	症状、体征和临床与实验室异常所见		608
		累及循环和呼吸系统的其他症状和体征	1 096
		原因不明的发热	1 049
		咽痛和胸痛	833
3	血液及造血器官疾病和某些涉及免疫系统的疾患		508
		贫血	508

(五)门急诊就诊人口在不同医疗机构次均费用及费用最高的就诊原因

如图 3 - 23,2018 年门急诊就诊人口在市级三级医院次均费用为 416 元,区属三级医院为 295 元,区属二级医院为 275 元,社区卫生服务中心(站)为 166 元;2019 年,门急诊就诊人口在市级三级医院次均费用为 442 元,区属三级医院为 316 元,区属二级医院为 297 元,社区卫生服务中心(站)为 174 元;2020 年,门急诊就诊人口在市级三级医院次均费用为 514 元,区属三级医院为 379 元,区属二级医院为 343 元,社区卫生服务中心(站)为 204 元。2020 年,门急诊就诊人口在区属二级医院次均费用上涨幅度较大,为 19.9%。

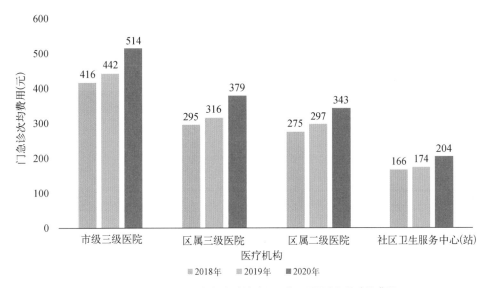

图 3 - 23 2018~2020 年门急诊就诊人口在不同医疗机构次均费用

如表 3-110,2020 年门急诊就诊人口在市级三级医院因血液及造血器官疾病和某些涉及免疫系统的疾患(661 元)(由于肿瘤次均费用高但病种单一,在该部分不展示肿瘤的数据),妊娠、分娩和产褥期(603 元),以及消化系统疾病(590 元)就诊产生的次均费用最高。因血液及造血器官疾病和某些涉及免疫系统的疾患就诊产生的门急诊次均费用中,费用最高的病种是贫血(661 元)。因妊娠、分娩和产褥期就诊产生的门急诊次均费用中,费用最高的病种是主要与妊娠有关的其他情况的孕产妇医疗(624 元),以及医疗性流产(555 元)。因消化系统疾病就诊产生的门急诊次均费用中,费用最高的病种是牙齿发育及出牙障碍(1 514元)、牙面异常(包括咬合不正)(1 362 元),以及消化系统其他疾病(703 元)。

表 3-110　2020 年门急诊就诊人口在市级三级医院次均费用最高的就诊原因

顺　　位	疾病分类	病　　种	次均费用(元)
1	血液及造血器官疾病和某些涉及免疫系统的疾患		661
		贫血	661
2	妊娠、分娩和产褥期		603
		主要与妊娠有关的其他情况的孕产妇医疗	624
		医疗性流产	555
3	消化系统疾病		590
		牙齿发育及出牙障碍	1 514
		牙面异常(包括咬合不正)	1 362
		消化系统其他疾病	703

如表 3-111,2020 年门急诊就诊人口在区属三级医院因血液及造血器官疾病和某些涉及免疫系统的疾患(1 855 元)、泌尿生殖系统疾病(580 元),以及妊娠、分娩和产褥期(495元)就诊产生的次均费用最高。因血液及造血器官疾病和某些涉及免疫系统的疾患就诊产生的门急诊次均费用中,费用最高的病种是贫血(1 855 元)。因泌尿生殖系统疾病就诊产生的次均费用中,费用最高的病种是肾衰竭(2 281 元)、慢性肾衰竭(892 元),以及孤立性蛋白尿(583 元)。因妊娠、分娩和产褥期就诊产生的门急诊次均费用中,费用最高的病种是医疗性流产(524 元),以及主要与妊娠有关的其他情况的孕产妇医疗(305 元)。

表 3-111　2020 年门急诊就诊人口在区属三级医院次均费用最高的就诊原因

顺　　位	疾病分类	病　　种	次均费用(元)
1	血液及造血器官疾病和某些涉及免疫系统的疾患		1 855
		贫血	1 855
2	泌尿生殖系统疾病		580
		肾衰竭	2 281
		慢性肾衰竭	892
		孤立性蛋白尿	583
3	妊娠、分娩和产褥期		495
		医疗性流产	524
		主要与妊娠有关的其他情况的孕产妇医疗	305

如表 3－112，2020 年门急诊就诊人口在区属二级医院因泌尿生殖系统疾病（570 元）、血液及造血器官疾病和某些涉及免疫系统的疾患（552 元），以及妊娠、分娩和产褥期（508 元）就诊产生的次均费用最高。因泌尿生殖系统疾病就诊产生的门急诊次均费用中，费用最高的病种是肾衰竭（2 353 元）、慢性肾衰竭（977 元），以及孤立性蛋白尿（415 元）。因血液及造血器官疾病和某些涉及免疫系统的疾患就诊产生的门急诊次均费用中，费用最高的病种是贫血（552 元）。因妊娠、分娩和产褥期就诊产生的门急诊次均费用中，费用最高的病种是医疗性流产（580 元），以及主要与妊娠有关的其他情况的孕产妇医疗（403 元）。

表 3－112　2020 年门急诊就诊人口在区属二级医院次均费用最高的就诊原因

顺　位	疾病分类	病　种	次均费用(元)
1	泌尿生殖系统疾病		570
		肾衰竭	2 353
		慢性肾衰竭	977
		孤立性蛋白尿	415
2	血液及造血器官疾病和某些涉及免疫系统的疾患		552
		贫血	552
3	妊娠、分娩和产褥期		508
		医疗性流产	580
		主要与妊娠有关的其他情况的孕产妇医疗	403

如表 3－113，2020 年门急诊就诊人口在社区卫生服务中心（站）因内科病（283 元）、血液及造血器官疾病和某些涉及免疫系统的疾患（260 元），以及损伤、中毒和外因的某些其他后果（247 元）就诊产生的次均费用最高。因内科病就诊产生的门急诊次均费用中，费用最高的病种是痹病（302 元）、腰痛病（301 元），以及不寐病（295 元）。因血液及造血器官疾病和某些涉及免疫系统的疾患就诊产生的门急诊次均费用中，费用最高的病种是贫血（260 元）。因损伤、中毒和外因的某些其他后果就诊产生的门急诊次均费用中，费用最高的病种是其他外因的效应（264 元）、身体未特指部位的损伤（122 元），以及头部其他和未特指的损伤（107 元）。

表 3－113　2020 年门急诊就诊人口在社区卫生服务中心(站)次均费用最高的就诊原因

顺　位	疾病分类	病　种	次均费用(元)
1	内科病		283
		痹病	302
		腰痛病	301
		不寐病	295
2	血液及造血器官疾病和某些涉及免疫系统的疾患		260
		贫血	260

顺　位	疾 病 分 类	病　种	次均费用(元)
3	损伤、中毒和外因的某些其他后果		247
		其他外因的效应	264
		身体未特指部位的损伤	122
		头部其他和未特指的损伤	107

1. 不同支付方式人口差异

如表3-114,2020年门急诊医保支付人口在市级三级医院次均费用为483元,区属三级医院为388元,区属二级医院为350元,社区卫生服务中心(站)为206元;门急诊非医保支付人口在市级三级医院次均费用为583元,区属三级医院为350元,区属二级医院为320元,社区卫生服务中心(站)为175元。

表3-114　2020年门急诊不同支付方式人口在不同医疗机构次均费用(元)

支付方式	市级三级医院	区属三级医院	区属二级医院	社区卫生服务中心(站)
医保支付	483	388	350	206
非医保支付	583	350	320	175

如表3-115,2020年门急诊医保支付人口在市级三级医院和区属三级医院内均因血液及造血器官疾病和某些涉及免疫系统的疾患就诊产生的次均费用最高,其中费用最高的病种是贫血;在区属二级医院内因泌尿生殖系统疾病(613元)就诊产生的门急诊次均费用最高,其中费用最高的病种是肾衰竭(2 377元)、慢性肾衰竭(978元),以及孤立性蛋白尿(417元);在社区卫生服务中心(站)内因内科病(286元)就诊产生的门急诊次均费用最高,其中费用最高的病种是痹病(309元)、腰痛病(305元),以及不寐病(302元)。

表3-115　2020年门急诊医保支付人口在不同医疗机构次均费用最高的就诊原因

就诊机构	疾病分类	病　种	次均费用(元)
市级三级医院	血液及造血器官疾病和某些涉及免疫系统的疾患		698
		贫血	698
区属三级医院	血液及造血器官疾病和某些涉及免疫系统的疾患		2 086
		贫血	2 086
区属二级医院	泌尿生殖系统疾病		613
		肾衰竭	2 377
		慢性肾衰竭	978
		孤立性蛋白尿	417
社区卫生服务中心(站)	内科病		286
		痹病	309
		腰痛病	305
		不寐病	302

如表 3 - 116,2020 年门急诊非医保支付人口在市级三级医院人口因消化系统疾病(875元)就诊产生的次均费用最高,其中费用最高的病种是牙齿发育及出牙障碍(3 441 元)、牙面异常(包括咬合不正)(1 663 元),以及牙和支持结构的其他疾病(1 386 元);在区属三级医院因内科病(525 元)就诊产生的门急诊次均费用最高,其中费用最高的病种是虚病(863 元)、胸痹心痛病(604 元),以及痹病(512 元);在区属二级医院因妊娠、分娩和产褥期(514 元)就诊产生的门急诊次均费用最高,其中费用最高的病种是医疗性流产(634 元),以及主要与妊娠有关的其他情况的孕产妇医疗(409 元);在社区卫生服务中心(站)因损伤、中毒和外因的某些其他后果(286 元)就诊产生的门急诊次均费用最高,其中费用最高的病种是其他外因的效应(301 元)、头部其他和未特指的损伤(114 元),以及身体未特指部位的损伤(112 元)。

表 3 - 116　2020 年门急诊非医保支付人口在不同医疗机构次均费用最高的就诊原因

医 疗 机 构	疾 病 分 类	病　　种	次均费用(元)
市级三级医院	消化系统疾病		875
		牙齿发育及出牙障碍	3 441
		牙面异常(包括咬合不正)	1 663
		牙和支持结构的其他疾病	1 386
区属三级医院	内科病		525
		虚病	863
		胸痹心痛病	604
		痹病	512
区属二级医院	妊娠、分娩和产褥期		514
		医疗性流产	634
		主要与妊娠有关的其他情况的孕产妇医疗	409
社区卫生服务中心(站)	损伤、中毒和外因的某些其他后果		286
		其他外因的效应	301
		头部其他和未特指的损伤	114
		身体未特指部位的损伤	112

2. 不同性别人口差异

如表 3 - 117,2020 年门急诊男性在市级三级医院次均费用为 535 元,区属三级医院为 386 元,区属二级医院为 341 元,社区卫生服务中心(站)为 197 元;门急诊女性在市级三级医院就诊门急诊次均费用为 510 元,区属三级医院为 379 元,区属二级医院为 351 元,社区卫生服务中心(站)为 211 元。

表 3 - 117　2020 年门急诊不同性别人口在不同医疗机构次均费用(元)

性　　别	市级三级医院	区属三级医院	区属二级医院	社区卫生服务中心(站)
男性	535	386	341	197
女性	510	379	351	211

如表 3 - 118,2020 年门急诊男性在市级三级医院和区属三级医院均因血液及造血器官疾病

和某些涉及免疫系统的疾患就诊产生的次均费用最高,其中费用最高的病种是贫血;在区属二级医院和社区卫生服务中心(站)均因泌尿生殖系统疾病就诊产生的门急诊次均费用最高,其中费用最高的病种集中于肾衰竭、慢性肾衰竭等。

表 3-118   2020 年门急诊男性在不同医疗机构次均费用最高的就诊原因

医 疗 机 构	疾 病 分 类	病 种	次均费用(元)
市级三级医院	血液及造血器官疾病和某些涉及免疫系统的疾患		997
		贫血	997
区属三级医院	血液及造血器官疾病和某些涉及免疫系统的疾患		2 957
		贫血	2 957
区属二级医院	泌尿生殖系统疾病		921
		肾衰竭	2 487
		慢性肾衰竭	1 000
		慢性肾炎综合征	415
社区卫生服务中心(站)	泌尿生殖系统疾病		281
		慢性肾衰竭	380
		肾衰竭	358
		良性乳房发育不良	296

如表 3-119,2020 年门急诊女性在市级三级医院和区属二级医院均因妊娠、分娩和产褥期就诊产生的次均费用最高,其中费用最高的病种集中于主要与妊娠有关的其他情况的孕产妇医疗、医疗性流产;在区属三级医院因血液及造血器官疾病和某些涉及免疫系统的疾患(1 251 元)就诊产生的门急诊次均费用最高,其中费用最高的病种是贫血(1 251 元);在社区卫生服务中心(站)因内科病(291 元)就诊产生的门急诊次均费用最高,其中费用最高的病种是腰痛病(320 元)、痹病(316 元),以及不寐病(307 元)。

表 3-119   2020 年门急诊女性在不同医疗机构次均费用最高的就诊原因

医 疗 机 构	疾 病 分 类	病 种	次均费用(元)
市级三级医院	妊娠、分娩和产褥期		606
		主要与妊娠有关的其他情况的孕产妇医疗	626
		医疗性流产	557
区属三级医院	血液及造血器官疾病和某些涉及免疫系统的疾患		1 251
		贫血	1 251
区属二级医院	妊娠、分娩和产褥期		507
		医疗性流产	580
		主要与妊娠有关的其他情况的孕产妇医疗	403
社区卫生服务中心(站)	内科病		291
		腰痛病	320
		痹病	316
		不寐病	307

3. 不同年龄组人口差异

如表 3-120,2020 年门急诊儿童在市级三级医院次均费用为 346 元,区属三级医院为 239 元,区属二级医院为 224 元,社区卫生服务中心(站)为 155 元;门急诊青年在市级三级医院次均费用为 482 元,区属三级医院为 324 元,区属二级医院为 320 元,社区卫生服务中心(站)为 160 元;门急诊中年在市级三级医院次均费用为 550 元,区属三级医院为 381 元,区属二级医院为 343 元,社区卫生服务中心(站)为 173 元;门急诊年轻老年人在市级三级医院次均费用为 590 元,区属三级医院为 429 元,区属二级医院为 376 元,社区卫生服务中心(站)为 205 元;门急诊老年人在市级三级医院次均费用为 604 元,区属三级医院为 448 元,区属二级医院为 390 元,社区卫生服务中心(站)为 229 元;门急诊长寿老年人在市级三级医院次均费用为 579 元,区属三级医院为 472 元,区属二级医院为 412 元,社区卫生服务中心(站)为 236 元。

表 3-120 2020 年门急诊不同年龄组人口在不同医疗机构次均费用(元)

年 龄 组	市级三级医院	区属三级医院	区属二级医院	社区卫生服务中心(站)
儿童	346	239	224	155
青年	482	324	320	160
中年	550	381	343	173
年轻老年人	590	429	376	205
老年人	604	448	390	229
长寿老年人	579	472	412	236

如表 3-121,2020 年门急诊儿童在市级三级医院和区属二级医院均因内分泌、营养和代谢疾病就诊产生的次均费用最高,其中费用最高的病种集中于青春期疾患、脂蛋白代谢疾患和其他脂血症,以及非胰岛素依赖型糖尿病;在区属三级医院因精神和行为障碍(548 元)就诊产生的门急诊次均费用最高,其中费用最高的病种是抑郁性障碍(610 元)、其他焦虑障碍(464 元),以及其他神经症性障碍(404 元);在社区卫生服务中心(站)因神经系统疾病(402 元)就诊产生的门急诊次均费用最高,其中费用最高的病种是癫痫(597 元),以及睡眠障碍(95 元)。

表 3-121 2020 年门急诊儿童在不同医疗机构次均费用最高的就诊原因

医 疗 机 构	疾 病 分 类	病 种	次均费用(元)
市级三级医院	内分泌、营养和代谢疾病		775
		青春期疾患	802
		脂蛋白代谢疾患和其他脂血症	725
		非胰岛素依赖型糖尿病	560
区属三级医院	精神和行为障碍		548
		抑郁性障碍	610
		其他焦虑障碍	464
		其他神经症性障碍	404

续　表

医疗机构	疾病分类	病　种	次均费用(元)
区属二级医院	内分泌、营养和代谢疾病		436
		青春期疾患	528
		脂蛋白代谢疾患和其他脂血症	332
		非胰岛素依赖型糖尿病	310
社区卫生服务中心(站)	神经系统疾病		402
		癫痫	597
		睡眠障碍	95

　　如表3－122,2020年门急诊青年在市级三级医院因眼和附器疾病(903元)就诊产生的次均费用最高,其中费用最高的病种是白内障(2 037元)、屈光和调节疾患(1 901元),以及青光眼(400元);在区属三级医院因血液及造血器官疾病和某些涉及免疫系统的疾患(1 106元)就诊产生的门急诊次均费用最高,其中费用最高的病种是贫血(1 106元);在区属二级医院因妊娠、分娩和产褥期(507元)就诊产生的次均费用最高,其中费用最高的病种是医疗性流产(580元),以及主要与妊娠有关的其他情况的孕产妇医疗(403元);在社区卫生服务中心(站)因内科病(245元)就诊产生的门急诊次均费用最高,其中费用最高的病种是不寐病(271元)、虚病(253元),以及心悸病(253元)。

表3－122　2020年门急诊青年在不同医疗机构次均费用最高的就诊原因

医疗机构	疾病分类	病　种	次均费用(元)
市级三级医院	眼和附器疾病		903
		白内障	2 037
		屈光和调节疾患	1 901
		青光眼	400
区属三级医院	血液及造血器官疾病和某些涉及免疫系统的疾患		1 106
		贫血	1 106
区属二级医院	妊娠、分娩和产褥期		507
		医疗性流产	580
		主要与妊娠有关的其他情况的孕产妇医疗	403
社区卫生服务中心(站)	内科病		245
		不寐病	271
		虚病	253
		心悸病	253

　　如表3－123,2020年门急诊中年在市级三级医院、区属三级医院和区属二级医院均因血液及造血器官疾病和某些涉及免疫系统的疾患就诊产生的次均费用最高,其中费用最高的病种是贫血;在社区卫生服务中心(站)因内科病(269元)就诊产生的门急诊次均费用最高,其中费用最高的病种是不寐病(303元)、虚病(279元),以及骨痹病(279元)。

表 3-123　2020 年门急诊中年在不同医疗机构次均费用最高的就诊原因

医疗机构	疾病分类	病种	次均费用(元)
市级三级医院	血液及造血器官疾病和某些涉及免疫系统的疾患		717
		贫血	717
区属三级医院	血液及造血器官疾病和某些涉及免疫系统的疾患		2 701
		贫血	2 701
区属二级医院	血液及造血器官疾病和某些涉及免疫系统的疾患		700
		贫血	700
社区卫生服务中心(站)	内科病		269
		不寐病	303
		虚病	279
		骨痹病	279

如表 3-124,2020 年门急诊年轻老年人在市级三级医院、区属三级医院和区属二级医院均因血液及造血器官疾病和某些涉及免疫系统的疾患就诊产生的次均费用最高,其中费用最高的病种是贫血;在社区卫生服务中心(站)因内科病(288 元)就诊产生的门急诊次均费用最高,其中费用最高的病种是痹病(318 元)、腰痛病(313 元),以及不寐病(302 元)。

表 3-124　2020 年门急诊年轻老年人在不同医疗机构次均费用最高的就诊原因

医疗机构	疾病分类	病种	次均费用(元)
市级三级医院	血液及造血器官疾病和某些涉及免疫系统的疾患		1 084
		贫血	1 084
区属三级医院	血液及造血器官疾病和某些涉及免疫系统的疾患		2 731
		贫血	2 731
区属二级医院	血液及造血器官疾病和某些涉及免疫系统的疾患		842
		贫血	842
社区卫生服务中心(站)	内科病		288
		痹病	318
		腰痛病	313
		不寐病	302

如表 3-125,2020 年门急诊老年人在市级三级医院、区属三级医院和社区卫生服务中心(站)均因血液及造血器官疾病和某些涉及免疫系统的疾患就诊产生的次均费用最高,其中费用最高的病种集中是贫血;在区属二级医院因泌尿生殖系统疾病(718 元)就诊产生的门急诊次均费用最高,其中费用最高的病种是肾衰竭(1 659 元)、慢性肾衰竭(729 元),以及慢性肾炎综合征(386 元)。

表 3-125　2020 年门急诊老年人在不同医疗机构次均费用最高的就诊原因

医疗机构	疾病分类	病种	次均费用(元)
市级三级医院	血液及造血器官疾病和某些涉及免疫系统的疾患		922
		贫血	922

续 表

医疗机构	疾病分类	病 种	次均费用(元)
区属三级医院	血液及造血器官疾病和某些涉及免疫系统的疾患		1 413
		贫血	1 413
区属二级医院	泌尿生殖系统疾病		718
		肾衰竭	1 659
		慢性肾衰竭	729
		慢性肾炎综合征	386
社区卫生服务中心(站)	血液及造血器官疾病和某些涉及免疫系统的疾患		316
		贫血	316

如表 3－126，2020 年门急诊长寿老年人在市级三级医院和区属二级医院均因症状、体征和临床与实验室异常所见就诊产生的次均费用最高，其中费用最高的病种集中于累及循环和呼吸系统的其他症状和体征、原因不明的发热等；在区属三级医院因血液及造血器官疾病和某些涉及免疫系统的疾患(801 元)就诊产生的门急诊次均费用最高，其中费用最高的病种是贫血(801 元)；在社区卫生服务中心(站)因损伤、中毒和外因的某些其他后果(367 元)就诊产生的门急诊次均费用最高，其中费用最高的病种是其他外因的效应(379 元)、身体未特指部位的损伤(165 元)，以及头部其他和未特指的损伤(119 元)。

表 3－126　2020 年门急诊长寿老年人在不同医疗机构次均费用最高的就诊原因

医疗机构	疾病分类	病 种	次均费用(元)
市级三级医院	症状、体征和临床与实验室异常所见		822
		累及循环和呼吸系统的其他症状和体征	1 121
		原因不明的发热	1 106
		咽痛和胸痛	1 059
区属三级医院	血液及造血器官疾病和某些涉及免疫系统的疾患		801
		贫血	801
区属二级医院	症状、体征和临床与实验室异常所见		655
		累及循环和呼吸系统的其他症状和体征	1 107
		原因不明的发热	1 005
		不适和疲劳	914
社区卫生服务中心(站)	损伤、中毒和外因的某些其他后果		367
		其他外因的效应	379
		身体未特指部位的损伤	165
		头部其他和未特指的损伤	119

三、门急诊年人均费用及费用最高的就诊原因

(一)总体概述

如图 3-24,2018 年门急诊就诊人口年人均费用为 2 024 元,2019 年为 2 752 元,2020 年为 2 456 元。2020 年门急诊年人均费用较 2019 年下降了 10.8%。

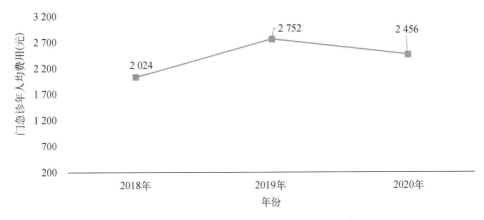

图 3-24　2018~2020 年门急诊就诊人口年人均费用

如表 3-127,2020 年门急诊就诊人口因肿瘤(7 205 元)、循环系统疾病(1 730 元),以及妊娠、分娩和产褥期(1 622 元)就诊的年人均费用最高。因肿瘤就诊产生的年人均费用中,费用最高的病种是乳房恶性肿瘤(7 795 元),以及支气管和肺恶性肿瘤(6 605 元)。因循环系统疾病就诊产生的年人均费用中,费用最高的病种是心房纤颤和扑动(2 077 元)、心力衰竭(1 173 元),以及特发性原发性高血压(1 138 元)。因妊娠、分娩和产褥期就诊产生的年人均费用中,费用最高的病种是主要与妊娠有关的其他情况的孕产妇医疗(2 024 元),以及医疗性流产(1 300 元)。

表 3-127　2020 年门急诊就诊人口年人均费用最高的就诊原因

顺　　　位	疾 病 分 类	病　　　种	年人均费用(元)
1	肿瘤		7 205
		乳房恶性肿瘤	7 795
		支气管和肺恶性肿瘤	6 605
2	循环系统疾病		1 730
		心房纤颤和扑动	2 077
		心力衰竭	1 173
		特发性原发性高血压	1 138
3	妊娠、分娩和产褥期		1 622
		主要与妊娠有关的其他情况的孕产妇医疗	2 024
		医疗性流产	1 300

（二）门急诊不同支付方式人口年人均费用及费用最高的就诊原因

如图3-25,2018年门急诊医保支付人口年人均费用为3 150元,非医保支付人口为845元;2019年,门急诊医保支付人口年人均费用为3 378元,非医保支付人口为1 293元;2020年,门急诊医保支付人口年人均费用为3 307元,非医保支付人口为1 136元。

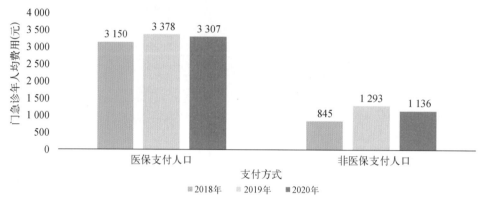

图3-25 2018~2020年门急诊不同支付方式人口年人均费用

如表3-128,2020年门急诊医保支付人口因肿瘤(8 442元)、循环系统疾病(1 806元),以及妊娠、分娩和产褥期(1 491元)就诊产生的年人均费用最高。因肿瘤就诊产生的门急诊年人均费用中,费用最高的病种是乳房恶性肿瘤(8 759元),以及支气管和肺恶性肿瘤(8 040元)。因循环系统疾病就诊产生的门急诊年人均费用中,费用最高的病种是心房纤颤和扑动(2 212元)、特发性原发性高血压(1 164元),以及心力衰竭(1 160元)。因妊娠、分娩和产褥期就诊产生的门急诊年人均费用中,费用最高的病种是主要与妊娠有关的其他情况的孕产妇医疗(1 897元),以及医疗性流产(1 177元)。

表3-128 2020年门急诊医保支付人口年人均费用最高的就诊原因

顺　位	疾病分类	病　　种	年人均费用(元)
1	肿瘤		8 442
		乳房恶性肿瘤	8 759
		支气管和肺恶性肿瘤	8 040
2	循环系统疾病		1 806
		心房纤颤和扑动	2 212
		特发性原发性高血压	1 164
		心力衰竭	1 160
3	妊娠、分娩和产褥期		1 491
		主要与妊娠有关的其他情况的孕产妇医疗	1 897
		医疗性流产	1 177

如表3-129,2020年门急诊非医保支付人口因肿瘤(4 542元),妊娠、分娩和产褥期(1 570元),以及消化系统疾病(1 130元)就诊产生的年人均费用最高。因肿瘤就诊产生的门

急诊年人均费用中,费用最高的病种是乳房恶性肿瘤(5 210 元),以及支气管和肺恶性肿瘤(3 960 元)。因妊娠、分娩和产褥期就诊产生的门急诊年人均费用中,费用最高的病种是主要与妊娠有关的其他情况的孕产妇医疗(1 991 元),以及医疗性流产(1 262 元)。因消化系统疾病就诊产生的门急诊年人均费用中,费用最高的病种是牙面异常(包括咬合不正)(3 351 元)、牙齿发育及出牙障碍(2 269 元),以及牙和支持结构的其他疾病(1 392 元)。

表 3 - 129　2020 年门急诊非医保支付人口年人均费用最高的就诊原因

顺　　位	疾病分类	病　　种	年人均费用(元)
1	肿瘤		4 542
		乳房恶性肿瘤	5 210
		支气管和肺恶性肿瘤	3 960
2	妊娠、分娩和产褥期		1 570
		主要与妊娠有关的其他情况的孕产妇医疗	1 991
		医疗性流产	1 262
3	消化系统疾病		1 130
		牙面异常(包括咬合不正)	3 351
		牙齿发育及出牙障碍	2 269
		牙和支持结构的其他疾病	1 392

(三)门急诊不同性别人口年人均费用及费用最高的就诊原因

如表 3 - 130,2018 年男性门急诊年人均费用为 1 816 元,女性为 2 213 元,性别比是 0.82;2019 年,男性门急诊年人均费用为 2 473 元,女性为 2 995 元,性别比是 0.83;2020 年,男性门急诊年人均费用为 2 604 元,女性为 3 147 元,性别比是 0.83。2018~2020 年,男女门急诊年人均费用比值接近,但 2020 年男性和女性的门急诊年人均费用较 2019 年分别上涨了 5.3%和 5.1%。

表 3 - 130　2018~2020 年门急诊不同性别人口年人均费用

性　　别	2018 年	2019 年	2020 年
男性(元)	1 816	2 473	2 604
女性(元)	2 213	2 995	3 147
男女性别比	0.82	0.83	0.83

如表 3 - 131,2020 年门急诊男性因肿瘤(6 526 元)、血液及造血器官疾病和某些涉及免疫系统的疾患(2 052 元),以及泌尿生殖系统疾病(2 021 元)就诊产生的年人均费用最高。因肿瘤就诊产生的年人均费用中,费用最高的病种是支气管和肺恶性肿瘤(6 526 元)。因血液及造血器官疾病和某些涉及免疫系统的疾患(2 052 元)就诊产生的年人均费用中,费用最高的病种是贫血(2 052 元)。因泌尿生殖系统疾病就诊产生的年人均费用中,费用最高的病种是肾衰竭(6 271 元)、慢性肾衰竭(4 247 元),以及前列腺增生(1 163 元)。

表3-131 2020年门急诊男性年人均费用最高的就诊原因

顺 位	疾 病 分 类	病 种	年人均费用(元)
1	肿瘤		6 526
		支气管和肺恶性肿瘤	6 526
2	血液及造血器官疾病和某些涉及免疫系统的疾患		2 052
		贫血	2 052
3	泌尿生殖系统疾病		2 021
		肾衰竭	6 271
		慢性肾衰竭	4 247
		前列腺增生	1 163

如表3-132,2020年门急诊女性因肿瘤(7 647元)、循环系统疾病(1 854元),以及妊娠、分娩和产褥期(1 664元)就诊产生的年人均费用最高。因肿瘤就诊产生的年人均费用中,费用最高的病种是乳房恶性肿瘤(7 795元),以及支气管和肺恶性肿瘤(6 924元)。因循环系统疾病就诊产生的年人均费用中,费用最高的病种是心房纤颤和扑动(2 181元)、特发性原发性高血压(1 193元),以及慢性缺血性心脏病(1 131元)。因妊娠、分娩和产褥期就诊产生的年人均费用中,费用最高的病种是主要与妊娠有关的其他情况的孕产妇医疗(2 096元),以及医疗性流产(1 315元)。

表3-132 2020年门急诊女性年人均费用最高的就诊原因

顺 位	疾 病 分 类	病 种	年人均费用(元)
1	肿瘤		7 647
		乳房恶性肿瘤	7 795
		支气管和肺恶性肿瘤	6 924
2	循环系统疾病		1 854
		心房纤颤和扑动	2 181
		特发性原发性高血压	1 193
		慢性缺血性心脏病	1 131
3	妊娠、分娩和产褥期		1 664
		主要与妊娠有关的其他情况的孕产妇医疗	2 096
		医疗性流产	1 315

(四)门急诊不同年龄组人口年人均费用及费用最高的就诊原因

如表3-133,2018~2020年,2020年门急诊老年人年人均费用均为最高,2018年为6 587元,2019年为7 375元,2020年为7 306元。

表3-133 2018~2020年门急诊不同年龄组人口年人均费用(元)

年 龄 组	2018 年	2019 年	2020 年
儿童	649	1 179	1 242
青年	1 238	1 648	1 764

续　表

年　龄　组	2018 年	2019 年	2020 年
中年	1 991	2 447	2 492
年轻老年人	4 083	4 702	4 791
老年人	6 587	7 375	7 306
长寿老年人	6 253	7 148	7 215

如表 3-134,2020 年门急诊儿童因内分泌、营养和代谢疾病(2 760 元)、神经系统疾病(1 594 元),以及精神和行为障碍(1 102 元)就诊产生的年人均费用最高。因内分泌、营养和代谢疾病就诊产生的门急诊年人均费用中,费用最高的病种是青春期疾患(2 977 元)、糖尿病(1 667 元),以及甲状腺毒症甲状腺功能亢进症(1 353 元)。因神经系统疾病就诊产生的门急诊年人均费用中,费用最高的病种是癫痫(2 433 元),以及睡眠障碍(499 元)。因精神和行为障碍就诊产生的门急诊年人均费用中,费用最高的病种是精神分裂症(1 262 元)、抑郁性障碍(1 166 元),以及其他焦虑障碍(827 元)。

表 3-134　2020 年门急诊儿童门急诊年人均费用最高的就诊原因

顺　位	疾 病 分 类	病　种	年人均费用(元)
1	内分泌、营养和代谢疾病		2 760
		青春期疾患	2 977
		糖尿病	1 667
		甲状腺毒症甲状腺功能亢进症	1 353
2	神经系统疾病		1 594
		癫痫	2 433
		睡眠障碍	499
3	精神和行为障碍		1 102
		精神分裂症	1 262
		抑郁性障碍	1 166
		其他焦虑障碍	827

如表 3-135,2020 年门急诊青年因肿瘤(7 954 元),妊娠、分娩和产褥期(1 669 元),以及精神和行为障碍(1 391 元)就诊产生的年人均费用最高。因肿瘤就诊产生的门急诊年人均费用中,费用最高的病种是乳房恶性肿瘤(9 262 元),以及支气管和肺恶性肿瘤(4 961 元)。因妊娠、分娩和产褥期就诊产生的门急诊年人均费用中,费用最高的病种是主要与妊娠有关的其他情况的孕产妇医疗(2 099 元),以及医疗性流产(1 319 元)。因精神和行为障碍就诊产生的门急诊年人均费用中,费用最高的病种是精神分裂症(2 912 元)、抑郁性障碍(1 249 元),以及其他焦虑障碍(933 元)。

表 3-135　2020 年门急诊青年年人均费用最高的就诊原因

顺　位	疾 病 分 类	病　种	年人均费用(元)
1	肿瘤		7 954
		乳房恶性肿瘤	9 262
		支气管和肺恶性肿瘤	4 961
2	妊娠、分娩和产褥期		1 669
		主要与妊娠有关的其他情况的孕产妇医疗	2 099
		医疗性流产	1 319
3	精神和行为障碍		1 391
		精神分裂症	2 912
		抑郁性障碍	1 249
		其他焦虑障碍	933

如表 3-136,2020 年门急诊中年因肿瘤(6 975 元)、血液及造血器官疾病和某些涉及免疫系统的疾患(1 501 元),以及内分泌、营养和代谢疾病(1 181 元)就诊产生的年人均费用最高。因肿瘤就诊产生的门急诊年人均费用中,费用最高的病种是乳房恶性肿瘤(7 581 元),以及支气管和肺恶性肿瘤(6 096 元)。因血液及造血器官疾病和某些涉及免疫系统的疾患就诊产生的门急诊年人均费用中,费用最高的病种是贫血(1 501 元)。因内分泌、营养和代谢疾病就诊产生的门急诊年人均费用中,费用最高的病种是青春期疾患(3 175 元)、非胰岛素依赖型糖尿病(1 335 元),以及糖尿病(1 271 元)。

表 3-136　2020 年门急诊中年年人均费用最高的就诊原因

顺　位	疾 病 分 类	病　种	年人均费用(元)
1	肿瘤		6 975
		乳房恶性肿瘤	7 581
		支气管和肺恶性肿瘤	6 096
2	血液及造血器官疾病和某些涉及免疫系统的疾患		1 501
		贫血	1 501
3	内分泌、营养和代谢疾病		1 181
		青春期疾患	3 175
		非胰岛素依赖型糖尿病	1 335
		糖尿病	1 271

如表 3-137,2020 年门急诊年轻老年人因肿瘤(7 587 元)、血液及造血器官疾病和某些涉及免疫系统的疾患(1 907 元),以及循环系统疾病(1 771 元)就诊产生的年人均费用最高。因肿瘤就诊产生的门急诊年人均费用中,费用最高的病种是乳房恶性肿瘤(8 075 元),以及支气管和肺恶性肿瘤(7 202 元)。因血液及造血器官疾病和某些涉及免疫系统的疾患就诊产生的门急诊年人均费用中,费用最高的病种是贫血(1 907 元)。因循环系统疾病就诊产生的门急诊年人均费用中,费用最高的病种是心房纤颤和扑动(2 060 元)、特发性原发性高血压(1 160 元),以及心力衰竭(1 142 元)。

表 3-137　2020 年门急诊年轻老年人年人均费用最高的就诊原因

顺　位	疾 病 分 类	病　种	年人均费用(元)
1	肿瘤		7 587
		乳房恶性肿瘤	8 075
		支气管和肺恶性肿瘤	7 202
2	血液及造血器官疾病和某些涉及免疫系统的疾患		1 907
		贫血	1 907
3	循环系统疾病		1 771
		心房纤颤和扑动	2 060
		特发性原发性高血压	1 160
		心力衰竭	1 142

如表 3-138,2020 年门急诊老年人因肿瘤(6 824 元)、循环系统疾病(2 729 元),以及泌尿生殖系统疾病(1 969 元)就诊的产生年人均费用最高。因肿瘤就诊产生的门急诊年人均费用中,费用最高的病种是支气管和肺恶性肿瘤(6 930 元),以及乳房恶性肿瘤(6 494 元)。因循环系统疾病就诊产生的门急诊年人均费用中,费用最高的病种是心房纤颤和扑动(2 338 元)、特发性原发性高血压(1 404 元),以及慢性缺血性心脏病(1 386 元)。因泌尿生殖系统疾病就诊产生的门急诊年人均费用中,费用最高的病种是肾衰竭(3 250 元)、慢性肾衰竭(3 139 元),以及乳房肿块(1 280 元)。

表 3-138　2020 年门急诊老年人年人均费用最高的就诊原因

顺　位	疾 病 分 类	病　种	年人均费用(元)
1	肿瘤		6 824
		支气管和肺恶性肿瘤	6 930
		乳房恶性肿瘤	6 494
2	循环系统疾病		2 729
		心房纤颤和扑动	2 338
		特发性原发性高血压	1 404
		慢性缺血性心脏病	1 386
3	泌尿生殖系统疾病		1 969
		肾衰竭	3 250
		慢性肾衰竭	3 139
		乳房肿块	1 280

如表 3-139,2020 年门急诊长寿老年人因肿瘤(4 765 元)、循环系统疾病(2 784 元),以及泌尿生殖系统疾病(1 637 元)就诊产生的年人均费用最高。因肿瘤就诊产生的门急诊年人均费用中,费用最高的病种是支气管和肺恶性肿瘤(4 957 元),以及乳房恶性肿瘤(4 463 元)。因循环系统疾病就诊产生的门急诊年人均费用中,费用最高的病种是心房纤颤和扑动(2 188 元)、慢性缺血性心脏病(1 492 元),以及特发性原发性高血压(1 361 元)。因泌尿生殖系统疾病就诊产生的门急诊年人均费用中,费用最高的病种是慢性肾衰竭(2 450 元)、肾衰竭(2 081 元),以及乳房肿块(1 114 元)。

表 3 – 139　2020 年门急诊长寿老年人年人均费用最高的就诊原因

顺　位	疾病分类	病　种	年人均费用 (元)
1	肿瘤		4 765
		支气管和肺恶性肿瘤	4 957
		乳房恶性肿瘤	4 463
2	循环系统疾病		2 784
		心房纤颤和扑动	2 188
		慢性缺血性心脏病	1 492
		特发性原发性高血压	1 361
3	泌尿生殖系统疾病		1 637
		慢性肾衰竭	2 450
		肾衰竭	2 081
		乳房肿块	1 114

（五）门急诊就诊人口在不同医疗机构年人均费用及费用最高的就诊原因

如图 3 – 26,2018 年门急诊就诊人口在市级三级医院年人均费用为 1 917 元,区属三级医院为 1 177 元,区属二级医院为 1 088 元,社区卫生服务中心（站）为 1 476 元;2019 年门急诊就诊人口在市级三级医院年人均费用为 2 309 元,区属三级医院为 1 453 元,区属二级医院为 1 392 元,社区卫生服务中心（站）为 1 761 元;2020 年门急诊就诊人口在市级三级医院年人均费用为 2 173 元,区属三级医院为 1 413 元,区属二级医院为 1 323 元,社区卫生服务中心（站）为 1 676 元。

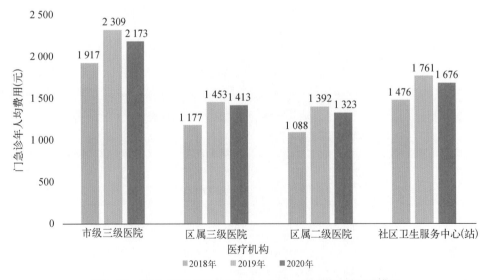

图 3 – 26　2018~2020 年门急诊就诊人口在不同医疗机构年人均费用

如表 3 – 140,2020 年门急诊就诊人口在市级三级医院因妊娠、分娩和产褥期（1 925 元）（由于肿瘤年人均费用高但病种单一,在该部分不展示肿瘤数据）、内科病（1 418 元）,以及循环系统疾病（1 412 元）就诊产生的年人均费用最高。因妊娠、分娩和产褥期就诊产生的门急诊年人均费用中,费用最高的病种是主要与妊娠有关的其他情况的孕产妇医疗(2 266 元),以及医疗性流产(1 333 元)。因内科病就诊产生的门急诊年人均费用中,费用最高的病种是心悸病(2 418 元)、虚病(1 558 元),以及胸痹心痛病(1 500 元)。因循环系统疾病就诊产生的门急诊年人均费用中,费用最高的病种是心房纤颤和扑动(2 034 元)、心力衰竭(1 840 元),以及脑梗死(1 410 元)。

表 3-140　2020 年门急诊就诊人口在市级三级医院年人均费用最高的就诊原因

顺　　位	疾病分类	病　　种	年人均费用(元)
1	妊娠、分娩和产褥期		1 925
		主要与妊娠有关的其他情况的孕产妇医疗	2 266
		医疗性流产	1 333
2	内科病		1 418
		心悸病	2 418
		虚病	1 558
		胸痹心痛病	1 500
3	循环系统疾病		1 412
		心房纤颤和扑动	2 034
		心力衰竭	1 840
		脑梗死	1 410

如表 3-141,2020 年门急诊就诊人口在区属三级医院因血液及造血器官疾病和某些涉及免疫系统的疾患(3 767 元)、循环系统疾病(1 344 元),以及泌尿生殖系统疾病(1 214 元)就诊产生的年人均费用最高。因血液及造血器官疾病和某些涉及免疫系统的疾患就诊产生的门急诊年人均费用中,费用最高的病种是贫血(3 767 元)。因循环系统疾病就诊产生的门急诊年人均费用中,费用最高的病种是心房纤颤和扑动(2 115元)、脑梗死(1 242 元),以及心力衰竭(1 200 元)。因泌尿生殖系统疾病就诊产生的门急诊年人均费用中,费用最高的病种是肾衰竭(8 093 元)、慢性肾衰竭(4 045 元),以及慢性肾炎综合征(925 元)。

表 3-141　2020 年门急诊就诊人口在区属三级医院年人均费用最高的就诊原因

顺　　位	疾病分类	病　　种	年人均费用(元)
1	血液及造血器官疾病和某些涉及免疫系统的疾患		3 767
		贫血	3 767
2	循环系统疾病		1 344
		心房纤颤和扑动	2 115
		脑梗死	1 242
		心力衰竭	1 200
3	泌尿生殖系统疾病		1 214
		肾衰竭	8 093
		慢性肾衰竭	4 045
		慢性肾炎综合征	925

如表 3－142，2020 年门急诊就诊人口在区属二级医院因妊娠、分娩和产褥期（1 512元）、精神和行为障碍（1 283 元），以及循环系统疾病（1 203 元）就诊产生的年人均费用最高。因妊娠、分娩和产褥期就诊产生的门急诊年人均费用中，费用最高的病种是主要与妊娠有关的其他情况的孕产妇医疗（1 978 元），以及医疗性流产（1 322 元）。因精神和行为障碍就诊产生的门急诊年人均费用中，费用最高的病种是精神分裂症（2 004 元）、抑郁性障碍（1 339 元），以及其他神经症性障碍（831 元）。因循环系统疾病就诊产生的门急诊年人均费用中，费用最高的病种是心房纤颤和扑动（1 330 元）、脑梗死（1 199 元），以及脑血管病后遗症（1 060 元）。

表 3－142　2020 年门急诊就诊人口在区属二级医院年人均费用最高的就诊原因

顺　　位	疾病分类	病　　种	年人均费用（元）
1	妊娠、分娩和产褥期		1 512
		主要与妊娠有关的其他情况的孕产妇医疗	1 978
		医疗性流产	1 322
2	精神和行为障碍		1 283
		精神分裂症	2 004
		抑郁性障碍	1 339
		其他神经症性障碍	831
3	循环系统疾病		1 203
		心房纤颤和扑动	1 330
		脑梗死	1 199
		脑血管病后遗症	1 060

如表 3－143，2020 年门急诊就诊人口在社区卫生服务中心（站）因循环系统疾病（1 400元），内分泌、营养和代谢疾病（925 元），以及内科病（891 元）就诊产生的年人均费用最高。因循环系统疾病就诊产生的门急诊年人均费用中，费用最高的病种是心房纤颤和扑动（1 379元）、特发性原发性高血压（960 元），以及脑血管病后遗症（956 元）。因内分泌、营养和代谢疾病就诊产生的门急诊年人均费用中，费用最高的病种是非胰岛素依赖型糖尿病（994 元）、糖尿病（890 元），以及其他非毒性甲状腺肿（572 元）。因内科病就诊产生的门急诊年人均费用中，费用最高的病种是虚病（744 元）、不寐病（709 元），以及眩晕病（662 元）。

表 3－143　2020 年门急诊就诊人口在社区卫生服务中心（站）年人均费用最高的就诊原因

顺　　位	疾病分类	病　　种	年人均费用（元）
1	循环系统疾病		1 400
		心房纤颤和扑动	1 379
		特发性原发性高血压	960
		脑血管病后遗症	956
2	内分泌、营养和代谢疾病		925
		非胰岛素依赖型糖尿病	994
		糖尿病	890
		其他非毒性甲状腺肿	572

续 表

顺　位	疾病分类	病　种	年人均费用(元)
3	内科病		891
		虚病	744
		不寐病	709
		眩晕病	662

1. 不同支付方式人口差异

如表 3-144，2020 年门急诊医保支付人口在市级三级医院年人均费用为 2 488 元，区属三级医院为 1 743 元，区属二级医院为 1 634 元，社区卫生服务中心(站)为 2 039 元；门急诊非医保支付人口在市级三级医院年人均费用为 1 553 元，区属三级医院为 753 元，区属二级医院为 679 元，社区卫生服务中心(站)为 364 元。

表 3-144　2020 年门急诊不同支付人口在不同医疗机构年人均费用(元)

支付方式	市级三级医院	区属三级医院	区属二级医院	社区卫生服务中心(站)
医保支付	2 488	1 743	1 634	2 039
非医保支付	1 553	753	679	364

如表 3-145，2020 年门急诊医保支付人口在市级三级医院因妊娠、分娩和产褥期(1 880 元)就诊产生的年人均费用最高，其中费用最高的病种是主要与妊娠有关的其他情况的孕产妇医疗(2 204 元)，以及医疗性流产(1 224 元)；在区属三级医院因血液及造血器官疾病和某些涉及免疫系统的疾患(4 605 元)就诊产生的门急诊年人均费用最高，其中费用最高的病种是贫血(4 605 元)；在区属二级医院因泌尿生殖系统疾病系统(1 381 元)就诊产生的门急诊年人均费用最高，其中费用最高的病种是肾衰竭(12 819 元)、慢性肾衰竭(4 822 元)，以及慢性肾炎综合征(1 167 元)；在社区卫生服务中心(站)因循环系统疾病(1 428 元)就诊产生的门急诊年人均费用最高，其中费用最高的病种是心房纤颤和扑动(1 409 元)、特发性原发性高血压(975 元)，以及脑血管病后遗症(958 元)。

表 3-145　2020 年门急诊医保支付人口在不同医疗机构年人均费用最高的就诊原因

医疗机构	疾病分类	病　种	年人均费用(元)
市级三级医院	妊娠、分娩和产褥期		1 880
		主要与妊娠有关的其他情况的孕产妇医疗	2 204
		医疗性流产	1 224
区属三级医院	血液及造血器官疾病和某些涉及免疫系统的疾患		4 605
		贫血	4 605
区属二级医院	泌尿生殖系统疾病		1 381
		肾衰竭	12 819
		慢性肾衰竭	4 822
		慢性肾炎综合征	1 167

医 疗 机 构	疾病分类	病　　种	年人均费用(元)
社区卫生服务中心(站)	循环系统疾病		1 428
		心房纤颤和扑动	1 409
		特发性原发性高血压	975
		脑血管病后遗症	958

如表 3-146,2020 年门急诊非医保支付人口在市级三级医院、区属三级医院和区属二级医院均因妊娠、分娩和产褥期就诊产生的年人均费用最高,其中费用最高的病种集中于主要与妊娠有关的其他情况的孕产妇医疗、医疗性流产;在社区卫生服务中心(站)因循环系统疾病(550 元)就诊产生的门急诊年人均费用最高,其中费用最高的病种是脑血管病后遗症(690元)、慢性缺血性心脏病(657 元),以及脑梗死(539 元)。

表 3-146　2020 年门急诊非医保支付人口在不同医疗机构年人均费用最高的就诊原因

医 疗 机 构	疾病分类	病　　种	年人均费用(元)
市级三级医院	妊娠、分娩和产褥期		1 839
		主要与妊娠有关的其他情况的孕产妇医疗	2 220
		医疗性流产	1 335
区属三级医院	妊娠、分娩和产褥期		952
		医疗性流产	961
		主要与妊娠有关的其他情况的孕产妇医疗	838
区属二级医院	妊娠、分娩和产褥期		1 571
		主要与妊娠有关的其他情况的孕产妇医疗	2 165
		医疗性流产	1 274
社区卫生服务中心(站)	循环系统疾病		550
		脑血管病后遗症	690
		慢性缺血性心脏病	657
		脑梗死	539

2. 不同性别人口差异

如表 3-147,2020 年门急诊男性在市级三级医院年人均费用为 2 274 元,区属三级医院为 1 491 元,区属二级医院为 1 324 元,社区卫生服务中心(站)为 1 685 元;女性在市级三级医院门急诊年人均费用为 2 470 元,区属三级医院为 1 602 元,区属二级医院为 1 575 元,社区卫生服务中心(站)为 2 007 元。

表 3-147　2020 年门急诊不同性别人口在不同医疗机构年人均费用(元)

性　　别	市级三级医院	区属三级医院	区属二级医院	社区卫生服务中心(站)
男性	2 274	1 491	1 324	1 685
女性	2 470	1 602	1 575	2 007

如表 3-148,2020 年门急诊男性在市级三级医院和区属二级医院均因泌尿生殖系

统疾病就诊产生的年人均费用最高,其中费用最高的病种集中于肾衰竭、慢性肾衰竭等;在区属三级医院因血液及造血器官疾病和某些涉及免疫系统的疾患(8 057 元)就诊产生的门急诊年人均费用最高,其中费用最高的病种是贫血(8 057 元);在社区卫生服务中心(站)因循环系统疾病(1 301 元)就诊产生的门急诊年人均费用最高,其中费用最高的病种是心房纤颤和扑动(1 385 元)、脑血管病后遗症(948 元),以及特发性原发性高血压(932 元)。

表 3-148　2020 年门急诊男性在不同医疗机构年人均费用最高的就诊原因

医疗机构	疾病分类	病　种	年人均费用(元)
市级三级医院	泌尿生殖系统疾病		2 188
		肾衰竭	8 574
		慢性肾衰竭	5 309
		孤立性蛋白尿	1 987
区属三级医院	血液及造血器官疾病和某些涉及免疫系统的疾患		8 057
		贫血	8 057
区属二级医院	泌尿生殖系统疾病		2 479
		肾衰竭	13 455
		慢性肾衰竭	4 973
		慢性肾炎综合征	1 184
社区卫生服务中心(站)	循环系统疾病		1 301
		心房纤颤和扑动	1 385
		脑血管病后遗症	948
		特发性原发性高血压	932

如表 3-149,2020 年门急诊女性在市级三级医院和区属二级医院均因妊娠、分娩和产褥期就诊产生的年人均费用最高,其中费用最高的病种是主要与妊娠有关的其他情况的孕产妇医疗,以及医疗性流产;在区属三级医院因血液及造血器官疾病和某些涉及免疫系统的疾患(2 260 元)就诊产生的门急诊年人均费用最高,其中费用最高的病种是贫血(2 260 元);在社区卫生服务中心(站)因循环系统疾病(1 526 元)就诊产生的门急诊年人均费用最高,其中费用最高的病种是心房纤颤和扑动(1 396 元)、特发性原发性高血压(1 009 元),以及脑血管病后遗症(968 元)。

表 3-149　2020 年门急诊女性在不同医疗机构年人均费用最高的就诊原因

医疗机构	疾病分类	病　种	年人均费用(元)
市级三级医院	妊娠、分娩和产褥期		1 949
		主要与妊娠有关的其他情况的孕产妇医疗	2 300
		医疗性流产	1 319
区属三级医院	血液及造血器官疾病和某些涉及免疫系统的疾患		2 260
		贫血	2 260

续 表

医 疗 机 构	疾 病 分 类	病 种	年人均费用(元)
区属二级医院	妊娠、分娩和产褥期		1 534
		主要与妊娠有关的其他情况的孕产妇医疗	2 015
		医疗性流产	1 337
社区卫生服务中心(站)	循环系统疾病		1 526
		心房纤颤和扑动	1 396
		特发性原发性高血压	1 009
		脑血管病后遗症	968

3. 不同年龄组人口差异

表 3 – 150,2020 年门急诊儿童在市级三级医院年人均费用为 1 280 元,区属三级医院为 659 元,区属二级医院为 622 元,社区卫生服务中心(站)为 376 元;门急诊青年在市级三级医院年人均费用为 1 895 元,区属三级医院为 957 元,区属二级医院为 996 元,社区卫生服务中心(站)为 428 元;门急诊中年在市级三级医院年人均费用为 2 393 元,区属三级医院为 1 488 元,区属二级医院为 1 361 元,社区卫生服务中心(站)为 1 003 元;门急诊年轻老年人在市级三级医院年人均费用为 3 525 元,区属三级医院为 2 374 元,区属二级医院为 2 196 元,社区卫生服务中心(站)为 2 322 元;门急诊老年人在市级三级医院年人均费用为 4 365 元,区属三级医院为 3 240 元,区属二级医院为 3 063 元,社区卫生服务中心(站)为 3 969 元;门急诊长寿老年人在市级三级医院年人均费用为 4 537 元,区属三级医院为 3 600 元,区属二级医院为 3 401 元,社区卫生服务中心(站)为 3 859 元。

表 3 – 150 2020 年门急诊不同年龄组人口在不同医疗机构年人均费用(元)

年 龄 组	市级三级医院	区属三级医院	区属二级医院	社区卫生服务中心(站)
儿童	1 280	659	622	376
青年	1 895	957	996	428
中年	2 393	1 488	1 361	1 003
年轻老年人	3 525	2 374	2 196	2 322
老年人	4 365	3 240	3 063	3 969
长寿老年人	4 537	3 600	3 401	3 859

如表 3 – 151,2020 年门急诊儿童在市级三级医院、区属三级医院和区属二级医院均因内分泌、营养和代谢疾病就诊产生的年人均费用最高,其中费用最高的病种集中于青春期疾患、糖尿病等;在社区卫生服务中心(站)因神经系统疾病(1 064 元)就诊产生的门急诊年人均费用最高,其中费用最高的病种是癫痫(2 822 元),以及睡眠障碍(148 元)。

如表 3 – 152,2020 年门急诊青年在市级三级医院因妊娠、分娩和产褥期(1 953 元)就诊产生的年人均费用最高,其中费用最高的病种是主要与妊娠有关的其他情况的孕产妇医疗(2 301 元),以及医疗性流产(1 323 元);在区属三级医院因血液及造血器官疾病和某些涉及免疫系统的疾患(1 708 元)就诊产生的门急诊年人均费用最高,其中费用最高的病种是贫血

（1 708 元）；在区属二级医院因精神和行为障碍（1 556 元）就诊产生的门急诊年人均费用最高，其中费用最高的病种是精神分裂症（3 013 元）、抑郁性障碍（1 160 元），以及其他神经症性障碍（715 元）；在社区卫生服务中心（站）因循环系统疾病（594 元）就诊产生的门急诊年人均费用最高，其中费用最高的病种是脑血管病后遗症（654 元）、特发性原发性高血压（613 元），以及慢性缺血性心脏病（442 元）。

表 3 - 151 2020 年儿童在不同医疗机构年人均费用最高的就诊原因

医疗机构	疾病分类	病 种	年人均费用（元）
市级三级医院	内分泌、营养和代谢疾病		2 830
		青春期疾患	3 026
		糖尿病	1 592
		甲状腺毒症甲状腺功能亢进症	1 354
区属三级医院	内分泌、营养和代谢疾病		1 378
		青春期疾患	1 576
		甲状腺毒症甲状腺功能亢进症	915
		糖尿病	888
区属二级医院	内分泌、营养和代谢疾病		1 030
		糖尿病	1 539
		青春期疾患	1 189
		非胰岛素依赖型糖尿病	993
社区卫生服务中心（站）	神经系统疾病		1 064
		癫痫	2 822
		睡眠障碍	148

表 3 - 152 2020 年门急诊青年在不同医疗机构年人均费用最高的就诊原因

医疗机构	疾病分类	病 种	年人均费用（元）
市级三级医院	妊娠、分娩和产褥期		1 953
		主要与妊娠有关的其他情况的孕产妇医疗	2 301
		医疗性流产	1 323
区属三级医院	血液及造血器官疾病和某些涉及免疫系统的疾患		1 708
		贫血	1 708
区属二级医院	精神和行为障碍		1 556
		精神分裂症	3 013
		抑郁性障碍	1 160
		其他神经症性障碍	715
社区卫生服务中心（站）	循环系统疾病		594
		脑血管病后遗症	654
		特发性原发性高血压	613
		慢性缺血性心脏病	442

如表 3-153,2020 年门急诊中年在市级三级医院因消化系统疾病(1 485 元)就诊产生的年人均费用最高,其中费用最高的病种是牙齿发育及出牙障碍(7 998 元)、牙面异常(包括咬合不正)(4 373 元),以及牙和支持结构的其他疾病(1 450 元);在区属三级医院因血液及造血器官疾病和某些涉及免疫系统的疾患(5 661 元)就诊产生的门急诊年人均费用最高,其中费用最高的病种是贫血(5 661 元);在区属二级医院因精神和行为障碍(1 322 元)就诊产生的门急诊年人均费用最高,其中费用最高的病种是精神分裂症(2 032 元)、抑郁性障碍(1 376 元),以及其他神经症性障碍(834 元);在社区卫生服务中心(站)因循环系统疾病(830 元)就诊产生的门急诊年人均费用最高,其中费用最高的病种是心房纤颤和扑动(840 元)、特发性原发性高血压(744 元),以及脑血管病后遗症(678 元)。

表 3-153 2020 年门急诊中年在不同医疗机构年人均费用最高的就诊原因

医疗机构	疾病分类	病 种	年人均费用(元)
市级三级医院	消化系统疾病		1 485
		牙齿发育及出牙障碍	7 998
		牙面异常(包括咬合不正)	4 373
		牙和支持结构的其他疾病	1 450
区属三级医院	血液及造血器官疾病和某些涉及免疫系统的疾患		5 661
		贫血	5 661
区属二级医院	精神和行为障碍		1 322
		精神分裂症	2 032
		抑郁性障碍	1 376
		其他神经症性障碍	834
社区卫生服务中心(站)	循环系统疾病		830
		心房纤颤和扑动	840
		特发性原发性高血压	744
		脑血管病后遗症	678

如表 3-154,2020 年门急诊年轻老年人在市级三级医院和区属三级医院均因血液及造血器官疾病和某些涉及免疫系统的疾患就诊产生的年人均费用最高,其中费用最高的病种是贫血;在区属二级医院因泌尿生殖系统疾病(2 095 元)就诊产生的门急诊年人均费用最高,其中费用最高的病种是肾衰竭(14 553 元)、慢性肾衰竭(5 099 元),以及孤立性蛋白尿(1 287 元);在社区卫生服务中心(站)因内分泌、营养和代谢疾病(979 元)就诊产生的门急诊年人均费用最高,其中费用最高的病种是非胰岛素依赖型糖尿病(1 026 元)、糖尿病(924 元),以及其他非毒性甲状腺肿(636 元)。

如表 3-155,2020 年门急诊老年人在市级三级医院和区属二级医院均因泌尿生殖系统疾病就诊产生的年人均费用最高,其中费用最高的病种集中于肾衰竭、慢性肾衰竭,以及慢性肾炎综合征等;在区属三级医院因血液及造血器官疾病和某些涉及免疫系统的疾患(3 525 元)就诊产生的门急诊年人均费用最高,其中费用最高的病种是贫血(3 525 元);在社区卫生服务中心(站)因循环系统疾病(2 053 元)就诊产生的门急诊年人均费用最高,其中费用最高的病种是心房纤颤和扑动(1 524 元)、特发性原发性高血压(1 181 元),以及慢性缺血性心脏病(1 145 元)。

表 3‒154　2020 年门急诊年轻老年人在不同医疗机构年人均费用最高的就诊原因

医 疗 机 构	疾 病 分 类	病　　种	年人均费用(元)
市级三级医院	血液及造血器官疾病和某些涉及免疫系统的疾患		2 682
		贫血	2 682
区属三级医院	血液及造血器官疾病和某些涉及免疫系统的疾患		7 230
		贫血	7 230
区属二级医院	泌尿生殖系统疾病		2 095
		肾衰竭	14 553
		慢性肾衰竭	5 099
		孤立性蛋白尿	1 287
社区卫生服务中心(站)	内分泌、营养和代谢疾病		979
		非胰岛素依赖型糖尿病	1 026
		糖尿病	924
		其他非毒性甲状腺肿	636

表 3‒155　2020 年门急诊老年人在不同医疗机构年人均费用最高的就诊原因

医 疗 机 构	疾 病 分 类	病　　种	年人均费用(元)
市级三级医院	泌尿生殖系统疾病		2 844
		肾衰竭	5 311
		慢性肾衰竭	4 196
		慢性肾炎综合征	1 658
区属三级医院	血液及造血器官疾病和某些涉及免疫系统的疾患		3 525
		贫血	3 525
区属二级医院	泌尿生殖系统疾病		2 648
		肾衰竭	7 088
		慢性肾衰竭	3 665
		慢性肾炎综合征	1 112
社区卫生服务中心(站)	循环系统疾病		2 053
		心房纤颤和扑动	1 524
		特发性原发性高血压	1 181
		慢性缺血性心脏病	1 145

如表 3‒156,2020 年门急诊长寿老年人在市级三级医院和社区卫生服务中心(站)均因循环系统疾病就诊产生的年人均费用最高,其中费用最高的病种集中于心房纤颤和扑动等;在区属三级医院和区属二级医院均因泌尿生殖系统疾病就诊产生的门急诊年人均费用最高,其中费用最高的病种集中于慢性肾衰竭、肾衰竭等。

表 3-156 2020 年门急诊长寿老年人在不同医疗机构年人均费用最高的就诊原因

医 疗 机 构	疾 病 分 类	病 种	年人均费用(元)
市级三级医院	循环系统疾病		2 415
		心房纤颤和扑动	2 418
		心力衰竭	2 111
		脑梗死	1 934
区属三级医院	泌尿生殖系统疾病		2 118
		慢性肾衰竭	3 145
		肾衰竭	1 822
		泌尿系统的其他疾患	983
区属二级医院	泌尿生殖系统疾病		1 881
		肾衰竭	2 855
		慢性肾衰竭	2 533
		慢性肾炎综合征	1 100
社区卫生服务中心(站)	循环系统疾病		2 006
		慢性缺血性心脏病	1 195
		心房纤颤和扑动	1 146
		特发性原发性高血压	1 109

四、门急诊药费占比

如图 3-27,2018~2020 年,在门急诊就诊人口总费用中,2018 年药费占比 55.1%;2019 年为 54.3%;2020 年为 53.5%,呈现逐年下降趋势。

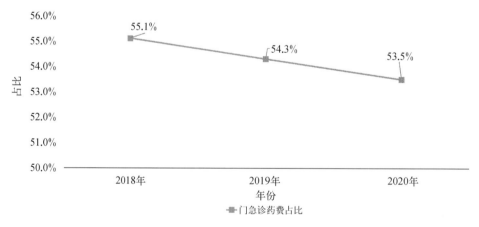

图 3-27 2018~2020 年门急诊就诊人口药费占比

(一)门急诊不同支付方式人口药费占比

如图 3-28,2018~2020 年,门急诊医保支付人口药费占比均高于非医保支付人口。其中,医保支付人口门急诊药费占比呈逐年下降趋势。

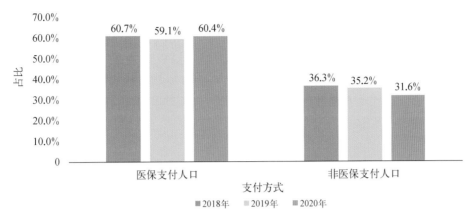

图 3-28 2018~2020年门急诊不同方式人口药费占比

（二）门急诊不同性别人口药费占比

如表3-157，2018年男性门急诊药费占比58.0%，女性为53.0%；2019年男性门急诊药费占比57.8%，女性为51.8%；2020年男性门急诊药费占比57.6%，女性为52.5%。男性门急诊药费占比均高于女性。

表3-157　2018~2020年门急诊不同性别人口药费占比（%）

性　别	2018 年	2019 年	2020 年
男性	58.0	57.8	57.6
女性	53.0	51.8	52.5

（三）门急诊不同年龄组人口药费占比

如表3-158，2018~2020年，老年人和长寿老年人的门急诊药费占比较高，2018~2020年门急诊药费占比均超过70%。

表3-158　2018~2020年不同年龄组人口门急诊药费占比（%）

年　龄　组	2018 年	2019 年	2020 年
儿童	42.1	43.7	38.5
青年	34.7	34.2	32.5
中年	52.7	51.5	51.2
年轻老年人	64.2	63.2	64.7
老年人	72.0	71.3	73.6
长寿老年人	73.1	73.0	76.3

（四）门急诊就诊人口在不同医疗机构药费占比

如图3-29，2018年门急诊就诊人口在市级三级医院药费占比48.0%，区属三级医院为

133

49.4%,区属二级医院为48.5%,社区卫生服务中心(站)为78.1%;2019年,门急诊就诊人口在市级三级医院药费占比46.8%,区属三级医院为48.9%,区属二级医院为47.0%,社区卫生服务中心(站)为79.0%;2020年门急诊就诊人口在市级三级医院药费占比43.9%,区属三级医院为47.0%,区属二级医院为47.4%,社区卫生服务中心(站)为81.4%。门急诊就诊人口在市属三级医院和区属三级医院药费占比逐年下降,而社区卫生服务中心(站)逐年上涨。

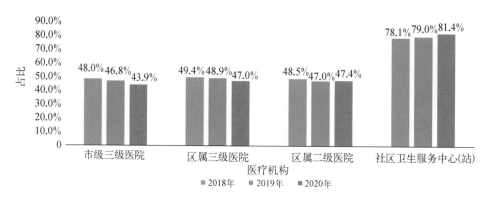

图3-29 2018~2020年门急诊门就诊人口在不同医疗机构药费占比

1. 不同支付方式人口差异

如图3-30,2020年门急诊医保支付人口在不同医疗机构药费占比均高于非医保支付人口。门急诊医保支付人口在市级三级医院药费占比51.0%,区属三级医院为51.0%,区属二级医院为51.7%,社区卫生服务中心(站)为83.4%;门急诊非医保支付人口在市级三级医院药费占比30.4%,区属三级医院为32.2%,区属二级医院为31.8%,社区卫生服务中心(站)为44.6%。

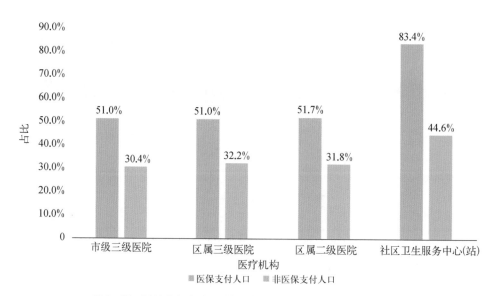

图3-30 2020年门急诊不同支付方式人口在不同医疗机构药费占比

2. 不同性别人口差异

如图 3-31,2020 年门急诊男性在不同医疗机构药费占比均高于女性。门急诊男性在市级三级医院药费占比 49.1%,区属三级医院为 50.0%,区属二级医院为 50.9%,社区卫生服务中心(站)为 84.2%;门急诊女性在市级三级医院药费占比 42.2%,区属三级医院为 46.4%,区属二级医院为 45.8%,社区卫生服务中心(站)为 80.8%。

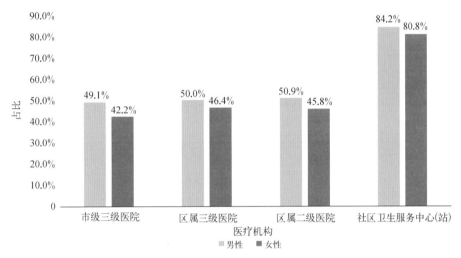

图 3-31 2020 年门急诊不同性别人口在不同医疗机构药费占比

3. 不同年龄组人口差异

如表 3-159,2020 年门急诊儿童在市级三级医院药费占比 37.1%,区属三级医院为 48.7%,区属二级医院为 43.3%,社区卫生服务中心(站)为 33.2%;门急诊青年在市级三级医院药费占比 31.0%,区属三级医院为 32.8%,区属二级医院为 31.9%,社区卫生服务中心(站)为 61.1%;门急诊中年在市级三级医院药费占比 47.1%,区属三级医院为 45.2%,区属二级医院为 46.5%,社区卫生服务中心(站)为 78.5%;门急诊年轻老年人在市级三级医院药费占比 55.3%,区属三级医院为 55.0%,区属二级医院为 55.9%,社区卫生服务中心(站)为 83.0%;门急诊老年人在市级三级医院药费占比 63.4%,区属三级医院为 61.1%,区属二级医院为 63.5%,社区卫生服务中心(站)为 86.5%;门急诊长寿老年人在市级三级医院药费占比 69.3%,区属三级医院为 63.3%,区属二级医院为 66.3%,社区卫生服务中心(站)为 87.1%。

表 3-159 2020 年门急诊不同年龄组人口在不同医疗机构药费占比(%)

年 龄 组	市级三级医院	区属三级医院	区属二级医院	社区卫生服务中心(站)
儿童	37.1	48.7	43.3	33.2
青年	31.0	32.8	31.9	61.1
中年	47.1	45.2	46.5	78.5
年轻老年人	55.3	55.0	55.9	83.0
老年人	63.4	61.1	63.5	86.5
长寿老年人	69.3	63.3	66.3	87.1

五、门急诊检验费占比

如图3-32,2018~2020年,在门急诊就诊人口总费用中,2018年检验费占比22.3%,2019年为22.9%,2020年为23.7%。门急诊检验费占比呈逐年上涨趋势。

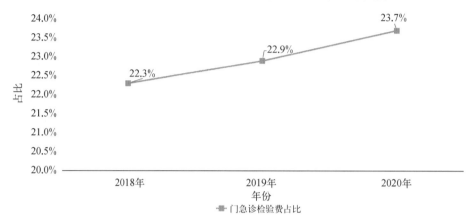

图 3-32 2018~2020 年门急诊就诊人口检验费占比

(一)门急诊不同支付方式人口检验费占比

如图3-33,2018年门急诊医保支付人口检验费占比19.5%,非医保支付人口为31.5%;2019年,门急诊医保支付人口检验费占比20.4%,非医保支付人口为32.5%;2020年,门急诊医保支付人口检验费占比20.7%,低于非医保支付人口为33.5%。无论为医保支付人口还为非医保支付人口,其门急诊检验费占比均呈逐年上升趋势。

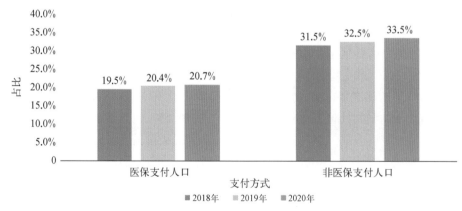

图 3-33 2018~2020 年门急诊不同支付方式人口检验费占比

(二)门急诊不同性别人口检验费占比

如表3-160,2018年门急诊男性检验费占比20.0%,女性为24.0%;2019年门急诊男性检验费占比20.1%,女性为24.9%;2020年门急男性诊检验费占比20.9%,女性为24.9%。门急诊男性检验费占比均低于女性。

表 3－160　2018~2020 年门急诊不同性别人口检验费占比(%)

性　别	2018 年	2019 年	2020 年
男性	20.0	20.1	20.9
女性	24.0	24.9	24.9

（三）门急诊不同年龄组人口检验费占比

如表 3－161,2018~2020 年,2020 年门急诊青年检验费占比最高(2018 年为 33.5%,2019 年为 34.4%,2020 年为 35.1%);门急诊长寿老年人检验费占比最低(2018 年为 13.0%,2019 年为 12.9%,2020 年为 12.1%)。

表 3－161　2018~2020 年门急诊不同年龄组人口检验费占比(%)

年　龄　组	2018 年	2019 年	2020 年
儿童	26.1	25.5	29.4
青年	33.5	34.4	35.1
中年	24.4	25.1	25.7
年轻老年人	17.4	17.8	17.8
老年人	13.1	13.3	12.9
长寿老年人	13.0	12.9	12.1

（四）门急诊就诊人口在不同医疗机构检验费占比

如图 3－34,2018 年门急诊就诊人口在市级三级医院检验费占比 25.3%,区属三级医院为 31.0%,区属二级医院为 36.3%,社区卫生服务中心(站)为 7.4%;2019 年门急诊就诊人口在市级三级医院检验费占比 26.3%,区属三级医院为 31.1%,区属二级医院为 29.0%,社区卫生服务中心(站)为 7.0%;2020 年门急诊就诊人口在市级三级医院检验费占比 27.9%,区属三级医院为 32.9%,区属二级医院为 29.4%,社区卫生服务中心(站)为 6.3%。门急诊就诊人口在市级三级医院和区属三级医院检验费逐年上升,在社区卫生服务中心(站)逐年下降。

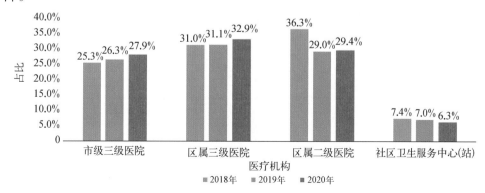

图 3－34　2018~2020 年门急诊就诊人口在不同医疗机构检验费占比

1. 不同支付方式人口差异

如图3－35,2020年门急诊医保支付人口在不同医疗机构检验费占比均低于非医保支付人口。门急诊医保支付人口在市级三级医院检验费占比26.3%,区属三级医院为29.7%,区属二级医院为25.6%,社区卫生服务中心(站)为6.0%;门急诊非医保支付人口在市级三级医院检验费占比30.9%,区属三级医院为44.9%,区属二级医院为43.3%,社区卫生服务中心(站)为12.7%。

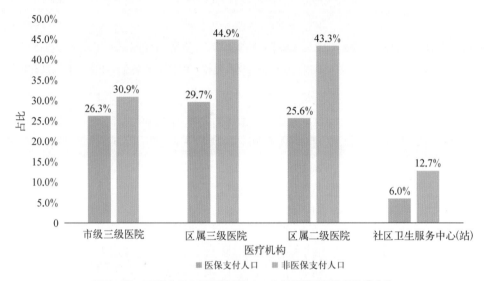

图3－35　2020年门急诊不同支付人口在不同医疗机构检验费占比

2. 不同性别人口差异

如图3－36,2020年门急诊男性在不同医疗机构检验费占比均低于女性。门急诊男性在市级三级医院检验费占比24.8%,区属三级医院为30.0%,区属二级医院为25.3%,社区卫生服务中心(站)为5.3%;门急诊女性在市级三级医院检验费占比29.2%,区属三级医院为34.5%,区属二级医院为31.7%,社区卫生服务中心(站)为6.9%。

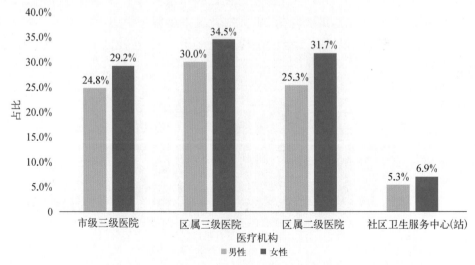

图3－36　2020年门急诊不同性别人口在不同医疗机构检验费占比

3. 不同年龄组人口差异

如表 3 - 162,2020 年门急诊儿童在市级三级医院检验费占比 31.4%,区属三级医院为 32.8%,区属二级医院为 27.8%,社区卫生服务中心(站)为 8.4%;门急诊青年在市级三级医院检验费占比 32.4%,区属三级医院为 43.7%,区属二级医院为 41.7%,社区卫生服务中心(站)为 13.2%;门急诊中年在市级三级医院检验费占比 27.0%,区属三级医院为 34.1%,区属二级医院为 29.3%,社区卫生服务中心(站)为 8.5%;门急诊年轻老年人在市级三级医院检验费占比 23.4%,区属三级医院为 27.3%,区属二级医院为 22.3%,社区卫生服务中心(站)为 6.5%;门急诊老年人在市级三级医院检验费占比 19.5%,区属三级医院为 23.3%,区属二级医院为 19.2%,社区卫生服务中心(站)为 4.3%;门急诊长寿老年人在市级三级医院检验费占比 17.7%,区属三级医院为 22.9%,区属二级医院为 20.5%,社区卫生服务中心(站)为 3.2%。

表 3 - 162　2020 年门急诊不同年龄组人口在不同医疗机构检验费用占比(%)

年 龄 组	市级三级医院	区属三级医院	区属二级医院	社区卫生服务中心(站)
儿童	31.4	32.8	27.8	8.4
青年	32.4	43.7	41.7	13.2
中年	27.0	34.1	29.3	8.5
年轻老年人	23.4	27.3	22.3	6.5
老年人	19.5	23.3	19.2	4.3
长寿老年人	17.7	22.9	20.5	3.2

第四节 门急诊处方 360°视图

一、门急诊次均处方数

如图 3-37,2018 年门急诊就诊人口次均处方数为 4.6 张,2019 年为 4.8 张,2020 年为 5.0 张,呈逐年上升趋势。

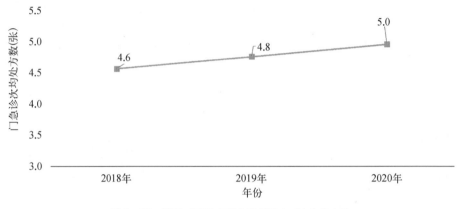

图 3-37 2018~2020 年门急诊就诊人口次均处方数

(一) 门急诊不同支付方式人口次均处方数

如图 3-38,2018 年门急诊医保支付人口次均处方数是 4.4 张,非医保支付人口是 4.8 张;2019 年门急诊医保支付人口次均处方数是 4.6 张,非医保支付人口是 6.0 张;2020 年门急诊医保支付人口次均处方数是 4.8 张,非医保支付人口是 5.7 张。门急诊医保支付人口次均处方数逐年上升。

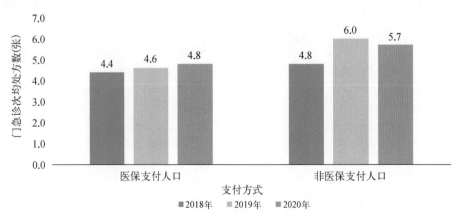

图 3-38 2018~2020 年门急诊不同支付方式人口次均处方数

（二）门急诊不同性别人口次均处方数

如表 3 - 163，2018 年门急诊男性次均处方数为 4.4 张，女性为 4.8 张；2019 年门急诊男性次均处方数为 4.5 张，女性为 5.0 张；2020 年门急诊男性次均处方数为 4.6 张，女性为 5.2 张。门急诊男性次均处方数少于女性。

表 3 - 163 　2018~2020 年门急诊不同性别人口次均处方数（张）

性　别	2018 年	2019 年	2020 年
男性	4.4	4.5	4.6
女性	4.8	5.0	5.2

（三）门急诊不同年龄组人口次均处方数

如表 3 - 164，2018~2020 年，2020 年门急诊青年次均处方数量最高（2018 年为 5.5 张，2019 年为 5.9 张，2020 年为 6.1 张）；门急诊长寿老年人次均处方数量最低（2018 年为 3.7 张，2019 年为 3.9 张，2020 年为 4.1 张）。

表 3 - 164 　2018~2020 年门急诊不同年龄组人口次均处方数（张）

年　龄　组	2018 年	2019 年	2020 年
儿童	4.5	4.6	4.5
青年	5.5	5.9	6.1
中年	5.0	5.2	5.4
年轻老年人	4.3	4.4	4.7
老年人	3.8	4.0	4.2
长寿老年人	3.7	3.9	4.1

（四）门急诊就诊人口在不同医疗机构次均处方数

如图 3 - 39，2018 年门急诊就诊人口在市级三级医院次均处方数为 6.1 张，区属三级医院为 5.2 张，区属二级医院为 5.5 张，社区卫生服务中心（站）为 3.1 张；2019 年门急诊就诊人口

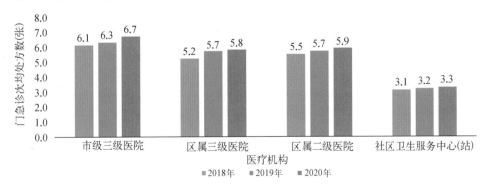

图 3 - 39 　2018~2020 年门急诊就诊人口在不同医疗机构次均处方数

在市级三级医院次均处方数为6.3张,区属三级医院为5.7张,区属二级医院为5.7张,社区卫生服务中心(站)为3.2张;2020年,门急诊就诊人口在市级三级医院次均处方数为6.7张,区属三级医院为5.8张,区属二级医院为5.9张,社区卫生服务中心(站)为3.3张。门急诊就诊人口在不同医疗机构诊次均处方数均呈逐年上涨趋势。

1. 不同支付方式人口差异

如表3-165,2020年门急诊医保支付人口在市级三级医院次均处方数为6.8张,区属三级医院为5.9张,区属二级医院为5.8张,社区卫生服务中心(站)为3.3张;门急诊非医保支付人口在市级三级医院次均处方数为6.5张,区属三级医院为5.5张,区属二级医院为6.0张,社区卫生服务中心(站)为2.9张。

表3-165 2020年门急诊不同支付方式人口在不同医疗机构次均处方数(张)

支付方式	市级三级医院	区属三级医院	区属二级医院	社区卫生服务中心(站)
医保支付	6.8	5.9	5.8	3.3
非医保支付	6.5	5.5	6.0	2.9

2. 不同性别人口差异

如表3-166,2020年门急诊男性在市级三级医院次均处方数为6.5张,区属三级医院为5.5张,区属二级医院为5.4张,社区卫生服务中心(站)为3.1;门急诊女性在市级三级医院次均处方数为7.1张,区属三级医院为6.2张,区属二级医院为6.3张,社区卫生服务中心(站)为3.4张。

表3-166 2020年门急诊不同性别人口在不同医疗机构次均处方数(张)

性 别	市级三级医院	区属三级医院	区属二级医院	社区卫生服务中心(站)
男性	6.5	5.5	5.4	3.1
女性	7.1	6.2	6.3	3.4

3. 不同年龄组人口差异

如表3-167,2020年门急诊儿童在市级三级医院次均处方数为5.0张,区属三级医院为4.9张,区属二级医院为4.8张,社区卫生服务中心(站)为2.2张;门急诊青年在市级三级医院次均处方数为6.5张,区属三级医院为5.8张,区属二级医院为6.3张,社区卫生服务中心(站)为3.9张;门急诊中年在市级三级医院次均处方数为7.2张,区属三级医院为5.9张,区属二级医院为5.9张,社区卫生服务中心(站)为3.4张;门急诊年轻老年人在市级三级医院次均处方数为7.5张,区属三级医院为6.0张,区属二级医院为5.8张,社区卫生服务中心(站)为3.3张;门急诊老年人在市级三级医院次均处方数为6.9张,区属三级医院为5.9张,区属二级医院为5.6张,社区卫生服务中心(站)为3.2张;门急诊长寿老年人在市级三级医院次均处方数为6.7张,区属三级医院为6.3张,区属二级医院为5.7张,社区卫生服务中心(站)为3.0张。

表3-167 2020年门急诊不同年龄组人口在不同医疗机构次均处方数(张)

年 龄 组	市级三级医院	区属三级医院	区属二级医院	社区卫生服务中心(站)
儿童	5.0	4.9	4.8	2.2
青年	6.5	5.8	6.3	3.9

年 龄 组	市级三级医院	区属三级医院	区属二级医院	社区卫生服务中心(站)
中年	7.2	5.9	5.9	3.4
年轻老年人	7.5	6.0	5.8	3.3
老年人	6.9	5.9	5.6	3.2
长寿老年人	6.7	6.3	5.7	3.0

二、门急诊年人均处方数

如图 3-40,2018 年门急诊就诊人口年人均处方数为 31.5 张,2019 年为 40.3 张,2020 年为 32.8 张。

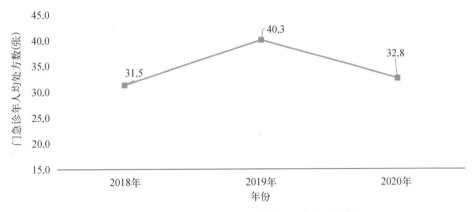

图 3-40　2018~2020 年门急诊就诊人口年人均处方数

(一)门急诊不同支付方式人口年人均处方数

如图 3-41,2018 年门急诊医保支付人口年人均处方数为 48.5 张,非医保支付人口为 11.4 张;2019 年门急诊医保支付人口年人均处方数为 49.8 张,高于非医保支付人口 15.8 张;2020 年门急诊医保支付人口年人均处方数为 43.8 张,非医保支付人口为 13.2 张。

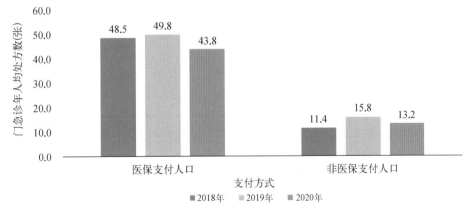

图 3-41　2018~2020 年门急诊不同支付方式人口年人均处方数

（二）门急诊不同性别人口年人均处方数

如表3-168,2018年门急诊男性年人均处方数为26.9张,女性为35.7张;2019年,门急诊男性年人均处方数为34.6张,女性为45.3张;2020年,门急诊男性年人均处方数为32.4张,女性为42.6张。门急诊男性年人均处方数低于女性。

表3-168　2018~2020年门急诊不同性别人口年人均处方数(张)

性　别	2018 年	2019 年	2020 年
男性	26.9	34.6	32.4
女性	35.7	45.3	42.6

（三）门急诊不同年龄组人口年人均处方数

如表3-169,2018~2020年,门急诊老年人年人均处方数量最高(2018年为92.6张,2019年为99.9张,2020年为87.5张);门急诊儿童年人均处方数量最低(2018年为11.0张,2019年为19.8张,2020年为16.0张)。

表3-169　2018~2020年门急诊不同年龄组人口年人均处方数(张)

年　龄　组	2018 年	2019 年	2020 年
儿童	11.0	19.8	16.0
青年	19.0	24.2	22.9
中年	30.4	35.4	32.8
年轻老年人	60.9	66.6	60.8
老年人	92.6	99.9	87.5
长寿老年人	85.7	93.8	83.3

（四）门急诊就诊人口在不同医疗机构年人均处方数

如图3-42,2018年门急诊就诊人口在市级三级医院年人均处方数为24.1张,区属三级医院为19.7张,区属二级医院为20.5张,社区卫生服务中心(站)为27.8张;2019年就诊人

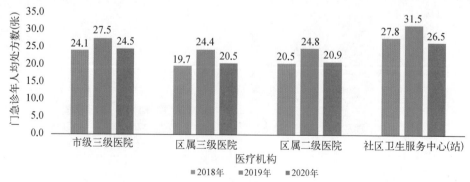

图3-42　2018~2020年门急诊就诊人口在不同医疗机构年人均处方数

口在市级三级医院门急诊年人均处方数为27.5张,区属三级医院为24.4张,区属二级医院为24.8张,社区卫生服务中心(站)为31.5张;2020年就诊人口在市级三级医院门急诊年人均处方数为24.5张,区属三级医院为20.5张,区属二级医院为20.9张,社区卫生服务中心(站)为26.5张。

1. 不同支付方式人口差异

如表3-170,2020年门急诊医保支付人口在市级三级医院年人均处方数为29.4张,区属三级医院为24.7张,区属二级医院为24.7张,社区卫生服务中心(站)为31.3张;门急诊非医保支付人口在市级三级医院年人均处方数为14.9张,区属三级医院为11.1张,区属二级医院为12.1张,社区卫生服务中心(站)为5.9张。

表3-170 2020年门急诊不同支付人口在不同医疗机构年人均处方数(张)

支 付 方 式	市级三级医院	区属三级医院	区属二级医院	社区卫生服务中心(站)
医保支付	29.4	24.7	24.7	31.3
非医保支付	14.9	11.1	12.1	5.9

2. 不同性别人口差异

如表3-171,2020年男性在市级三级医院门急诊年人均处方数为24.1张,区属三级医院为20.3张,区属二级医院为19.3张,社区卫生服务中心(站)为25.3张;女性在市级三级医院门急诊年人均处方数为28.6张,区属三级医院为24.0张,区属二级医院为25.5张,社区卫生服务中心(站)为32.0张。

表3-171 2020年门急诊不同性别人口在不同医疗机构年人均处方数(张)

性　　别	市级三级医院	区属三级医院	区属二级医院	社区卫生服务中心(站)
男性	24.1	20.3	19.3	25.3
女性	28.6	24.0	25.5	32.0

3. 不同年龄组人口差异

如表3-172,2020年门急诊儿童在市级三级医院年人均处方数为14.7张,区属三级医院为12.8张,区属二级医院为12.6张,社区卫生服务中心(站)为5.0张;门急诊青年在市级三级医院年人均处方数为20.5张,区属三级医院为15.6张,区属二级医院为17.7张,社区卫生服务中心(站)为10.0张;门急诊中年在市级三级医院年人均处方数为27.1张,区属三级医院为21.2张,区属二级医院为21.2张,社区卫生服务中心(站)为18.5张;门急诊年轻老年人在市级三级医院年人均处方数为39.1张,区属三级医院为31.1张,区属二级医院为30.7张,社区卫生服务中心(站)为34.7张;门急诊老年人在市级三级医院年人均处方数为44.8张,区属三级医院为40.2张,区属二级医院为39.8张,社区卫生服务中心(站)为52.6张;门急诊长寿老年人在市级三级医院年人均处方数为48.1张,区属三级医院为44.8张,区属二级医院为42.2张,社区卫生服务中心(站)为47.2张。

表 3 – 172　2020 年门急诊不同年龄组人口在不同医疗机构年人均处方数(张)

年 龄 组	市级三级医院	区属三级医院	区属二级医院	社区卫生服务中心(站)
儿童	14.7	12.8	12.6	5.0
青年	20.5	15.6	17.7	10.0
中年	27.1	21.2	21.2	18.5
年轻老年人	39.1	31.1	30.7	34.7
老年人	44.8	40.2	39.8	52.6
长寿老年人	48.1	44.8	42.2	47.2

三、门急诊药品类处方占比

如图 3 – 43,2018 ~ 2020 年,在门急诊就诊人口总处方数中,2018 年药品类处方占比 64.3%,2019 年为 63.2%,2020 年为 59.7%,呈现逐年下降的趋势。

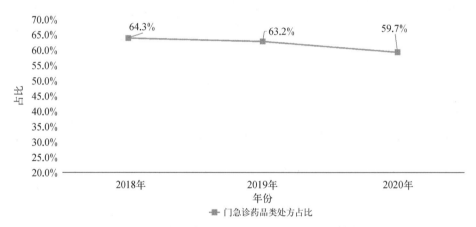

图 3 – 43　2018 ~ 2020 年门急诊就诊人口药品类处方占比

(一) 门急诊不同支付方式人口药品类处方占比

如图 3 – 44,2018 年门急诊医保支付人口药品类处方占比 68.3%,非医保支付人口

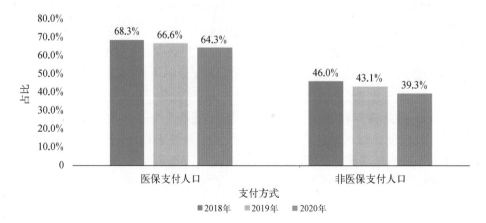

图 3 – 44　2018 ~ 2020 年门急诊不同支付方式人口药品类处方占比

46.0%;2019 年门急诊医保支付人口药品类处方占比 66.6%,非医保支付人口为 43.1%;2020 年门急诊医保支付人口药品类处方占比 64.3%,非医保支付人口为 39.3%。无论为医保支付人口还为非医保支付人口,门急诊药品类处方占比逐年下降。

(二)门急诊不同性别人口药品类处方占比

如表 3-173,2018 年门急诊男性药品类处方占比 65.0%,女性为 63.8%;2019 年,门急诊男性药品类处方占比 64.6%,女性为 62.2%;2020 年,门急诊男性药品类处方占比 61.6%,女性为 59.9%。门急诊不同性别人口药品类处方占比均逐年下降。

表 3-173 2018~2020 年门急诊不同性别人口药品类处方占比(%)

性 别	2018 年	2019 年	2020 年
男性	65.0	64.6	61.6
女性	63.8	62.2	59.9

(三)门急诊不同年龄组人口药品类处方占比

如表 3-174,2018~2020 年,门急诊老年人和长寿老年人药品类处方占比较高,均超过了总处方数的 60%。

表 3-174 2018~2020 年门急诊不同年龄组人口药品类处方占比(%)

年 龄 组	2018 年	2019 年	2020 年
儿童	51.6	38.6	48.0
青年	52.0	31.2	45.2
中年	61.9	45.6	58.8
年轻老年人	68.6	49.2	67.5
老年人	72.9	60.1	72.5
长寿老年人	70.8	75.6	71.3

(四)门急诊就诊人口在不同医疗机构药品类处方占比

如图 3-45,2018 年门急诊就诊人口在市级三级医院药品类处方为 64.9%,区属三级医

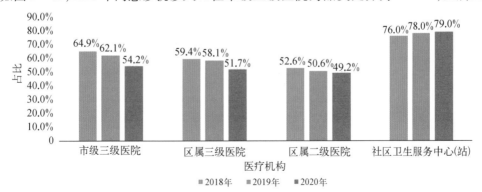

图 3-45 2018~2020 年门急诊就诊人口在不同医疗机构药品类处方占比

院为 59.4%,区属二级医院为 52.6%,社区卫生服务中心(站)为 76.0%;2019 年,门急诊就诊人口在市级三级医院药品类处方为 62.1%,区属三级医院为 58.1%,区属二级医院为 50.6%,社区卫生服务中心(站)为 78.0%;2020 年,门急诊就诊人口在市级三级医院药品类处方为 54.2%,区属三级医院为 51.7%,区属二级医院为 49.2%,社区卫生服务中心(站)79.0%。

1. 不同支付方式人口差异

如图 3-46,2020 年门急诊医保支付人口在不同医疗机构药品类处方占比均高于非医保支付人口。门急诊医保支付人口在市级三级医院药品类处方占比 58.4%,区属三级医院为 54.9%,区属二级医院为 54.2%,社区卫生服务中心(站)为 80.3%;门急诊非医保支付人口在市级三级医院药品类处方占比 42.0%,区属三级医院为 39.1%,区属二级医院为 31.7%,社区卫生服务中心(站)为 53.7%。

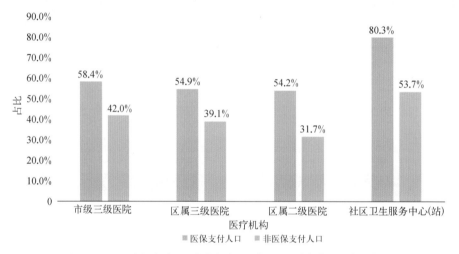

图 3-46 2020 年门急诊不同支付方式人口在不同医疗机构药品类处方占比

2. 不同性别人口差异

如图 3-47,2020 年门急诊男性在不同医疗机构药品类处方占比均高于女性。门急诊男

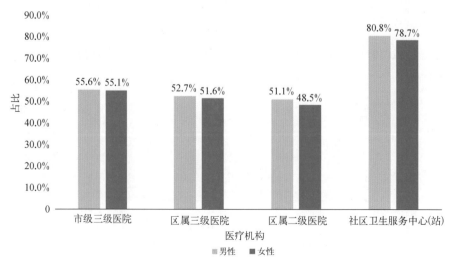

图 3-47 2020 年门急诊不同性别人口在不同医疗机构药品类处方占比

性在市级三级医院药品类处方占比 55.6%,区属三级医院为 52.7%,区属二级医院为 51.1%,社区卫生服务中心(站)为 80.8%;女性在市级三级医院门急诊药品类处方占比 55.1%,区属三级医院为 51.6%,区属二级医院为 48.5%,社区卫生服务中心(站)为 78.7%。

3. 不同年龄组人口差异

如表 3－175,2020 年门急诊儿童在市级三级医院药品类处方占比 49.0%,区属三级医院为 54.9%,区属二级医院为 45.2%,社区卫生服务中心(站)为 40.4%;门急诊青年在市级三级医院药品类处方占比 47.6%,区属三级医院为 43.5%,区属二级医院为 37.4%,社区卫生服务中心(站)为 72.3%;门急诊中年在市级三级医院药品类处方占比 56.4%,区属三级医院为 52.0%,区属二级医院为 51.5%,社区卫生服务中心(站)为 76.8%;门急诊年轻老年人在市级三级医院药品类处方占比 61.6%,区属三级医院为 56.4%,区属二级医院为 57.7%,社区卫生服务中心(站)为 79.0%;门急诊老年人在市级三级医院药品类处方占比 62.7%,区属三级医院为 59.1%,区属二级医院为 59.8%,社区卫生服务中心(站)为 83.8%;门急诊长寿老年人在市级三级医院药品类处方占比 60.5%,区属三级医院为 55.9%,区属二级医院为 54.4%,社区卫生服务中心(站)为 86.2%。

表 3－175　2020 年门急诊不同年龄组人口在不同医疗机构药品类处方占比(%)

年 龄 组	市级三级医院	区属三级医院	区属二级医院	社区卫生服务中心(站)
儿童	49.0	54.9	45.2	40.4
青年	47.6	43.5	37.4	72.3
中年	56.4	52.0	51.5	76.8
年轻老年人	61.6	56.4	57.7	79.0
老年人	62.7	59.1	59.8	83.8
长寿老年人	60.5	55.9	54.4	86.2

四、门急诊检验类处方占比

如图 3－48,2018~2020 年,在门急诊就诊人口总处方数中,2018 年检验类处方占比 24.6%,2019 年为 26.2%,2020 年为 30.0%,呈现逐年上涨趋势。

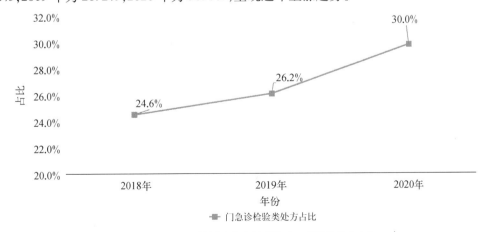

图 3－48　2018~2020 年门急诊就诊人口检验类处方占比

（一）门急诊不同支付方式人口检验类处方占比

如图 3-49,2018 年门急诊医保支付人口检验类处方占比 21.1%,非医保支付人口为 40.2%;2019 年,门急诊医保支付人口检验类处方占比 22.9%,非医保支付人口为 45.4%; 2020 年,门急诊医保支付人口检验类处方占比 25.8%,非医保支付人口为 49.2%。

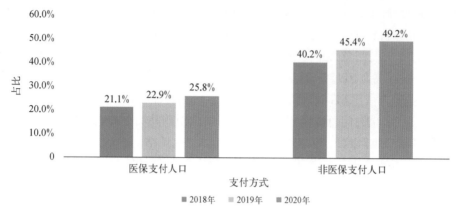

图 3-49   2018~2020 年门急诊不同支付方式人口检验类处方占比

（二）门急诊不同性别人口检验类处方占比

如表 3-176,2018 年门急诊男性检验类处方占比 23.7%,女性为 25.4%;2019 年,门急诊 男性检验类处方占比 24.5%,女性为 27.3%;2020 年,门急诊男性检验类处方占比 28.1%,女 性为 30.2%。门急诊男性检验类处方占比低于女性。

表 3-176   2018~2020 年门急诊不同性别人口检验类处方占比(%)

性 别	2018 年	2019 年	2020 年
男性	23.7	24.5	28.1
女性	25.4	27.3	30.2

（三）门急诊不同年龄组人口检验类处方占比

如表 3-177,2018~2020 年,门急诊青年检验类处方占比最高(2018 年为 35.0%,2019 年 为 38.7%;2020 年为 42.8%);门急诊老年人和长寿老年人检验类处方占比较低。

表 3-177   2018~2020 年门急诊不同年龄组人口检验类处方占比(%)

年 龄 组	2018 年	2019 年	2020 年
儿童	31.6	31.3	37.4
青年	35.0	38.7	42.8
中年	25.1	26.6	30.8
年轻老年人	19.9	20.8	23.7
老年人	17.0	17.5	19.1
长寿老年人	17.6	18.3	19.1

（四）门急诊就诊人口在不同医疗机构检验类处方占比

如图 3-50,2018 年门急诊就诊人口在市级三级医院检验类处方占比 24.0%,区属三级医院为 30.9%,区属二级医院为 34.3%,社区卫生服务中心(站)为 14.4%;2019 年,门急诊就诊人口在市级三级医院检验类处方占比 28.0%,区属三级医院为 32.3%,区属二级医院为 35.9%,社区卫生服务中心(站)为 13.0%;2020 年就诊人口在市级三级医院门急诊检验类处方占比 36.4%,区属三级医院为 38.6%,区属二级医院为 36.9%,社区卫生服务中心(站)为 13.0%。

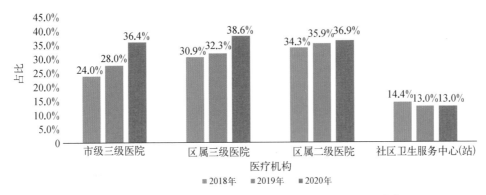

图 3-50　2018~2020 年门急诊就诊人口在不同医疗机构检验类处方占比

1. 不同支付方式人口差异

如图 3-51,2020 年门急诊医保支付人口在不同医疗机构检验类处方占比均低于非医保支付人口。门急诊医保支付人口在市级三级医院检验类处方占比 31.8%,区属三级医院为 35.4%,区属二级医院为 32.1%,社区卫生服务中心(站)为 12.5%;门急诊非医保支付人口在市级三级医院检验类处方占比 49.5%,区属三级医院为 51.0%,区属二级医院为 53.8%,社区卫生服务中心(站)为 24.0%。

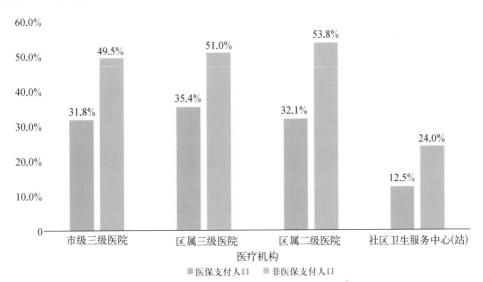

图 3-51　2020 年门急诊不同支付方式人口在不同医疗机构检验类处方占比

2. 不同性别人口差异

如图 3 - 52,2020 年门急诊男性在市级三级医院检验类处方占比 35.0%,区属三级医院为 37.6%,区属二级医院为 34.0%,社区卫生服务中心(站)为 11.6%;门急诊女性在市级三级医院检验类处方占比 35.5%,区属三级医院为 38.9%,区属二级医院为 38.5%,社区卫生服务中心(站)为 13.6%。

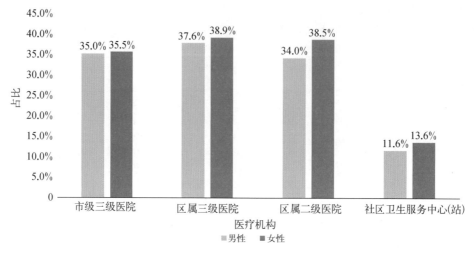

图 3 - 52 2020 年门急诊不同性别人口在不同医疗机构检验类处方占比

3. 不同年龄组人口差异

如表 3 - 178,2020 年门急诊儿童在市级三级医院检验类处方占比 40.9%,区属三级医院为 34.6%,区属二级医院为 34.9%,社区卫生服务中心(站)为 23.2%;门急诊青年在市级三级医院检验类处方占比 42.0%,区属三级医院为 45.6%,区属二级医院为 48.0%,社区卫生服务中心(站)为 15.9%;门急诊中年在市级三级医院检验类处方占比 34.5%,区属三级医院为 38.7%,区属二级医院为 34.6%,社区卫生服务中心(站)为 14.4%;门急诊年轻老年人在市级三级医院检验类处方占比 29.9%,区属三级医院为 35.1%,区属二级医院为 29.7%,社区卫生服务中心(站)为 13.8%;门急诊老年人在市级三级医院检验类处方占比 28.1%,区属三级医院为 31.9%,区属二级医院为 28.2%,社区卫生服务中心(站)为 9.7%;门急诊长寿老年人在市级三级医院检验类处方占比 27.2%,区属三级医院为 32.5%,区属二级医院为 31.6%,社区卫生服务中心(站)为 7.7%。

表 3 - 178 2020 年门急诊不同年龄组人口在不同医疗机构检验类处方占比(%)

年 龄 组	市级三级医院	区属三级医院	区属二级医院	社区卫生服务中心(站)
儿童	40.9	34.6	34.9	23.2
青年	42.0	45.6	48.0	15.9
中年	34.5	38.7	34.6	14.4
年轻老年人	29.9	35.1	29.7	13.8
老年人	28.1	31.9	28.2	9.7
长寿老年人	27.2	32.5	31.6	7.7

住院
360°
视图

第一节　住院服务利用 360°视图

一、住院人次占比及占比最高的住院原因

(一) 总体概述

如表 4 - 1,2020 年住院人口产生的住院人次中,因肿瘤(15.8%)、循环系统疾病(14.2%),以及消化系统疾病(8.6%)住院人次占比最高。因肿瘤住院人次中,占比最高的病种是支气管和肺恶性肿瘤(2.3%)、肝和肝内胆管恶性肿瘤(1.2%),以及乳房恶性肿瘤(0.8%)。因循环系统疾病住院人次中,占比最高的病种是慢性缺血性心脏病(3.0%)、脑梗死(2.5%),以及特发性原发性高血压(2.0%)。因消化系统疾病住院人次中,占比最高的病种是胆石症(1.4%)、肠的其他疾病(0.8%),以及胃炎和十二指肠炎(0.6%)。

表 4 - 1　2020 年住院人次占比最高的住院原因

顺　位	疾病分类	病　种	占比(%)
1	肿瘤		15.8
		支气管和肺恶性肿瘤	2.3
		肝和肝内胆管恶性肿瘤	1.2
		乳房恶性肿瘤	0.8
2	循环系统疾病		14.2
		慢性缺血性心脏病	3.0
		脑梗死	2.5
		特发性原发性高血压	2.0
3	消化系统疾病		8.6
		胆石症	1.4
		肠的其他疾病	0.8
		胃炎和十二指肠炎	0.6

(二) 不同支付方式住院人次占比及占比最高的住院原因

如图 4 - 1,2018 年住院人次中,医保支付人口占 63.3%,非医保支付人口占 36.7%;2019 年住院人次中,医保支付人口占 64.4%,非医保支付人口占 35.6%;2020 年住院人次中,医保支付人口占 54.8%,非医保支付人口占 45.2%。

如表 4 - 2,2020 年医保支付人口住院人次中,因循环系统疾病(16.8%)、肿瘤(15.0%),以及消化系统疾病(9.5%)住院人次占比最高。因循环系统疾病住院人次中,占比最高的病种是慢性缺血性心脏病(3.6%)、脑梗死(3.1%),以及特发性原发性高血压(2.5%)。因肿瘤

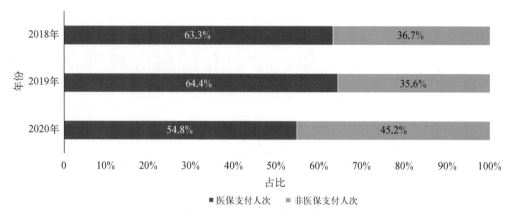

图 4 - 1　2018~2020 年不同支付方式住院人次占比

住院人次中,占比最高的病种是支气管和肺恶性肿瘤(1.9%)、肝和肝内胆管恶性肿瘤(1.0%),以及乳房恶性肿瘤(0.8%)。因消化系统疾病住院人次中,占比最高的病种是胆石症(1.7%)、肠的其他疾病(1.0%),以及胃炎和十二指肠炎(0.5%)。

表 4 - 2　2020 年不同支付方式人口住院人次占比最高的住院原因

顺位	医 保 支 付			非 医 保 支 付		
	疾病分类	病　种	占比(%)	疾病分类	病　种	占比(%)
1	循环系统疾病		16.8	肿瘤		16.6
		慢性缺血性心脏病	3.6		支气管和肺恶性肿瘤	2.7
		脑梗死	3.1		肝和肝内胆管恶性肿瘤	1.4
		特发性原发性高血压	2.5		甲状腺恶性肿瘤	0.8
2	肿瘤		15.0	循环系统疾病		11.1
		支气管和肺恶性肿瘤	1.9		慢性缺血性心脏病	2.4
		肝和肝内胆管恶性肿瘤	1.0		脑梗死	1.7
		乳房恶性肿瘤	0.8		特发性原发性高血压	1.3
3	消化系统疾病		9.5	消化系统疾病		7.6
		胆石症	1.7		胆石症	1.0
		肠的其他疾病	1.0		肠的其他疾病	0.6
		胃炎和十二指肠炎	0.5		胃炎和十二指肠炎	0.6

　　非医保支付人口住院人次中,因肿瘤(16.6%)、循环系统疾病(11.1%),以及消化系统疾病(7.6%)住院人次占比最高。因肿瘤住院人次中,占比最高的病种是支气管和肺恶性肿瘤(2.7%)、肝和肝内胆管恶性肿瘤(1.4%),以及甲状腺恶性肿瘤(0.8%)。因循环系统疾病住院人次中,占比最高的病种是慢性缺血性心脏病(2.4%)、脑梗死(1.7%),以及特发性原发性高血压(1.3%)。因消化系统疾病住院人次中,占比最高的病种是胆石症(1.0%)、肠的其他疾病(0.6%),以及胃炎和十二指肠炎(0.6%)。

（三）不同性别人口住院人次占比及占比最高的住院原因

　　如表 4 - 3,2018 年住院人次中,男性占 46.8%,女性占 53.2%,性别比是 0.88;2019 年男性占 48.2%,女性占 51.8%,性别比是 0.93;2020 年男性占 48.9%,女性占 51.1%,性别比是 0.96。

表 4 - 3   2018~2020 年不同性别人口住院人次占比

性 别	2018 年	2019 年	2020 年
男性(%)	46.8	48.2	48.9
女性(%)	53.2	51.8	51.1
男女性别比	0.88	0.93	0.96

如表 4 - 4,2020 年男性住院人次中,因循环系统疾病(16.0%)、肿瘤(15.5%),以及消化系统疾病(10.1%)住院人次占比最高。因循环系统疾病住院人次中,占比最高的病种是慢性缺血性心脏病(3.4%)、脑梗死(2.8%),以及特发性原发性高血压(1.9%)。因肿瘤住院人次中,占比最高的病种是支气管和肺恶性肿瘤(2.5%)、肝和肝内胆管恶性肿瘤(2.0%),以及胃恶性肿瘤(1.0%)。因消化系统疾病住院人次中,占比最高的病种是胆石症(1.3%)、肠的其他疾病(1.1%),以及腹股沟疝(0.9%)。

女性住院人次中,因肿瘤(16.0%)、循环系统疾病(12.5%),以及妊娠、分娩和产褥期(11.2%)住院人次占比最高。因肿瘤住院人次中,占比最高的病种是支气管和肺恶性肿瘤(2.0%)、乳房恶性肿瘤(1.6%),以及子宫平滑肌瘤(1.2%)。因循环系统疾病住院人次中,占比最高的病种是慢性缺血性心脏病(2.7%)、脑梗死(2.1%),以及特发性原发性高血压(2.0%)。因妊娠、分娩和产褥期住院人次中,占比最高的病种是医疗性流产(1.7%)、为已知或可疑盆腔器官异常给予的孕产妇医疗(1.1%),以及为其他已知或可疑胎儿问题给予的孕产妇医疗(0.8%)。

表 4 - 4   2020 年不同性别人口住院人次占比最高的住院原因

顺位	男 性		占比(%)	女 性		占比(%)
	疾病分类	病 种		疾病分类	病 种	
1	循环系统疾病		16.0	肿瘤		16.0
		慢性缺血性心脏病	3.4		支气管和肺恶性肿瘤	2.0
		脑梗死	2.8		乳房恶性肿瘤	1.6
		特发性原发性高血压	1.9		子宫平滑肌瘤	1.2
2	肿瘤		15.5	循环系统疾病		12.5
		支气管和肺恶性肿瘤	2.5		慢性缺血性心脏病	2.7
		肝和肝内胆管恶性肿瘤	2.0		脑梗死	2.1
		胃恶性肿瘤	1.0		特发性原发性高血压	2.0
3	消化系统疾病		10.1	妊娠、分娩和产褥期		11.2
		胆石症	1.3		医疗性流产	1.7
		肠的其他疾病	1.1		为已知或可疑盆腔器官异常给予的孕产妇医疗	1.1
		腹股沟疝	0.9		为其他已知或可疑胎儿问题给予的孕产妇医疗	0.8

（四）不同年龄组住院人次占比及占比最高的住院原因

如表4-5,2018~2020年,在总住院人次中,年轻老年人占比最高(2018年为30.9%,2019年为31.3%,2020年为32.8%);长寿老年人占比最低(2018年为2.7%,2019年为2.5%,2020年为2.5%)。

表4-5 2018~2020年不同年龄组人口住院人次占比(%)

年 龄 组	2018 年	2019 年	2020 年
儿童	5.2	7.1	6.0
青年	25.3	23.5	23.3
中年	21.3	21.3	21.7
年轻老年人	30.9	31.3	32.8
老年人	14.6	14.3	13.7
长寿老年人	2.7	2.5	2.5

如表4-6,2020年儿童住院人次中,因起源于围生期的某些情况(12.6%),先天畸形、变形和染色体异常(11.8%),以及呼吸系统疾病(10.4%)住院人次占比最高。因起源于围生期的某些情况住院人次中,占比最高的病种是新生儿黄疸(4.3%)、与孕期短和低出生体重有关的疾患(1.9%),以及特发于围生期的感染(1.1%)。因先天畸形、变形和染色体异常住院人次中,占比最高的病种是心间隔先天性畸形(1.8%)、男性生殖器官的先天性畸形(1.3%),以及循环系统的先天性畸形(0.7%)。因呼吸系统疾病住院人次中,占比最高的病种是病原体未特指的肺炎(4.2%)、扁桃体和腺样体慢性疾病(1.3%),以及细菌性肺炎(1.0%)。

表4-6 2020年儿童住院人次占比最高的住院原因

顺 位	疾病分类	病 种	占比(%)
1	起源于围生期的某些情况		12.6
		新生儿黄疸	4.3
		与孕期短和低出生体重有关的疾患	1.9
		特发于围生期的感染	1.1
2	先天畸形、变形和染色体异常		11.8
		心间隔先天性畸形	1.8
		男性生殖器官的先天性畸形	1.3
		循环系统的先天性畸形	0.7
3	呼吸系统疾病		10.4
		病原体未特指的肺炎	4.2
		扁桃体和腺样体慢性疾病	1.3
		细菌性肺炎	1.0

如表4-7,2020年青年住院人次中,因妊娠、分娩和产褥期(25.0%)、肿瘤(13.5%),以及消化系统疾病(8.6%)住院人次占比最高。因妊娠、分娩和产褥期住院人次中,占比最高的病种是医疗性流产(3.8%)、为已知或可疑盆腔器官异常给予的孕产妇医疗(2.4%),以及为

其他已知或可疑胎儿问题给予的孕产妇医疗(1.8%)。因肿瘤住院人次中,占比最高的病种是乳腺良性肿瘤(1.8%)、甲状腺恶性肿瘤(1.7%),以及子宫平滑肌瘤(1.3%)。因消化系统疾病住院人次中,占比最高的病种是胆石症(1.1%)、急性阑尾炎(0.9%),以及克罗恩病[节段性肠炎](0.9%)。

表 4-7　2020 年青年住院人次占比最高的住院原因

顺　位	疾病分类	病　种	占比(%)
1	妊娠、分娩和产褥期		25.0
		医疗性流产	3.8
		为已知或可疑盆腔器官异常给予的孕产妇医疗	2.4
		为其他已知或可疑胎儿问题给予的孕产妇医疗	1.8
2	肿瘤		13.5
		乳腺良性肿瘤	1.8
		甲状腺恶性肿瘤	1.7
		子宫平滑肌瘤	1.3
3	消化系统疾病		8.6
		胆石症	1.1
		急性阑尾炎	0.9
		克罗恩病[节段性肠炎]	0.9

如表 4-8,2020 年中年住院人次中,因肿瘤(21.7%)、消化系统疾病(9.5%),以及循环系统疾病(9.2%)住院人次占比最高。因肿瘤住院人次中,占比最高的病种是支气管和肺恶性肿瘤(2.9%)、肝和肝内胆管恶性肿瘤(2.2%),以及乳房恶性肿瘤(1.5%)。因消化系统疾病住院人次中,占比最高的病种是胆石症(1.6%)、肠的其他疾病(1.1%),以及胃炎和十二指肠炎(0.8%)。因循环系统疾病住院人次中,占比最高的病种是慢性缺血性心脏病(1.6%)、特发性原发性高血压(1.4%),以及脑梗死(1.2%)。

表 4-8　2020 年中年住院人次占比最高的住院原因

顺　位	疾病分类	病　种	占比(%)
1	肿瘤		21.7
		支气管和肺恶性肿瘤	2.9
		肝和肝内胆管恶性肿瘤	2.2
		乳房恶性肿瘤	1.5
2	消化系统疾病		9.5
		胆石症	1.6
		肠的其他疾病	1.1
		胃炎和十二指肠炎	0.8
3	循环系统疾病		9.2
		慢性缺血性心脏病	1.6
		特发性原发性高血压	1.4
		脑梗死	1.2

如表4-9,2020 年年轻老年人住院人次中,因肿瘤(18.2%)、循环系统疾病(17.1%),以及消化系统疾病(8.8%)住院人次占比最高。因肿瘤住院人次中,占比最高的病种是支气管和肺恶性肿瘤(3.5%)、肝和肝内胆管恶性肿瘤(1.5%),以及胃恶性肿瘤(1.1%)。因循环系统疾病住院人次中,占比最高的病种是慢性缺血性心脏病(3.4%)、脑梗死(3.2%),以及特发性原发性高血压(2.4%)。因消化系统疾病住院人次中,占比最高的病种是胆石症(1.5%)、肠的其他疾病(1.4%),以及腹股沟疝(0.6%)。

表4-9　2020 年年轻老年人住院人次占比最高的住院原因

顺　位	疾病分类	病　种	占比(%)
1	肿瘤		18.2
		支气管和肺恶性肿瘤	3.5
		肝和肝内胆管恶性肿瘤	1.5
		胃恶性肿瘤	1.1
2	循环系统疾病		17.1
		慢性缺血性心脏病	3.4
		脑梗死	3.2
		特发性原发性高血压	2.4
3	消化系统疾病		8.8
		胆石症	1.5
		肠的其他疾病	1.4
		腹股沟疝	0.6

如表4-10,2020 年老年人住院人次中,因循环系统疾病(32.7%)、肿瘤(11.3%),以及呼吸系统疾病(9.8%)住院人次占比最高。因循环系统疾病住院人次中,占比最高的病种是慢性缺血性心脏病(7.6%)、脑梗死(6.8%),以及特发性原发性高血压(4.2%)。因肿瘤住院人次中,占比最高的病种是支气管和肺恶性肿瘤(2.0%)、结肠恶性肿瘤(0.9%),以及胃恶性肿瘤(0.9%)。因呼吸系统疾病住院人次中,占比最高的病种是慢性阻塞性肺疾病(2.3%)、呼吸性疾患(1.8%),以及病原体未特指的肺炎(1.6%)。

表4-10　2020 年老年人住院人次占比最高的住院原因

顺　位	疾病分类	病　种	占比(%)
1	循环系统疾病		32.7
		慢性缺血性心脏病	7.6
		脑梗死	6.8
		特发性原发性高血压	4.2
2	肿瘤		11.3
		支气管和肺恶性肿瘤	2.0
		结肠恶性肿瘤	0.9
		胃恶性肿瘤	0.9
3	呼吸系统疾病		9.8
		慢性阻塞性肺疾病	2.3
		呼吸性疾患	1.8
		病原体未特指的肺炎	1.6

如表 4-11,2020 年长寿老年人住院人次中,因循环系统疾病(49.5%)、呼吸系统疾病(17.7%),以及消化系统疾病(6.2%)住院人次占比最高。因循环系统疾病住院人次中,占比最高的病种是慢性缺血性心脏病(16.9%)、特发性原发性高血压(7.6%),以及脑梗死(7.2%)。因呼吸系统疾病住院人次中,占比最高的病种是慢性阻塞性肺疾病(3.8%)、病原体未特指的肺炎(3.6%),以及呼吸性疾患(3.5%)。因消化系统疾病住院人次中,占比最高的病种是胆石症(1.5%)、消化系统其他疾病(0.9%),以及无力性肠梗阻和肠梗阻(不伴有疝)(0.5%)。

表 4-11　2020 年长寿老年人住院人次占比最高的住院原因

顺　位	疾病分类	病　种	占比(%)
1	循环系统疾病		49.5
		慢性缺血性心脏病	16.9
		特发性原发性高血压	7.6
		脑梗死	7.2
2	呼吸系统疾病		17.7
		慢性阻塞性肺疾病	3.8
		病原体未特指的肺炎	3.6
		呼吸性疾患	3.5
3	消化系统疾病		6.2
		胆石症	1.5
		消化系统其他疾病	0.9
		无力性肠梗阻和肠梗阻(不伴有疝)	0.5

二、住院人次流向及主要住院原因

(一)总体概述

如表 4-12,2018 年 59.1%的住院人次流向市级三级医院,10.7%流向区属三级医院,28.5%流向区属二级医院,1.8%流向社区卫生服务中心(站);2019 年 60.2%流向市级三级医院,10.4%流向区属三级医院,27.9%流向区属二级医院,1.5%流向社区卫生服务中心(站);2020 年 60.4%流向市级三级医院,11.3%流向区属三级医院,27.4%流向区属二级医院,0.9%流向社区卫生服务中心(站)。

表 4-12　2018~2020 年住院人次流向(%)

年　份	市级三级医院	区属三级医院	区属二级医院	社区卫生服务中心(站)
2018 年	59.1	10.7	28.5	1.8
2019 年	60.2	10.4	27.9	1.5
2020 年	60.4	11.3	27.4	0.9

如表 4-13,2020 年流向市级三级医院住院人次中,因肿瘤(20.3%)、循环系统疾病(9.1%),以及消化系统疾病(7.4%)住院人次占比最高。因肿瘤住院人次中,占比最高的病

种是支气管和肺恶性肿瘤(3.1%)、肝和肝内胆管恶性肿瘤(1.7%),以及乳房恶性肿瘤(1.1%)。因循环系统疾病住院人次中,占比最高的病种是慢性缺血性心脏病(1.9%)、特发性原发性高血压(1.1%),以及脑梗死(0.9%)。因消化系统疾病住院人次中,占比最高的病种是胆石症(1.1%)、肠的其他疾病(0.7%),以及腹股沟疝(0.5%)。

表4-13 2020年流向市级三级医院住院人次占比最高的住院原因

顺　位	疾病分类	病　种	占比(%)
1	肿瘤		20.3
		支气管和肺恶性肿瘤	3.1
		肝和肝内胆管恶性肿瘤	1.7
		乳房恶性肿瘤	1.1
2	循环系统疾病		9.1
		慢性缺血性心脏病	1.9
		特发性原发性高血压	1.1
		脑梗死	0.9
3	消化系统疾病		7.4
		胆石症	1.1
		肠的其他疾病	0.7
		腹股沟疝	0.5

如表4-14,2020年流向区属三级医院住院人次中,因循环系统疾病(20.7%)、消化系统疾病(12.4%),以及肿瘤(9.4%)住院人次占比最高。因循环系统疾病住院人次中,占比最高的病种是特发性原发性高血压(4.1%)、慢性缺血性心脏病(4.0%),以及脑梗死(3.7%)。因消化系统疾病住院人次中,占比最高的病种是胆石症(2.6%)、肠的其他疾病(1.2%),以及胃炎和十二指肠炎(0.8%)。因肿瘤住院人次中,占比最高的病种是支气管和肺恶性肿瘤(1.2%)、结肠恶性肿瘤(0.6%),以及胃恶性肿瘤(0.5%)。

表4-14 2020年流向区属三级医院住院人次占比最高的住院原因

顺　位	疾病分类	病　种	占比(%)
1	循环系统疾病		20.7
		特发性原发性高血压	4.1
		慢性缺血性心脏病	4.0
		脑梗死	3.7
2	消化系统疾病		12.4
		胆石症	2.6
		肠的其他疾病	1.2
		胃炎和十二指肠炎	0.8
3	肿瘤		9.4
		支气管和肺恶性肿瘤	1.2
		结肠恶性肿瘤	0.6
		胃恶性肿瘤	0.5

如表 4-15,2020 年流向区属二级医院住院人次中,因循环系统疾病(21.3%)、消化系统疾病(10.0),以及肿瘤(8.6%)住院人次占比最高。因循环系统疾病住院人次中,占比最高的病种是脑梗死(5.2)、慢性缺血性心脏病(4.9),以及特发性原发性高血压(2.9)。因消化系统疾病住院人次中,占比最高的病种是胆石症(1.6)、肠的其他疾病(1.1),以及急性阑尾炎(0.8)。因肿瘤住院人次中,占比最高的病种是支气管和肺恶性肿瘤(0.9),结肠、直肠、肛门和肛管良性肿瘤(0.7),以及胃恶性肿瘤(0.5)。

表 4-15　2020 年流向区属二级医院住院人次占比最高的住院原因

顺　位	疾病分类	病　种	占比(%)
1	循环系统疾病		21.3
		脑梗死	5.2
		慢性缺血性心脏病	4.9
		特发性原发性高血压	2.9
2	消化系统疾病		10.0
		胆石症	1.6
		肠的其他疾病	1.1
		急性阑尾炎	0.8
3	肿瘤		8.6
		支气管和肺恶性肿瘤	0.9
		结肠、直肠、肛门和肛管良性肿瘤	0.7
		胃恶性肿瘤	0.5

如表 4-16,2020 年流向社区卫生服务中心(站)住院人次中,因循环系统疾病(57.0%)、呼吸系统疾病(17.4%),以及肿瘤(7.3%)住院人次占比最高。因循环系统疾病住院人次中,占比最高的病种是脑血管病后遗症(25.6%)、慢性缺血性心脏病(12.1%),以及脑梗死(10.2%)。因呼吸系统疾病住院人次中,占比最高的病种是慢性阻塞性肺疾病(4.4%)、慢性支气管炎(4.0%),以及呼吸性疾患(3.3%)。因肿瘤住院人次中,占比最高的病种是口腔和消化器官不确定或未知行为的肿瘤(1.0%)、支气管和肺恶性肿瘤(1.0%),以及中耳、呼吸道和胸腔内不确定或未知行为的肿瘤(0.7%)。

表 4-16　2020 年流向社区卫生服务中心(站)住院人次占比最高的住院原因

顺　位	疾病分类	病　种	占比(%)
1	循环系统疾病		57.0
		脑血管病后遗症	25.6
		慢性缺血性心脏病	12.1
		脑梗死	10.2
2	呼吸系统疾病		17.4
		慢性阻塞性肺疾病	4.4
		慢性支气管炎	4.0
		呼吸性疾患	3.3

续　表

顺　　位	疾病分类	病　　种	占比(%)
3	肿瘤		7.3
		口腔和消化器官不确定或未知行为的肿瘤	1.0
		支气管和肺恶性肿瘤	1.0
		中耳、呼吸道和胸腔内不确定或未知行为的肿瘤	0.7

（二）不同支付方式人口住院人次流向及住院人次占比最高的住院原因

如图4-2,2020年医保支付人口住院人次流向市级三级医院的占比55.4%,流向区属三级医院13.2%,流向区属二级医院30.5%,流向社区卫生服务中心(站)1.0%;非医保支付人口住院人次流向市级三级医院的占比66.5%,流向区属三级医院9.0%,流向区属二级医院比23.6%,流向社区卫生服务中心(站)0.9%。

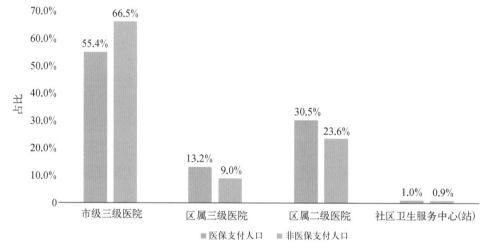

图4-2　2020年不同支付方式人口住院人次流向

如表4-17,2020年医保支付人口流向市级三级医院住院人次中,因肿瘤(19.8%)住院人次占比最高,其中占比最高的病种是支气管和肺恶性肿瘤(2.5%)、肝和肝内胆管恶性肿瘤(1.6%),以及乳房恶性肿瘤(1.1%);流向区属三级医院、区属二级医院和社区卫生服务中心(站)住院人次中,均因循环系统疾病住院人次占比最高,其中占比最高的病种集中于特发性原发性高血压、慢性缺血性心脏病,以及脑梗死等。

表4-17　2020年不同支付方式人口流向不同医疗机构住院人次占比最高的住院原因

医疗机构	医　保　支　付			非医保支付		
	疾病分类	病　　种	占比(%)	疾病分类	病　　种	占比(%)
市级三级医院						
	肿瘤		19.8	肿瘤		20.7
		支气管和肺恶性肿瘤	2.5		支气管和肺恶性肿瘤	3.7

医疗机构	医 保 支 付			非医保支付		
	疾病分类	病　种	占比(%)	疾病分类	病　种	占比(%)
		肝和肝内胆管恶性肿瘤	1.6		肝和肝内胆管恶性肿瘤	1.9
		乳房恶性肿瘤	1.1		甲状腺恶性肿瘤	1.0
区属三级医院	循环系统疾病		23.1	循环系统疾病		16.5
		特发性原发性高血压	5.1		脑梗死	3.3
		慢性缺血性心脏病	4.6		慢性缺血性心脏病	3.0
		脑梗死	3.9		特发性原发性高血压	2.3
区属二级医院	循环系统疾病		23.4	循环系统疾病		18.0
		脑梗死	6.0		慢性缺血性心脏病	4.5
		慢性缺血性心脏病	5.2		脑梗死	4.0
		特发性原发性高血压	3.1		特发性原发性高血压	2.7
社区卫生服务中心(站)	循环系统疾病		58.5	循环系统疾病		54.8
		脑血管病后遗症	27.5		脑血管病后遗症	22.9
		慢性缺血性心脏病	13.5		脑梗死	11.8
		脑梗死	9.1		慢性缺血性心脏病	10.0

非医保支付人口流向市级三级医院住院人次中,因肿瘤(20.7%)住院人次占比最高,其中占比最高的病种是支气管和肺恶性肿瘤(3.7%)、肝和肝内胆管恶性肿瘤(1.9%),以及甲状腺恶性肿瘤(1.0%);流向区属三级医院、区属二级医院和社区卫生服务中心(站)住院人次中,均因循环系统疾病住院人次占比最高,其中占比最高的病种集中于慢性缺血性心脏病、脑梗死,以及特发性原发性高血压。

(三) 不同性别人口住院人次流向及住院人次占比最高的病种

如图4-3,2020年男性住院人次中,流向市级三级医院占比61.3%,流向区属三级医院11.6%,流向区属二级医院26.3%,流向社区卫生服务中心(站)0.8%;女性住院人次中,流向市级三级医院占比59.5%,流向区属三级医院11.0%,流向区属二级医院28.4%,流向社区卫生服务中心(站)1.0%。

如表4-18,2020年男性流向市级三级医院住院人次中,因肿瘤(19.3%)住院人次占比最高,其中占比最高的病种是支气管和肺恶性肿瘤(3.3%)、肝和肝内胆管恶性肿瘤(2.8%),以及胃恶性肿瘤(1.1%);流向区属三级医院、区属二级医院和社区卫生服务中心(站)住院人次中,均因循环系统疾病住院人次占比最高,其中占比最高的病种集中于慢性缺血性心脏病、脑梗死。

女性流向市级三级医院住院人次中,因肿瘤(21.2%)住院人次占比最高,其中占比最高

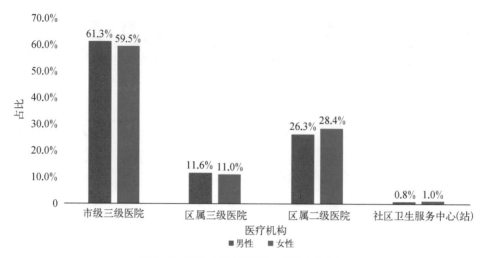

图 4 - 3 2020 年不同性别人口住院人次流向

的病种是支气管和肺恶性肿瘤（2.9%）、乳房恶性肿瘤（2.1%），以及乳腺良性肿瘤（1.6%）；流向区属三级医院、区属二级医院和社区卫生服务中心（站）住院人次中，均因循环系统疾病住院人次占比最高，其中占比最高的病种集中于慢性缺血性心脏病、脑梗死。

表 4 - 18 2020 年不同性别人口流向不同医疗机构住院人次占比最高的住院原因

医疗机构	男　性			女　性		
	疾病分类	病　种	占比（%）	疾病分类	病　种	占比（%）
市级三级医院	肿瘤		19.3	肿瘤		21.2
		支气管和肺恶性肿瘤	3.3		支气管和肺恶性肿瘤	2.9
		肝和肝内胆管恶性肿瘤	2.8		乳房恶性肿瘤	2.1
		胃恶性肿瘤	1.1		乳腺良性肿瘤	1.6
区属三级医院	循环系统疾病		22.2	循环系统疾病		19.1
		慢性缺血性心脏病	4.3		特发性原发性高血压	4.4
		脑梗死	4.0		慢性缺血性心脏病	3.7
		特发性原发性高血压	3.8		脑梗死	3.3
区属二级医院	循环系统疾病		23.3	循环系统疾病		19.4
		脑梗死	6.0		慢性缺血性心脏病	4.9
		慢性缺血性心脏病	4.9		脑梗死	4.5
		特发性原发性高血压	2.9		特发性原发性高血压	2.9
社区卫生服务中心（站）	循环系统疾病		49.6	循环系统疾病		62.6
		脑血管病后遗症	24.1		脑血管病后遗症	26.7
		脑梗死	9.2		慢性缺血性心脏病	14.7
		慢性缺血性心脏病	8.6		脑梗死	10.9

（四）不同年龄组人口住院人次流向及住院人次占比最高的住院原因

如图 4-4,2020 年儿童住院人次中,流向市级三级医院占比 88.5%,流向区属三级医院 3.6%,流向区属二级医院 7.8%,流向社区卫生服务中心（站）0.0;青年住院人次中,流向市级三级医院占比 63.0%,流向区属三级医院 9.9%,流向区属二级医院 27.0%,流向社区卫生服务中心（站）0.0;中年住院人次中,流向市级三级医院占比 68.0%,流向区属三级医院 10.5%,流向区属二级医院 21.3%,流向社区卫生服务中心（站）0.1%;年轻老年人住院人次中,流向市级三级医院占比 61.2%,流向区属三级医院 12.2%,流向区属二级医院 26.0%,流向社区卫生服务中心（站）0.7%;老年人住院人次中,流向市级三级医院占比 37.6%,流向区属三级医院 15.7%,流向区属二级医院 43.0%,流向社区卫生服务中心（站）3.7%;长寿老年人住院人次中,流向市级三级医院占比 17.6%,流向区属三级医院 13.7%,流向区属二级医院 61.8%,流向社区卫生服务中心（站）7.0%。

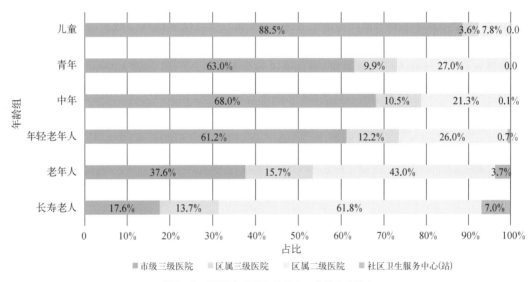

图 4-4　2020 年不同年龄组人口住院人次流向

如表 4-19,2020 年儿童市级三级医院住院人次中,因先天畸形、变形和染色体异常（12.4%）住院人次占比最高,其中占比最高的病种是心间隔先天性畸形（1.9%）、男性生殖器官的先天性畸形（1.4%）,以及尿道下裂（0.6%）;流向区属三级医院、区属二级医院和社区卫生服务中心（站）住院人次中,均因呼吸系统疾病住院人次占比最高,其中占比最高的病种集中于病原体未特指的肺炎、急性支气管炎等。

表 4-19　2020 年儿童流向不同医疗机构住院人次占比最高的住院原因

医 疗 机 构	疾 病 分 类	病　　　种	占比（%）
市级三级医院	先天畸形、变形和染色体异常		12.4
		心间隔先天性畸形	1.9
		男性生殖器官的先天性畸形	1.4
		尿道下裂	0.6

续　表

医 疗 机 构	疾 病 分 类	病　　种	占比(%)
区属三级医院	呼吸系统疾病		39.3
		病原体未特指的肺炎	19.5
		急性上呼吸道感染	4.6
		急性支气管炎	4.1
区属二级医院	呼吸系统疾病		33.4
		病原体未特指的肺炎	14.7
		急性支气管炎	4.9
		急性扁桃体炎	3.4
社区卫生服务中心(站)	呼吸系统疾病		60.0
		病原体未特指的肺炎	40.0
		急性支气管炎	20.0

如表 4 - 20,2020 年青年流向市级三级医院、区属三级医院和区属二级医院住院人次中,均因妊娠、分娩和产褥期住院人次占比最高,其中占比最高的病种集中于医疗性流产、为已知或可疑盆腔器官异常给予的孕产妇医疗等;流向社区卫生服务中心(站)住院人次中,因损伤、中毒和外因的某些其他后果(40.3%)住院人次占比最高,其中占比最高的病种是小腿骨折(18.2%)、足骨折(4.7%),以及股骨骨折(4.3%)。

表 4 - 20　2020 年青年流向不同医疗机构住院人次占比最高的住院原因

医 疗 机 构	疾 病 分 类	病种/住院原因	年人均费用(元)
市级三级医院	妊娠、分娩和产褥期		19.3
		医疗性流产	2.2
		为已知或可疑盆腔器官异常给予的孕产妇医疗	1.9
		为其他已知或可疑胎儿问题给予的孕产妇医疗	1.7
区属三级医院	妊娠、分娩和产褥期		27.2
		医疗性流产	5.0
		单胎顺产	3.0
		为已知或可疑盆腔器官异常给予的孕产妇医疗	2.7
区属二级医院	妊娠、分娩和产褥期		37.8
		医疗性流产	7.1
		为已知或可疑盆腔器官异常给予的孕产妇医疗	3.6
		单胎顺产	3.5
社区卫生服务中心(站)	损伤、中毒和外因的某些其他后果		40.3
		小腿骨折	18.2
		足骨折	4.7
		股骨骨折	4.3

如表4-21,2020年中年流向市级三级医院住院人次中,因肿瘤(26.1%),其中占比最高的病种是支气管和肺恶性肿瘤(3.9%)、肝和肝内胆管恶性肿瘤(3.0%),以及乳房恶性肿瘤(1.8%);流向区属三级医院和区属二级医院住院人次中,均因消化系统疾病住院人次占比最高,其中占比最高的病种集中于胆石症、肠的其他疾病等;流向社区卫生服务中心(站)住院人次中,因循环系统疾病(28.7%)住院人次占比最高,其中占比最高的病种是脑血管病后遗症(13.3%)、脑梗死(7.6%),以及慢性缺血性心脏病(2.2%)。

表4-21　2020年中年流向不同医疗机构住院人次占比最高的住院原因

医疗机构	疾病分类	病　种	占比(%)
市级三级医院	肿瘤		26.1
		支气管和肺恶性肿瘤	3.9
		肝和肝内胆管恶性肿瘤	3.0
		乳房恶性肿瘤	1.8
区属三级医院	消化系统疾病		14.9
		胆石症	3.4
		肠的其他疾病	1.6
		胃炎和十二指肠炎	1.1
区属二级医院	消化系统疾病		13.2
		胆石症	2.1
		肠的其他疾病	1.6
		急性阑尾炎	1.1
社区卫生服务中心(站)	循环系统疾病		28.7
		脑血管病后遗症	13.3
		脑梗死	7.6
		慢性缺血性心脏病	2.2

如表4-22,2020年年轻老年人流向市级三级医院住院人次中,因肿瘤(22.6%)住院人次占比最高,其种占比最高的病种是支气管和肺恶性肿瘤(4.7%)、肝和肝内胆管恶性肿瘤(2.1%),以及胃恶性肿瘤(1.3%);流向区属三级医院、区属二级医院和社区卫生服务中心(站)住院人次中,均因循环系统疾病住院人次占比最高,其中占比最高的病种集中于慢性缺血性心脏病、脑梗死等。

表4-22　2020年年轻老年人流向不同医疗机构住院人次占比最高的住院原因

医疗机构	疾病分类	病　种	占比(%)
市级三级医院	肿瘤		22.6
		支气管和肺恶性肿瘤	4.7
		肝和肝内胆管恶性肿瘤	2.1
		胃恶性肿瘤	1.3
区属三级医院	循环系统疾病		24.0
		特发性原发性高血压	5.1
		慢性缺血性心脏病	4.5
		脑梗死	4.4

续　表

医 疗 机 构	疾 病 分 类	病　　种	占比（%）
区属二级医院	循环系统疾病		23.4
		脑梗死	6.6
		慢性缺血性心脏病	4.0
		特发性原发性高血压	3.3
社区卫生服务中心（站）	循环系统疾病		50.9
		脑血管病后遗症	26.4
		脑梗死	12.8
		慢性缺血性心脏病	4.8

如表 4 - 23,2020 年老年人流向各级医疗机构住院人次中,均因循环系统疾病住院人次占比最高,其中占比最高的病种集中于慢性缺血性心脏病、脑梗死等。

表 4 - 23　2020 年老年人流向不同医疗机构住院人次占比最高的住院原因

医 疗 机 构	疾 病 分 类	病　　种	占比（%）
市级三级医院	循环系统疾病		22.9
		慢性缺血性心脏病	4.6
		脑梗死	3.0
		特发性原发性高血压	3.0
区属三级医院	循环系统疾病		34.7
		慢性缺血性心脏病	7.1
		脑梗死	6.9
		特发性原发性高血压	5.6
区属二级医院	循环系统疾病		38.2
		慢性缺血性心脏病	10.0
		脑梗死	9.7
		特发性原发性高血压	4.7
社区卫生服务中心（站）	循环系统疾病		58.6
		脑血管病后遗症	26.9
		慢性缺血性心脏病	12.1
		脑梗死	9.9

如表 4 - 24,2020 年长寿老年人流向各级医疗机构住院人次中,均因循环系统疾病住院人次占比最高,其中占比最高的病种集中于慢性缺血性心脏病、脑梗死等。

表 4 - 24　2020 年长寿老年人流向不同医疗机构住院人次占比最高的住院原因

医 疗 机 构	疾 病 分 类	病　　种	占比（%）
市级三级医院	循环系统疾病		37.3
		慢性缺血性心脏病	8.2
		特发性原发性高血压	6.6
		脑梗死	5.2

续 表

医 疗 机 构	疾 病 分 类	病 种	占比(%)
区属三级医院	循环系统疾病		46.8
		慢性缺血性心脏病	14.0
		特发性原发性高血压	8.3
		脑梗死	6.4
区属二级医院	循环系统疾病		51.7
		慢性缺血性心脏病	19.3
		脑梗死	7.8
		特发性原发性高血压	7.7
社区卫生服务中心(站)	循环系统疾病		66.5
		脑血管病后遗症	23.9
		慢性缺血性心脏病	22.8
		脑梗死	8.5

三、住院人口平均住院天数及天数最长的住院原因

(一)总体概述

2020 年住院人口平均住院天数为 6.8 天[①]，和 2019 年(6.9 天)持平。如表 4 - 25,住院人口因精神和行为障碍(30.1 天)、循环系统疾病(10.6 天),以及呼吸系统疾病(10.0 天)住院产生的平均住院天数最长。因精神和行为障碍住院产生的平均住院天数中,天数最长的病种是精神分裂症(30.1 天)。因循环系统疾病住院产生的平均住院天数中,天数最长的病种是脑血管病后遗症(18.4 天)、颅内出血(16.9 天),以及脑梗死(12.6 天)。因呼吸系统疾病住院产生的平均住院天数中,天数最长的病种是慢性支气管炎(12.8 天)、慢性阻塞性肺疾病(12.1 天),以及呼吸性疾患(11.5 天)。

表 4 - 25   2020 年住院人口住院天数最长的住院原因

顺 位	疾 病 分 类	病 种	平均住院天数(天)
1	精神和行为障碍		30.1
		精神分裂症	30.1
2	循环系统疾病		10.6
		脑血管病后遗症	18.4
		颅内出血	16.9
		脑梗死	12.6
3	呼吸系统疾病		10.0
		慢性支气管炎	12.8
		慢性阻塞性肺疾病	12.1
		呼吸性疾患	11.5

① 说明:剔除住院天数大于 60 天的住院人次,且仅展示按住院人次占比排序,累计前 80%的病种。

(二) 不同支付方式人口平均住院天数及天数最长的住院原因

如图4-5,2018年医保支付人口的平均住院天数为7.7天,非医保支付人口6.1天;2019年,医保支付人口的平均住院天数为7.4天,非医保支付人口6.0天;2020年,医保支付人口的平均住院天数为7.1天,非医保支付人口6.5天。2020年,非医保支付人口的平均住院天数较2019年上涨了8.3%。

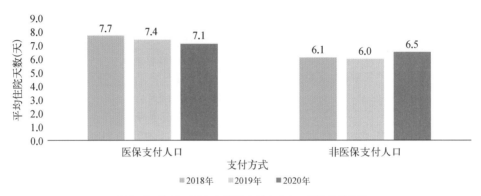

图4-5 2018~2020年不同支付方式人口平均住院天数

如表4-26,2020年医保支付人口因精神和行为障碍(31.5天)、循环系统疾病(11.0天),以及呼吸系统疾病(10.8天)住院的平均住院天数最长。因精神和行为障碍住院产生的平均住院天数中,天数最长的病种是精神分裂症(31.5天)。因循环系统疾病住院产生的平均住院天数中,天数最长的病种是脑血管病后遗症(20.3天)、颅内出血(17.8天),以及脑梗死(13.2天)。因呼吸系统疾病住院产生的平均住院天数中,天数最长的病种是病原体未特指的肺炎(13.1天)、慢性支气管炎(12.5天),以及呼吸性疾患(12.4天)。

表4-26 2020年医保支付人口平均住院天数最长的住院原因

顺 位	疾病分类	病 种	平均住院天数(天)
1	精神和行为障碍		31.5
		精神分裂症	31.5
2	循环系统疾病		11.0
		脑血管病后遗症	20.3
		颅内出血	17.8
		脑梗死	13.2
3	呼吸系统疾病		10.8
		病原体未特指的肺炎	13.1
		慢性支气管炎	12.5
		呼吸性疾患	12.4

如表4-27,2020年非医保支付人口因精神和行为障碍(29.5天)、循环系统疾病(9.9天),以及损伤、中毒和外因的某些其他后果(9.2天)住院的平均住院天数最长。因精神和行为障碍住院产生的平均住院天数中,天数最长的病种是精神分裂症(29.5天)。因循环系统

疾病住院产生的平均住院天数中,天数最长的病种是颅内出血(15.7 天)、脑血管病后遗症(14.5 天),以及脑梗死(11.3 天)。因损伤、中毒和外因的某些其他后果住院产生的平均住院天数中,天数最长的病种是颅内损伤(12.8 天)、股骨骨折(11.4 天),以及小腿骨折(10.8 天)。

表 4‑27　2020 年非医保支付住院人口平均住院天数最长的住院原因

顺　位	疾病分类	病　种	平均住院天数(天)
1	精神和行为障碍		29.5
		精神分裂症	29.5
2	循环系统疾病		9.9
		颅内出血	15.7
		脑血管病后遗症	14.5
		脑梗死	11.3
3	损伤、中毒和外因的某些其他后果		9.2
		颅内损伤	12.8
		股骨骨折	11.4
		小腿骨折	10.8

(三)不同性别人口平均住院天数及天数最长的住院原因

如图 4‑6,2018 年男性平均住院天数是 7.5 天,女性 6.8 天;2019 年男性平均住院天数是 7.3 天,女性 6.6 天;2020 年男性平均住院天数是 7.2 天,女性 6.5 天。2018~2020 年男性的平均住院天数均超过女性,且无论是男性还是女性,平均住院天数呈逐年下降趋势。

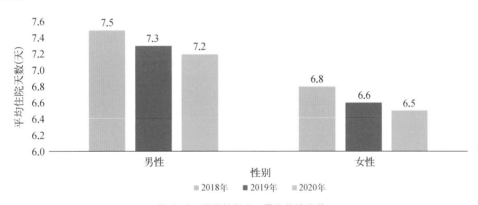

图 4‑6　不同性别人口平均住院天数

如表 4‑28,2020 年男性因精神和行为障碍(29.6 天)、循环系统疾病(10.3 天),以及呼吸系统疾病(10.2 天)住院的平均住院天数最长。因精神和行为障碍住院产生的平均住院天数中,天数最长的病种是精神分裂症(29.6 天)。因循环系统疾病住院产生的平均住院天数中,天数最长的病种是脑血管病后遗症(18.6 天)、颅内出血(16.9 天),以及脑梗死(12.6 天)。因呼吸系统疾病住院产生的平均住院天数中,天数最长的病种慢性支气管炎(13.1 天)、慢性阻塞性肺疾病(12.0 天),以及呼吸性疾患(11.9 天)。

表4-28 2020年男性平均住院天数最长的住院原因

顺 位	疾病分类	病 种	平均住院天数(天)
1	精神和行为障碍		29.6
		精神分裂症	29.6
2	循环系统疾病		10.3
		脑血管病后遗症	18.6
		颅内出血	16.9
		脑梗死	12.6
3	呼吸系统疾病		10.2
		慢性支气管炎	13.1
		慢性阻塞性肺疾病	12.0
		呼吸性疾患	11.9

如表4-29,2020年女性因精神和行为障碍(30.6天)、循环系统疾病(10.9天),以及呼吸系统疾病(9.6天)住院的平均住院天数最长。因精神和行为障碍住院产生的平均住院天数中,天数最长的病种是精神分裂症(30.6天)。因循环系统疾病住院产生的平均住院天数中,天数最长的病种是脑血管病后遗症(18.0天)、颅内出血(17.0天),以及脑梗死(12.6天)。因呼吸系统疾病住院产生的平均住院天数中,天数最长的病种慢性支气管炎(12.4天)、慢性阻塞性肺疾病(12.2天),以及呼吸性疾患(11.1天)。

表4-29 2020年女性平均住院天数最长的住院原因

顺 位	疾病分类	病 种	平均住院天数(天)
1	精神和行为障碍		30.6
		精神分裂症	30.6
2	循环系统疾病		10.9
		脑血管病后遗症	18.0
		颅内出血	17.0
		脑梗死	12.6
3	呼吸系统疾病		9.6
		慢性支气管炎	12.4
		慢性阻塞性肺疾病	12.2
		呼吸性疾患	11.1

(四)不同年龄组人口平均住院天数及天数最长的住院原因

如表4-30,2018~2020年,2020年长寿老年人的平均住院天数最长(2018年为13.5天,2019年为14.2天,2020年为15.2天);青年人的平均住院天数最短(2018年为5.3天,2019年为5.3天,2020年为4.9天)。

表 4 – 30　2020 年不同年龄组人口的平均住院天数(天)

年 龄 组	2018 年	2019 年	2020 年
儿童	5.5	5.7	5.0
青年	5.3	5.3	4.9
中年	6.3	6.1	5.8
年轻老年人	7.3	7.1	6.8
老年人	10.6	10.2	10.1
长寿老年人	13.5	14.2	15.2

如表 4 – 31,2020 年儿童因精神和行为障碍(26.1 天)、肿瘤(10.0 天),以及先天畸形、变形和染色体异常(9.1 天)住院的平均住院天数最长。因精神和行为障碍住院产生的平均住院天数中,天数最长的病种是精神分裂症(26.1 天)。因肿瘤住院产生的平均住院天数中,天数最长的病种是髓样白血病(24.9 天)、内分泌腺的良性肿瘤(18.1 天),以及脑恶性肿瘤(17.9 天)。因先天畸形、变形和染色体异常住院产生的平均住院天数中,天数最长的病种是心脏的先天性畸形(17.7 天)、心间隔先天性畸形(10.1 天),以及循环系统的先天性畸形(3.7 天)。

表 4 – 31　2020 年儿童平均住院天数最长的住院原因

顺　位	疾 病 分 类	病　种	平均住院天数(天)
1	精神和行为障碍		26.1
		精神分裂症	26.1
2	肿瘤		10.0
		髓样白血病	24.9
		内分泌腺的良性肿瘤	18.1
		脑恶性肿瘤	17.9
3	先天畸形、变形和染色体异常		9.1
		心脏的先天性畸形	17.7
		心间隔先天性畸形	10.1
		循环系统的先天性畸形	3.7

如表 4 – 32,2020 年青年因精神和行为障碍(30.2 天)、血液及造血器官疾病和某些涉及免疫系统的疾患(9.6 天),以及循环系统疾病(8.2 天)住院的平均住院天数最长。因精神和行为障碍住院产生的平均住院天数中,天数最长的病种是精神分裂症(30.2 天)。因血液及造血器官疾病和某些涉及免疫系统的疾患住院产生的平均住院天数中,天数最长的病种是再生障碍性贫血(9.6 天)。因循环系统疾病住院产生的平均住院天数中,天数最长的病种是脑血管病后遗症(21.5 天)、颅内出血(16.9 天),以及脑梗死(11.4 天)。

表 4 – 32　2020 年青年平均住院天数最长的住院原因

顺　位	疾 病 分 类	病　种	平均住院天数(天)
1	精神和行为障碍		30.2
		精神分裂症	30.2

续　表

顺　位	疾病分类	病　种	平均住院天数(天)
2	血液及造血器官疾病和某些涉及免疫系统的疾患		9.6
		再生障碍性贫血	9.6
3	循环系统疾病		8.2
		脑血管病后遗症	21.5
		颅内出血	16.9
		脑梗死	11.4

如表 4-33,2020 年中年因精神和行为障碍(31.7 天),损伤、中毒和外因的某些其他后果(9.3 天),以及循环系统疾病(8.0 天)住院的平均住院天数最长。因精神和行为障碍住院产生的平均住院天数中,天数最长的病种是精神分裂症(31.7 天)。因损伤、中毒和外因的某些其他后果住院产生的平均住院天数中,天数最长的病种是颅内损伤(13.3 天)、股骨骨折(11.1 天),以及小腿骨折(10.8 天)。因循环系统疾病住院产生的平均住院天数中,天数最长的病种是脑血管病后遗症(18.6 天)、颅内出血(16.8 天),以及脑梗死(11.0 天)。

表 4-33　2020 年中年平均住院天数最长的住院原因

顺　位	疾病分类	病　种	平均住院天数(天)
1	精神和行为障碍		31.7
		精神分裂症	31.7
2	损伤、中毒和外因的某些其他后果		9.3
		颅内损伤	13.3
		股骨骨折	11.1
		小腿骨折	10.8
3	循环系统疾病		8.0
		脑血管病后遗症	18.6
		颅内出血	16.8
		脑梗死	11.0

如表 4-34,2020 年年轻老年人因精神和行为障碍(29.5 天)、呼吸系统疾病(9.8 天),以及循环系统疾病(9.2 天)住院的平均住院天数最长。因精神和行为障碍住院产生的平均住院天数中,天数最长的病种是精神分裂症(29.5 天)。因呼吸系统疾病住院产生的平均住院天数中,天数最长的病种是病原体未特指的肺炎(12.2 天)、呼吸性疾患(11.0 天),以及慢性阻塞性肺疾病(10.6 天)。因循环系统疾病住院产生的平均住院天数中,天数最长的病种是颅内出血(17.7 天)、脑血管病后遗症(17.7 天),以及脑梗死(12.1 天)。

表 4 - 34 2020 年年轻老年人平均住院天数最长的住院原因

顺 位	疾病分类	病 种	平均住院天数(天)
1	精神和行为障碍		29.5
		精神分裂症	29.5
2	呼吸系统疾病		9.8
		病原体未特指的肺炎	12.2
		呼吸性疾患	11.0
		慢性阻塞性肺疾病	10.6
3	循环系统疾病		9.2
		颅内出血	17.7
		脑血管病后遗症	17.7
		脑梗死	12.1

如表 4 - 35,2020 年老年人因精神和行为障碍(25.0 天)、呼吸系统疾病(12.6 天),以及循环系统疾病(12.2 天)住院的平均住院天数最长。因精神和行为障碍住院产生的平均住院天数中,天数最长的病种是精神分裂症(25.0 天)。因呼吸系统疾病住院产生的平均住院天数中,天数最长的病种是病原体未特指的肺炎(13.9 天)、呼吸性疾患(13.8 天),以及慢性支气管炎(12.5 天)。因循环系统疾病住院产生的平均住院天数中,天数最长的病种是脑血管病后遗症(18.4 天)、颅内出血(16.2 天),以及脑梗死(13.1 天)。

表 4 - 35 2020 年老年人平均住院天数最长的住院原因

顺 位	疾病分类	病 种	平均住院天数(天)
1	精神和行为障碍		25.0
		精神分裂症	25.0
2	呼吸系统疾病		12.6
		病原体未特指的肺炎	13.9
		呼吸性疾患	13.8
		慢性支气管炎	12.5
3	循环系统疾病		12.2
		脑血管病后遗症	18.4
		颅内出血	16.2
		脑梗死	13.1

如表 4 - 36,2020 年长寿老年人因精神和行为障碍(30.5 天)、血液及造血器官疾病和某些涉及免疫系统的疾患(22.3 天),以及循环系统疾病(16.3 天)住院的平均住院天数最长。因精神和行为障碍住院产生的平均住院天数中,天数最长的病种是精神分裂症(30.5 天)。因血液及造血器官疾病和某些涉及免疫系统的疾患住院产生的平均住院天数中,天数最长的病种是再生障碍性贫血(22.3 天)。因循环系统疾病住院产生的平均住院天数中,天数最长的病种是脑血管病后遗症(19.5 天)、脑血管病(17.2 天),以及慢性缺血性心脏病(17.1 天)。

表 4 - 36 2020 年长寿老年人平均住院天数最长的住院原因

顺 位	疾 病 分 类	病 种	平均住院天数(天)
1	精神和行为障碍		30.5
		精神分裂症	30.5
2	血液及造血器官疾病和某些涉及免疫系统的疾患		22.3
		再生障碍性贫血	22.3
3	循环系统疾病		16.3
		脑血管病后遗症	19.5
		脑血管病	17.2
		慢性缺血性心脏病	17.1

(五)住院人口在不同医疗机构平均住院天数及天数最长的住院原因

如图 4 - 7,2018 年住院人口在市级三级医院平均住院天数为 5.8 天,区属三级医院为 8.0 天,区属二级医院 9.0 天,社区卫生服务中心(站)15.2 天;2019 年住院人口在市级三级医院平均住院天数为 5.7 天,区属三级医院 7.6 天,区属二级医院 9.1 天,社区卫生服务中心(站)15.0 天;2020 年住院人口在市级三级医院平均住院天数为 5.4 天,区属三级医院 7.7 天,区属二级医院 9.3 天,社区卫生服务中心(站)15.2 天。

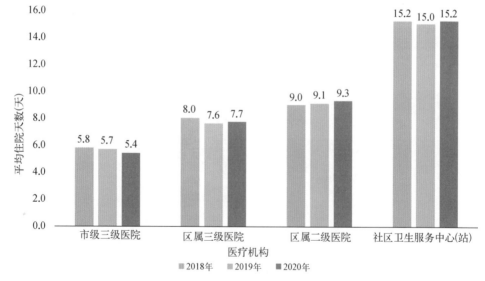

图 4 - 7 2018~2020 年住院人口在不同医疗机构平均住院天数

如表 4 - 37,2020 年住院人口在市级三级医院因呼吸系统疾病(7.9 天)、血液及造血器官疾病和某些涉及免疫系统的疾患(7.8 天),以及循环系统疾病(7.6 天)住院的平均住院天数最长。因呼吸系统疾病住院产生的平均住院天数中,天数最长的病种是慢性支气管炎(11.9 天)、慢性阻塞性肺疾病(11.1 天),以及呼吸性疾患(9.9 天)。因血液及造血器官疾病和某些涉及免疫系统的疾患住院产生的平均住院天数中,天数最长的病种是再生障碍性贫血(7.8

天）。因循环系统疾病住院产生的平均住院天数中，天数最长的病种是颅内出血（15.3 天）、脑血管病后遗症（14.6 天），以及脑梗死（10.9 天）。

表 4-37　2020 年住院人口在市级三级医院平均住院天数最长的住院原因

顺位	疾病分类	病种	平均住院天数（天）
1	呼吸系统疾病		7.9
		慢性支气管炎	11.9
		慢性阻塞性肺疾病	11.1
		呼吸性疾患	9.9
2	血液及造血器官疾病和某些涉及免疫系统的疾患		7.8
		再生障碍性贫血	7.8
3	循环系统疾病		7.6
		颅内出血	15.3
		脑血管病后遗症	14.6
		脑梗死	10.9

如表 4-38，2020 年住院人口在区属三级医院因呼吸系统疾病（10.1 天），损伤、中毒和外因的某些其他后果（10.1 天），以及神经系统疾病（9.7 天）住院的平均住院天数最长。因呼吸系统疾病住院产生的平均住院天数中，天数最长的病种是慢性支气管炎（12.5 天）、呼吸性疾患（11.2 天），以及慢性阻塞性肺疾病（11.1 天）。因损伤、中毒和外因的某些其他后果住院产生的平均住院天数中，天数最长的病种是股骨骨折（13.6 天）、颅内损伤（12.4 天），以及小腿骨折（11.8 天）。因神经系统疾病住院产生的平均住院天数中，天数最长的病种是癫痫（10.9 天）、短暂性大脑缺血性发作及相关综合征（9.9 天），以及睡眠障碍（4.8 天）。

表 4-38　2020 年住院人口在区属三级医院平均住院天数最长的住院原因

顺位	疾病分类	病种	平均住院天数（天）
1	呼吸系统疾病		10.1
		慢性支气管炎	12.5
		呼吸性疾患	11.2
		慢性阻塞性肺疾病	11.1
2	损伤、中毒和外因的某些其他后果		10.1
		股骨骨折	13.6
		颅内损伤	12.4
		小腿骨折	11.8
3	神经系统疾病		9.7
		癫痫	10.9
		短暂性大脑缺血性发作及相关综合征	9.9
		睡眠障碍	4.8

如表 4-39，2020 年住院人口在区属二级医院因某些传染病和寄生虫病（14.5 天）、循环系统疾病（13.4 天），以及呼吸系统疾病（11.5 天）住院的平均住院天数最长。因某些传染病

和寄生虫病住院产生的平均住院天数中,天数最长的病种是细菌学或组织学未证实之呼吸系统结核病(16.5天)、细菌学和组织学证实之呼吸系统结核病(11.4天),以及慢性病毒性肝炎(10.9天)。因循环系统疾病住院产生的平均住院天数中,天数最长的病种是脑血管病后遗症(20.7天)、颅内出血(18.5天),以及脑梗死(13.7天)。因呼吸系统疾病产生的平均住院天数中,天数最长的病种是呼吸性疾患(13.2天)、慢性支气管炎(13.0天),以及慢性阻塞性肺疾病(12.5天)。

表4-39   2020年住院人口在区属二级医院平均住院天数最长的住院原因

顺 位	疾病分类	病 种	平均住院天数(天)
1	某些传染病和寄生虫病		14.5
		细菌学或组织学未证实之呼吸系统结核病	16.5
		细菌学和组织学证实之呼吸系统结核病	11.4
		慢性病毒性肝炎	10.9
2	循环系统疾病		13.4
		脑血管病后遗症	20.7
		颅内出血	18.5
		脑梗死	13.7
3	呼吸系统疾病		11.5
		呼吸性疾患	13.2
		慢性支气管炎	13.0
		慢性阻塞性肺疾病	12.5

如表4-40,2020年住院人口在社区卫生服务中心(站)因内分泌、营养和代谢疾病(19.7天),损伤、中毒和外因的某些其他后果(19.2天),以及症状、体征和临床与实验室异常所见(16.5天)住院的平均住院天数最长。因内分泌、营养和代谢疾病住院产生的平均住院天数中,天数最长的病种是非胰岛素依赖型糖尿病(20.0天),以及糖尿病(16.2天)。因损伤、中毒和外因的某些其他后果住院产生的平均住院天数中,天数最长的病种是腰部脊柱和骨盆骨折(25.9天)、股骨骨折(21.2天),以及颅内损伤(17.7天)。因症状、体征和临床与实验室异常所见住院产生的平均住院天数中,天数最长的病种是肺诊断性影像检查的异常所见(18.9天)、其他身体结构诊断性影像检查的异常所见(14.0天),以及皮肤和皮下组织的局部肿胀、肿物和肿块(11.0天)。

表4-40   2020年住院人口在社区卫生服务中心(站)平均住院天数最长的住院原因

顺 位	疾病分类	病 种	平均住院天数(天)
1	内分泌、营养和代谢病		19.7
		非胰岛素依赖型糖尿病	20.0
		糖尿病	16.2
2	损伤、中毒和外因的某些其他后果		19.2
		腰部脊柱和骨盆骨折	25.9
		股骨骨折	21.2
		颅内损伤	17.7

续 表

顺　　位	疾病分类	病　　种	平均住院天数(天)
3	症状、体征和临床与实验室异常所见		16.5
		肺诊断性影像检查的异常所见	18.9
		其他身体结构诊断性影像检查的异常所见	14.0
		皮肤和皮下组织的局部肿胀、肿物和肿块	11.0

1. 不同支付方式人口差异

如图 4-8,2020 年医保支付人口不同医疗机构平均住院天数均高于非医保支付人口。医保支付人口在市级三级医院平均住院天数为 5.4 天,区属三级医院 7.7 天,区属二级医院 9.8 天,社区卫生服务中心(站)17.2 天;非医保支付人口在市级三级医院平均住院天数为 5.5 天,区属三级医院 7.8 天,区属二级医院 8.5 天,社区卫生服务中心(站)13.1 天。

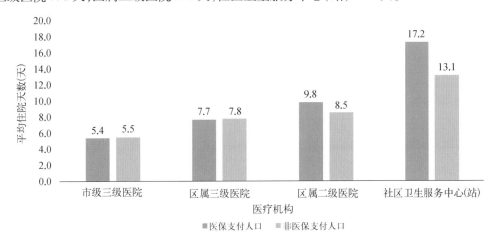

图 4-8　2020 年不同支付方式人口在不同医疗机构平均住院天数

如表 4-41,2020 年医保支付人口在市级三级医院和区属三级医院均因呼吸系统疾病住院的平均住院天数最长,其中天数最长的病种集中于病原体未特指的肺炎、呼吸性疾患等;在区属二级医院因循环系统疾病(14.3 天)住院的平均住院天数最长,其中天数最长的病种是脑血管病后遗症(22.4 天)、颅内出血(19.7 天),以及脑梗死(14.7 天);在社区卫生服务中心(站)因内分泌、营养和代谢疾病(23.0 天)住院的平均住院天数最长,其中天数最长的病种是非胰岛素依赖型糖尿病(23.4 天),以及糖尿病(17.7 天)。

表 4-41　2020 年医保支付人口在不同医疗机构平均住院天数最长的住院原因

医 疗 机 构	疾 病 分 类	病　　种	平均住院天数(天)
市级三级医院	呼吸系统疾病		8.2
		病原体未特指的肺炎	12.3
		慢性阻塞性肺疾病	10.2
		呼吸性疾患	10.2

医 疗 机 构	疾 病 分 类	病　　种	平均住院天数（天）
区属三级医院	呼吸系统疾病		10.6
		病原体未特指的肺炎	12.3
		呼吸性疾患	12.0
		慢性支气管炎	11.0
区属二级医院	循环系统疾病		14.3
		脑血管病后遗症	22.4
		颅内出血	19.7
		脑梗死	14.7
社区卫生服务中心（站）	内分泌、营养和代谢疾病		23.0
		非胰岛素依赖型糖尿病	23.4
		糖尿病	17.7

如表 4 - 42,2020 年非医保支付人口在市级三级医院和社区卫生服务中心（站）均因血液及造血器官疾病和某些涉及免疫系统的疾患住院的平均住院天数最长,其中天数最长的病种是再生障碍性贫血;在区属三级医院因神经系统疾病（11.4 天）住院的平均住院天数最长,其中天数最长的病种是短暂性大脑缺血性发作及相关综合征（11.7 天）、癫痫（10.0 天）,以及睡眠障碍（5.7 天）;在区属二级医院因某些传染病和寄生虫病（14.9 天）住院的平均住院天数最长,其中天数最长的病种是细菌学或组织学未证实之呼吸系统结核病（16.1 天）、细菌学和组织学证实之呼吸系统结核病（11.9 天）,以及慢性病毒性肝炎（11.5 天）。

表 4 - 42　2020 年非医保支付人口在不同医疗机构平均住院天数最长的住院原因

医 疗 机 构	疾 病 分 类	病　　种	平均住院天数（天）
市级三级医院	血液及造血器官疾病和某些涉及免疫系统的疾患		8.0
		再生障碍性贫血	8.0
区属三级医院	神经系统疾病		11.4
		短暂性大脑缺血性发作及相关综合征	11.7
		癫痫	10.0
		睡眠障碍	5.7
区属二级医院	某些传染病和寄生虫病		14.9
		细菌学或组织学未证实之呼吸系统结核病	16.1
		细菌学和组织学证实之呼吸系统结核病	11.9
		慢性病毒性肝炎	11.5
社区卫生服务中心（站）	血液及造血器官疾病和某些涉及免疫系统的疾患		30.0
		再生障碍性贫血	30.0

2. 不同性别人口差异

如图4-9,2020年男性在市级三级医院平均住院天数为5.7天,区属三级医院8.0天,区属二级医院9.9天,社区卫生服务中心(站)15.0天;女性在市级三级医院平均住院天数为5.1天,区属三级医院7.4天,区属二级医院8.8天,社区卫生服务中心(站)15.5天。

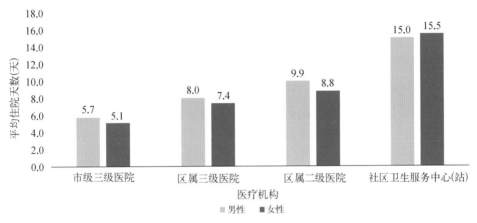

图4-9 2020年不同性别人口在不同医疗机构平均住院天数

如表4-43,2020年男性在市级三级医院因肿瘤(8.4天)住院的平均住院天数最长,其中天数最长的病种是髓样白血病(19.4天)、脑恶性肿瘤(16.4天),以及良性脑膜肿瘤(15.9天);在区属三级医院因损伤、中毒和外因的某些其他后果(10.5天)住院的平均住院天数最长,其中天数最长的病种是股骨骨折(13.5天)、颅内损伤(12.6天),以及小腿骨折(12.2天);在区属二级医院因某些传染病和寄生虫病(14.4天)住院的平均住院天数最长,其中天数最长的病种是细菌学或组织学未证实之呼吸系统结核病(16.4天)、细菌学和组织学证实之呼吸系统结核病(11.7天),以及慢性病毒性肝炎(11.2天);在社区卫生服务中心(站)因内分泌、营养和代谢疾病(19.1天)住院的平均住院天数最长,其中天数最长的病种是非胰岛素依赖型糖尿病(19.7天),以及糖尿病(10.8天)。

表4-43 2020年男性在不同医疗机构平均住院天数最长的住院原因

医疗机构	疾病分类	病 种	平均住院天数(天)
市级三级医院	肿瘤		8.4
		髓样白血病	19.4
		脑恶性肿瘤	16.4
		良性脑膜肿瘤	15.9
区属三级医院	损伤、中毒和外因的某些其他后果		10.5
		股骨骨折	13.5
		颅内损伤	12.6
		小腿骨折	12.2
区属二级医院	某些传染病和寄生虫病		14.4
		细菌学或组织学未证实之呼吸系统结核病	16.4

续　表

医 疗 机 构	疾 病 分 类	病　　种	平均住院天数(天)
社区卫生服务中心(站)	内分泌、营养和代谢疾病	细菌学和组织学证实之呼吸系统结核病	11.7
		慢性病毒性肝炎	11.2
			19.1
		非胰岛素依赖型糖尿病	19.7
		糖尿病	10.8

如表4－44,2020年女性在市级三级医院因循环系统疾病(7.6天)住院的平均住院天数最长,其中天数最长的病种是颅内出血(15.4天)、脑血管病后遗症(14.7天),以及脑梗死(10.9天);在区属三级医院因呼吸系统疾病(9.8天)住院的平均住院天数最长,其中天数最长的病种是慢性支气管炎(11.3天)、呼吸性疾患(11.1天),以及慢性阻塞性肺疾病(10.6天);在区属二级医院因某些传染病和寄生虫病(14.6天)住院的平均住院天数最长,其中天数最长的病种是细菌学或组织学未证实之呼吸系统结核病(16.8天)、细菌学和组织学证实之呼吸系统结核病(10.9天),以及慢性病毒性肝炎(10.3天);在社区卫生服务中心(站)因损伤、中毒和外因的某些其他后果(20.8天)住院的平均住院天数最长,其中天数最长的病种是腰部脊柱和骨盆骨折(26.7天)、股骨骨折(23.1天),以及小腿骨折(16.9天)。

表4－44　2020年女性在不同医疗机构平均住院天数最长的住院原因

医 疗 机 构	疾 病 分 类	病　　种	平均住院天数(天)
市级三级医院	循环系统疾病		7.6
		颅内出血	15.4
		脑血管病后遗症	14.7
		脑梗死	10.9
区属三级医院	呼吸系统疾病		9.8
		慢性支气管炎	11.3
		呼吸性疾患	11.1
		慢性阻塞性肺疾病	10.6
区属二级医院	某些传染病和寄生虫病		14.6
		细菌学或组织学未证实之呼吸系统结核病	16.8
		细菌学和组织学证实之呼吸系统结核病	10.9
		慢性病毒性肝炎	10.3
社区卫生服务中心(站)	损伤、中毒和外因的某些其他后果		20.8
		腰部脊柱和骨盆骨折	26.7
		股骨骨折	23.1
		小腿骨折	16.9

3. 不同年龄组人口差异

如图 4-10,2020 年儿童在市级三级医院平均住院天数是 4.8 天,区属三级医院 5.5 天,区属二级医院 6.2 天,社区卫生服务中心(站)7.0 天;青年在市级三级医院平均住院天数是 4.6 天,区属三级医院 5.5 天,区属二级医院 5.5 天,社区卫生服务中心(站)12.1 天;中年在市级三级医院平均住院天数是 5.2 天,区属三级医院 6.7 天,区属二级医院 7.7 天,社区卫生服务中心(站)12.8 天;年轻老年人在市级三级医院平均住院天数是 5.6 天,区属三级医院 7.8 天,区属二级医院 9.3 天,社区卫生服务中心(站)12.9 天;老年人在市级三级医院平均住院天数是 7.3 天,区属三级医院 9.7 天,区属二级医院 12.4 天,社区卫生服务中心(站)15.7 天;长寿老年人在市级三级医院平均住院天数是 14.4 天,区属三级医院 13.2 天,区属二级医院 15.6 天,社区卫生服务中心(站)19.2 天。

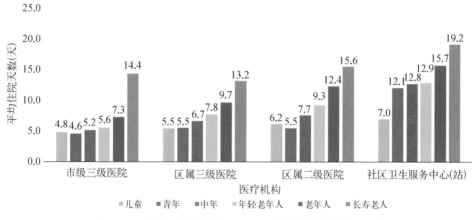

图 4-10 2020 年不同年龄组人口在不同医疗机构平均住院天数

如表 4-45,2020 年儿童在市级三级医院因肿瘤(10.0 天)住院的平均住院天数最长,其中天数最长的病种是髓样白血病(24.9 天)、内分泌腺的良性肿瘤(18.3 天),以及脑恶性肿瘤(17.9 天);在区属三级医院内因内分泌、营养和代谢疾病(10.0 天)住院的平均住院天数最长,其中天数最长的病种是非胰岛素依赖型糖尿病(10.0 天);在区属二级医院内因先天畸形、变形和染色体异常(10.6 天)住院的平均住院天数最长,其中天数最长的病种是心脏的先天性畸形(18.9 天)、心间隔先天性畸形(16.5 天),以及循环系统的先天性畸形(2.7 天);在社区卫生服务中心(站)内因呼吸系统疾病(7.0 天)住院的平均住院天数最长,其中天数最长的病种是病原体未特指的肺炎(7.0 天),以及急性支气管炎(7.0 天)。

表 4-45 2020 年儿童在不同医疗机构平均住院天数最长的住院原因

医疗机构	疾病分类	病种	平均住院天数(天)
市级三级医院	肿瘤		10.0
		髓样白血病	24.9
		内分泌腺的良性肿瘤	18.3
		脑恶性肿瘤	17.9
区属三级医院	内分泌、营养和代谢病		10.0
		非胰岛素依赖型糖尿病	10.0

续　表

医疗机构	疾病分类	病　种	平均住院天数（天）
区属二级医院	先天畸形、变形和染色体异常		10.6
		心脏的先天性畸形	18.9
		心间隔先天性畸形	16.5
		循环系统的先天性畸形	2.7
社区卫生服务中心（站）	呼吸系统疾病		7.0
		病原体未特指的肺炎	7.0
		急性支气管炎	7.0

如表 4 - 46，2020 年青年在市级三级医院因血液及造血器官疾病和某些涉及免疫系统的疾患（10.7 天）住院的平均住院天数最长，其中天数最长的病种是再生障碍性贫血（10.7 天）；在区属三级医院内因损伤、中毒和外因的某些其他后果（9.7 天）住院的平均住院天数最长，其中天数最长的病种是股骨骨折（14.6 天）、腰部脊柱和骨盆骨折（12.3 天），以及颅内损伤（12.1 天）；在区属二级医院内因某些传染病和寄生虫病（13.4 天）住院的平均住院天数最长，其中天数最长的病种是细菌学或组织学未证实之呼吸系统结核病（15.4 天）、细菌学和组织学证实之呼吸系统结核病（12.9 天），以及慢性病毒性肝炎（9.5 天）；在社区卫生服务中心（站）内因肿瘤（18.1 天）住院的平均住院天数最长，其中天数最长的病种是直肠恶性肿瘤（60.0 天）、脑恶性肿瘤（45.0 天），以及结肠恶性肿瘤（23.5 天）。

表 4 - 46　2020 年青年在不同医疗机构平均住院天数最长的住院原因

医疗机构	疾病分类	病　种	平均住院天数（天）
市级三级医院	血液及造血器官疾病和某些涉及免疫系统的疾患		10.7
		再生障碍性贫血	10.7
区属三级医院	损伤、中毒和外因的某些其他后果		9.7
		股骨骨折	14.6
		腰部脊柱和骨盆骨折	12.3
		颅内损伤	12.1
区属二级医院	某些传染病和寄生虫病		13.4
		细菌学或组织学未证实之呼吸系统结核病	15.4
		细菌学和组织学证实之呼吸系统结核病	12.9
		慢性病毒性肝炎	9.5
社区卫生服务中心（站）	肿瘤		18.1
		直肠恶性肿瘤	60.0
		脑恶性肿瘤	45.0
		结肠恶性肿瘤	23.5

如表 4 - 47，2020 年中年在市级三级医院、区属三级医院和社区卫生服务中心（站）均因

损伤、中毒和外因的某些其他后果住院的平均住院天数最长,其中天数最长的病种集中于颅内损伤、小腿骨折等;在区属二级医院因某些传染病和寄生虫病(13.8 天)住院的平均住院天数最长,其中天数最长的病种是细菌学或组织学未证实之呼吸系统结核病(15.6 天)、慢性病毒性肝炎(12.6 天),以及细菌学和组织学证实之呼吸系统结核病(9.1 天)。

表 4-47 2020 年中年在不同医疗机构平均住院天数最长的住院原因

医疗机构	疾病分类	病种	平均住院天数(天)
市级三级医院	损伤、中毒和外因的某些其他后果		7.6
		颅内损伤	14.3
		小腿骨折	8.8
		腰部脊柱和骨盆骨折	8.6
区属三级医院	损伤、中毒和外因的某些其他后果		10.1
		股骨骨折	13.1
		颅内损伤	12.3
		小腿骨折	11.9
区属二级医院	某些传染病和寄生虫病		13.8
		细菌学或组织学未证实之呼吸系统结核病	15.6
		慢性病毒性肝炎	12.6
		细菌学和组织学证实之呼吸系统结核病	9.1
社区卫生服务中心(站)	损伤、中毒和外因的某些其他后果		15.2
		腰部脊柱和骨盆骨折	22.6
		足骨折	16.6
		小腿骨折	14.8

如表 4-48,2020 年年轻老年人在市级三级医院因肿瘤(8.2 天)住院的平均住院天数最长,其中天数最长的病种是髓样白血病(17.1 天)、脑恶性肿瘤(16.6 天),以及良性脑膜肿瘤(16.1 天);在区属三级医院因呼吸系统疾病(10.2 天)住院的平均住院天数最长,其中天数最长的病种是病原体未特指的肺炎(12.0 天)、呼吸性疾患(11.2 天),以及慢性阻塞性肺疾病(10.2 天);在区属二级医院因某些传染病和寄生虫病(14.9 天)住院的平均住院天数最长,其中天数最长的病种是细菌学或组织学未证实之呼吸系统结核病(16.9 天)、慢性病毒性肝炎(12.7 天),以及细菌学和组织学证实之呼吸系统结核病(10.6 天);在社区卫生服务中心(站)因内分泌、营养和代谢疾病(18.5 天)住院的平均住院天数最长,其中天数最长的病种是非胰岛素依赖型糖尿病(18.6 天),以及糖尿病(16.7 天)。

如表 4-49,2020 年老年人在市级三级医院和区属三级医院均因呼吸系统疾病住院的平均住院天数最长,其中天数最长的病种集中于病原体未特指的肺炎、呼吸性疾患等;在区属二级医院因某些传染病和寄生虫病(17.7 天)住院的平均住院天数最长,其中天数最长的病种是细菌学或组织学未证实之呼吸系统结核病(19.1 天)、慢性病毒性肝炎(17.4 天),以及细菌学和组织学证实之呼吸系统结核病(12.5 天);在社区卫生服务中心(站)因损伤、中毒和外因的某些其他后果(22.8天)住院的平均住院天数最长,其中天数最长的病种是肩和上臂骨折(28.3天)、腰部脊柱和骨盆骨折(27.0天),以及前臂骨折(22.5天)。

表4-48　2020年年轻老年人在不同医疗机构平均住院天数最长的住院原因

医疗机构	疾病分类	病种	平均住院天数(天)
市级三级医院	肿瘤		8.2
		髓样白血病	17.1
		脑恶性肿瘤	16.6
		良性脑膜肿瘤	16.1
区属三级医院	呼吸系统疾病		10.2
		病原体未特指的肺炎	12.0
		呼吸性疾患	11.2
		慢性阻塞性肺疾病	10.2
区属二级医院	某些传染病和寄生虫病		14.9
		细菌学或组织学未证实之呼吸系统结核病	16.9
		慢性病毒性肝炎	12.7
		细菌学和组织学证实之呼吸系统结核病	10.6
社区卫生服务中心(站)	内分泌、营养和代谢疾病		18.5
		非胰岛素依赖型糖尿病	18.6
		糖尿病	16.7

表4-49　2020年老年人在不同医疗机构平均住院天数最长的住院原因

医疗机构	疾病分类	病种	平均住院天数(天)
市级三级医院	呼吸系统疾病		11.8
		病原体未特指的肺炎	14.6
		细菌性肺炎	13.0
		呼吸性疾患	12.7
区属三级医院	呼吸系统疾病		11.3
		呼吸性疾患	12.8
		病原体未特指的肺炎	12.5
		慢性支气管炎	11.4
区属二级医院	某些传染病和寄生虫病		17.7
		细菌学或组织学未证实之呼吸系统结核病	19.1
		慢性病毒性肝炎	17.4
		细菌学和组织学证实之呼吸系统结核病	12.5

医 疗 机 构	疾 病 分 类	病　种	平均住院天数(天)
社区卫生服务中心(站)	损伤、中毒和外因的某些其他后果		22.8
		肩和上臂骨折	28.3
		腰部脊柱和骨盆骨折	27.0
		前臂骨折	22.5

如表 4-50,2020 年长寿老年人在市级三级医院、区属三级医院和区属二级医院均因血液及造血器官疾病和某些涉及免疫系统的疾患住院的平均住院天数最长,其中天数最长的病种是再生障碍性贫血;在社区卫生服务中心(站)因内分泌、营养和代谢疾病(28.6 天)住院的平均住院天数最长,其中天数最长的病种是非胰岛素依赖型糖尿病(29.9 天),以及糖尿病(17.3 天)。

表 4-50　2020 年长寿老年人在不同医疗机构平均住院天数最长的住院原因

医 疗 机 构	疾 病 分 类	病　种	平均住院天数(天)
市级三级医院	血液及造血器官疾病和某些涉及免疫系统的疾患		20.8
		再生障碍性贫血	20.8
区属三级医院	血液及造血器官疾病和某些涉及免疫系统的疾患		29.3
		再生障碍性贫血	29.3
区属二级医院	血液及造血器官疾病和某些涉及免疫系统的疾患		19.4
		再生障碍性贫血	19.4
社区卫生服务中心(站)	内分泌、营养和代谢病		28.6
		非胰岛素依赖型糖尿病	29.9
		糖尿病	17.3

第二节　住院费用 360°视图

一、住院费用占比及占比最高的住院原因

(一)总体概述

如表 4-51,2020 年住院人口因肿瘤(22.8%)、循环系统疾病(20.5%),以及损伤、中毒和外因的某些其他后果(8.2%)产生的费用占比最高。肿瘤产生的住院费用中,占比最高的病种是支气管和肺恶性肿瘤(4.2%)、肝和肝内胆管恶性肿瘤(1.8%),以及胃恶性肿瘤(1.3%)。循环系统疾病产生的住院费用中,占比最高的病种是慢性缺血性心脏病(3.8%)、脑梗死(2.6%),以及特发性原发性高血压(1.5%)。损伤、中毒和外因的某些其他后果产生的住院费用中,占比最高的病种是股骨骨折(1.3%)、小腿骨折(1.2%),以及肩和上臂骨折(0.7%)。

表 4-51　2020 年住院费用占比最高的住院原因

顺　位	疾病分类	病　种	费用占比(%)
1	肿瘤		22.8
		支气管和肺恶性肿瘤	4.2
		肝和肝内胆管恶性肿瘤	1.8
		胃恶性肿瘤	1.3
2	循环系统疾病		20.5
		慢性缺血性心脏病	3.8
		脑梗死	2.6
		特发性原发性高血压	1.5
3	损伤、中毒和外因的某些其他后果		8.2
		股骨骨折	1.3
		小腿骨折	1.2
		肩和上臂骨折	0.7

(二)不同支付方式人口住院费用占比及占比最高的住院原因

如图 4-11,在住院人口产生的总费用中,2018 年医保支付人口住院费用占比 60.8%,非医保支付人口住院费用 39.2%;2019 年医保支付人口住院费用占比 62.3%,非医保支付人口住院费用 37.7%;2020 年医保支付人口住院费用占比 52.1%,非医保支付人口住院费用 47.9%。

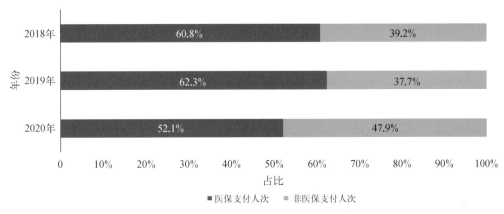

图 4-11 2018~2020 年不同支付方式人口住院费用占比

由表 4-52,2020 年医保支付人口因循环系统疾病(24.1%)、肿瘤(20.3%),以及消化系统疾病(8.3%)住院产生的费用占比最高。循环系统疾病产生的住院费用中,占比最高的病种是慢性缺血性心脏病(4.6%)、脑梗死(3.7%),以及特发性原发性高血压(2.1%)。肿瘤产生的住院费用中,占比最高的病种是支气管和肺恶性肿瘤(3.2%)、肝和肝内胆管恶性肿瘤(1.4%),以及结肠恶性肿瘤(1.3%)。消化系统疾病产生的住院费用中,占比最高的病种是胆石症(2.0%)、肠的其他疾病(0.5%),以及腹股沟疝(0.4%)。

表 4-52 2020 年医保支付人口住院费用占比最高的住院原因

顺　　位	疾病分类	病　　种	费用占比(%)
1	循环系统疾病		24.1
		慢性缺血性心脏病	4.6
		脑梗死	3.7
		特发性原发性高血压	2.1
2	肿瘤		20.3
		支气管和肺恶性肿瘤	3.2
		肝和肝内胆管恶性肿瘤	1.4
		结肠恶性肿瘤	1.3
3	消化系统疾病		8.3
		胆石症	2.0
		肠的其他疾病	0.5
		腹股沟疝	0.4

由表 4-53,2020 年非医保支付人口因肿瘤(25.5%)、循环系统疾病(16.7%),以及损伤、中毒和外因的某些其他后果(9.9%)住院产生的费用占比最高。肿瘤产生的住院费用中,占比最高的病种是支气管和肺恶性肿瘤(5.3%)、肝和肝内胆管恶性肿瘤(2.2%),以及胃恶性肿瘤(1.5%)。循环系统疾病产生的住院费用中,占比最高的病种是慢性缺血性心脏病(2.9%)、脑梗死(1.5%),以及脑血管病(1.2%)。损伤、中毒和外因的某些其他后果产生的住院费用中,占比最高的病种是小腿骨折(1.6%)、股骨骨折(1.1%),以及腰部脊柱和骨盆骨折(0.8%)。

表 4－53　2020 年非医保支付人口住院费用占比最高的住院原因

顺　　位	疾 病 分 类	病　　种	费用占比（%）
1	肿瘤		25.5
		支气管和肺恶性肿瘤	5.3
		肝和肝内胆管恶性肿瘤	2.2
		胃恶性肿瘤	1.5
2	循环系统疾病		16.7
		慢性缺血性心脏病	2.9
		脑梗死	1.5
		脑血管病	1.2
3	损伤、中毒和外因的某些其他后果		9.9
		小腿骨折	1.6
		股骨骨折	1.1
		腰部脊柱和骨盆骨折	0.8

（三）住院费用性别构成及占比最高的住院原因

如表 4－54，在住院人口产生的总费用中，2018 年男性占比 52.5%，女性占比 47.5%，性别比为 1.10；2019 年男性占比 53.2%，女性占比 46.8%，性别比为 1.14；2020 年男性占比 53.6%，女性占比 46.4%，性别比为 1.16。

表 4－54　2018～2020 年不同性别人口住院费用占比

性　　别	2018 年	2019 年	2020 年
男性（%）	52.5	53.2	53.6
女性（%）	47.5	46.8	46.4
男女性别比	1.10	1.14	1.16

由表 4－55，2020 年男性因循环系统疾病（22.8%）、肿瘤（22.5%），以及损伤、中毒和外因的某些其他后果（8.1%）住院产生的费用占比最高。循环系统疾病产生的住院费用中，占比最高的病种是慢性缺血性心脏病（4.3%）、脑梗死（2.8%），以及心绞痛（1.7%）。肿瘤产生的住院费用中，占比最高的病种是支气管和肺恶性肿瘤（4.0%）、肝和肝内胆管恶性肿瘤（2.7%），以及胃恶性肿瘤（1.8%）。损伤、中毒和外因的某些其他后果产生的住院费用中，占比最高的病种是小腿骨折（1.3%）、股骨骨折（0.9%），以及颅内损伤（0.6%）。

表 4－55　2020 年男性住院费用占比最高的住院原因

顺　　位	疾 病 分 类	病　　种	费用占比（%）
1	循环系统疾病		22.8
		慢性缺血性心脏病	4.3
		脑梗死	2.8
		心绞痛	1.7

顺 位	疾病分类	病 种	费用占比(%)
2	肿瘤		22.5
		支气管和肺恶性肿瘤	4.0
		肝和肝内胆管恶性肿瘤	2.7
		胃恶性肿瘤	1.8
3	损伤、中毒和外因的某些其他后果		8.1
		小腿骨折	1.3
		股骨骨折	0.9
		颅内损伤	0.6

由表4-56,2020年女性因肿瘤(23.1%)、循环系统疾病(17.8%),以及损伤、中毒和外因的某些其他后果(8.3%)住院产生的费用占比最高。肿瘤产生的住院费用中,占比最高的病种是支气管和肺恶性肿瘤(4.5%)、乳房恶性肿瘤(1.5%),以及子宫平滑肌瘤(1.1%)。循环系统疾病产生的住院费用中,占比最高的病种是慢性缺血性心脏病(3.1%)、脑梗死(2.4%),以及特发性原发性高血压(1.7%)。损伤、中毒和外因的某些其他后果产生的住院费用中,占比最高的病种是股骨骨折(1.7%)、小腿骨折(1.2%),以及前臂骨折(0.8%)。

表4-56 2020年女性住院费用占比最高的住院原因

顺 位	疾病分类	病 种	费用占比(%)
1	肿瘤		23.1
		支气管和肺恶性肿瘤	4.5
		乳房恶性肿瘤	1.5
		子宫平滑肌瘤	1.1
2	循环系统疾病		17.8
		慢性缺血性心脏病	3.1
		脑梗死	2.4
		特发性原发性高血压	1.7
3	损伤、中毒和外因的某些其他后果		8.3
		股骨骨折	1.7
		小腿骨折	1.2
		前臂骨折	0.8

(四)住院费用年龄组构成及占比最高的住院原因

如表4-57,2018~2020年,在住院人口产生的费用中,年轻老年人占比最高(2018年为35.3%,2019年为35.2%,2020年为35.9%);长寿老年人和儿童的占比较低。

表4-57 2018~2020年不同年龄组人口住院费用占比(%)

年 龄 组	2018 年	2019 年	2020 年
儿童	3.2	5.1	4.5
青年	18.4	17.4	17.3

年 龄 组	2018 年	2019 年	2020 年
中年	22.8	22.6	22.7
年轻老年人	35.3	35.2	35.9
老年人	16.8	16.4	16.0
长寿老年人	3.5	3.3	3.5

由表 4-58,2020 年儿童因先天畸形、变形和染色体异常(24.2%)、肿瘤(9.0%),以及起源于围生期的某些情况(8.9%)住院产生的费用占比最高。先天畸形、变形和染色体异常产生的住院费用中,占比最高的病种是心间隔先天性畸形(7.0%)、大动脉先天性畸形(1.9%),以及胆囊、胆管和肝先天性畸形(1.5%)。肿瘤产生的住院费用中,占比最高的病种是脑恶性肿瘤(1.5%)、淋巴样白血病(0.9%),以及黑色素细胞痣(0.5%)。起源于围生期的某些情况产生的住院费用中,占比最高的病种是与孕期短和低出生体重有关的疾患(2.7%)、新生儿呼吸窘迫(1.3%),以及新生儿黄疸(1.2%)。

表 4-58　2020 年儿童住院费用占比最高的住院原因

顺　　位	疾 病 分 类	病　　种	费用占比(%)
1	先天畸形、变形和染色体异常		24.2
		心间隔先天性畸形	7.0
		大动脉先天性畸形	1.9
		胆囊、胆管和肝先天性畸形	1.5
2	肿瘤		9.0
		脑恶性肿瘤	1.5
		淋巴样白血病	0.9
		黑色素细胞痣	0.5
3	起源于围生期的某些情况		8.9
		与孕期短和低出生体重有关的疾患	2.7
		新生儿呼吸窘迫	1.3
		新生儿黄疸	1.2

由表 4-59,2020 年青年因肿瘤(21.8%),妊娠、分娩和产褥期(12.4%),以及损伤、中毒和外因的某些其他后果(11.0%)住院产生的费用占比最高。肿瘤产生的住院费用中,占比最高的病种是支气管和肺恶性肿瘤(2.4%)、甲状腺恶性肿瘤(2.1%),以及子宫平滑肌瘤(1.5%)。妊娠、分娩和产褥期产生的住院费用中,占比最高的病种是为已知或可疑盆腔器官异常给予的孕产妇医疗(1.7%)、异位妊娠(0.8%),以及为其他已知或可疑胎儿问题给予的孕产妇医疗(0.8%)。损伤、中毒和外因的某些其他后果产生的住院费用中,占比最高的病种是小腿骨折(2.1%)、膝的关节和韧带脱位、扭伤和劳损(1.0%),以及肩和上臂骨折(0.9%)。

表 4-59　2020 年青年住院费用占比最高的住院原因

顺　位	疾病分类	病　种	费用占比(%)
1	肿瘤		21.8
		支气管和肺恶性肿瘤	2.4
		甲状腺恶性肿瘤	2.1
		子宫平滑肌瘤	1.5
2	妊娠、分娩和产褥期		12.4
		为已知或可疑盆腔器官异常给予的孕产妇医疗	1.7
		异位妊娠	0.8
		为其他已知或可疑胎儿问题给予的孕产妇医疗	0.8
3	损伤、中毒和外因的某些其他后果		11.0
		小腿骨折	2.1
		膝的关节和韧带脱位、扭伤和劳损	1.0
		肩和上臂骨折	0.9

由表 4-60,2020 年中年因肿瘤(30.6%)、循环系统疾病(14.8%),以及损伤、中毒和外因的某些其他后果(9.6%)住院产生的费用占比最高。肿瘤产生的住院费用中,占比最高的病种是支气管和肺恶性肿瘤(5.8%)、肝和肝内胆管恶性肿瘤(3.3%),以及胃恶性肿瘤(1.3%)。循环系统疾病产生的住院费用中,占比最高的病种是慢性缺血性心脏病(2.1%)、脑血管病(1.2%),以及脑梗死(1.2%)。损伤、中毒和外因的某些其他后果产生的住院费用中,占比最高的病种是小腿骨折(1.8%)、肩和上臂骨折(0.8%),以及腰部脊柱和骨盆骨折(0.8%)。

表 4-60　2020 年中年住院费用占比最高的住院原因

顺　位	疾病分类	病　种	费用占比(%)
1	肿瘤		30.6
		支气管和肺恶性肿瘤	5.8
		肝和肝内胆管恶性肿瘤	3.3
		胃恶性肿瘤	1.3
2	循环系统疾病		14.8
		慢性缺血性心脏病	2.1
		脑血管病	1.2
		脑梗死	1.2
3	损伤、中毒和外因的某些其他后果		9.6
		小腿骨折	1.8
		肩和上臂骨折	0.8
		腰部脊柱和骨盆骨折	0.8

由表 4-61,2020 年年轻老年人因肿瘤(25.7%)、循环系统疾病(23.5%),以及肌肉骨骼系统和结缔组织疾病(7.3%)住院产生的费用占比最高。肿瘤住院产生的住院费用中,占比最高的病种是支气管和肺恶性肿瘤(5.8%)、肝和肝内胆管恶性肿瘤(2.1%),以及胃恶性肿

瘤(2.0%)。循环系统疾病产生的住院费用中,占比最高的病种是慢性缺血性心脏病(4.0%)、脑梗死(3.0%),以及心绞痛(1.9%)。肌肉骨骼系统和结缔组织疾病产生的住院费用中,占比最高的病种是脊椎病(1.2%)、椎间盘疾患(1.1%),以及膝关节病(1.0%)。

表4-61　2020年年轻老年人住院费用占比最高的住院原因

顺　位	疾病分类	病　种	费用占比(%)
1	肿瘤		25.7
		支气管和肺恶性肿瘤	5.8
		肝和肝内胆管恶性肿瘤	2.1
		胃恶性肿瘤	2.0
2	循环系统疾病		23.5
		慢性缺血性心脏病	4.0
		脑梗死	3.0
		心绞痛	1.9
3	肌肉骨骼系统和结缔组织疾病		7.3
		脊椎病	1.2
		椎间盘疾患	1.1
		膝关节病	1.0

由表4-62,2020年老年人因循环系统疾病(36.4%)、肿瘤(14.3%),以及呼吸系统疾病(10.0)住院产生的费用占比最高。循环系统疾病产生的住院费用中,占比最高的病种是慢性缺血性心脏病(7.4%)、脑梗死(6.2%),以及脑血管病后遗症(3.5%)。肿瘤产生的住院费用中,占比最高的病种是支气管和肺恶性肿瘤(2.5%)、结肠恶性肿瘤(1.6%),以及胃恶性肿瘤(1.5%)。呼吸系统疾病产生的住院费用中,占比最高的病种是呼吸性疾患(2.3%)、病原体未特指的肺炎(2.1%),以及慢性阻塞性肺疾病(1.9%)。

表4-62　2020年老年人住院费用占比最高的住院原因

顺　位	疾病分类	病　种	费用占比(%)
1	循环系统疾病		36.4
		慢性缺血性心脏病	7.4
		脑梗死	6.2
		脑血管病后遗症	3.5
2	肿瘤		14.3
		支气管和肺恶性肿瘤	2.5
		结肠恶性肿瘤	1.6
		胃恶性肿瘤	1.5
3	呼吸系统疾病		10.0
		呼吸性疾患	2.3
		病原体未特指的肺炎	2.1
		慢性阻塞性肺疾病	1.9

由表4-63,2020年长寿老年人因循环系统疾病(46.4%)、呼吸系统疾病(22.9%),以及

损伤、中毒和外因的某些其他后果(6.0%)住院产生的费用占比最高。循环系统疾病产生的住院费用中,占比最高的病种是慢性缺血性心脏病(15.2%)、脑梗死(6.8%),以及脑血管病后遗症(6.3%)。呼吸系统疾病产生的住院费用中,占比最高的病种是呼吸性疾患(7.0%)、病原体未特指的肺炎(5.5%),以及慢性阻塞性肺疾病(3.7%)。损伤、中毒和外因的某些其他后果产生的住院费用中,占比最高的病种是股骨骨折(3.9%)、腰部脊柱和骨盆骨折(0.6%),以及肋骨、胸骨和胸部脊柱骨折(0.3%)。

表 4 - 63　2020 年长寿老年人住院费用占比最高的住院原因

顺　　位	疾病分类	病　　种	费用占比(%)
1	循环系统疾病		46.4
		慢性缺血性心脏病	15.2
		脑梗死	6.8
		脑血管病后遗症	6.3
2	呼吸系统疾病		22.9
		呼吸性疾患	7.0
		病原体未特指的肺炎	5.5
		慢性阻塞性肺疾病	3.7
3	损伤、中毒和外因的某些其他后果		6.0
		股骨骨折	3.9
		腰部脊柱和骨盆骨折	0.6
		肋骨、胸骨和胸部脊柱骨折	0.3

(五)住院费用医疗机构构成及占比最高的住院原因

由表 4 - 64,在住院人口产生的总费用中,2018 年在市级三级医院内住院的费用占比66.5%,区属三级医院占比 9.1%,区属二级医院占比 22.9%,社区卫生服务中心(站)占比1.5%;2019 年在市级三级医院内住院的费用占比 67.0%,区属三级医院占比 8.9%,区属二级医院占比 22.9%,社区卫生服务中心(站)占比 1.2%;2020 年在市级三级医院内住院的费用占比 65.4%,区属三级医院占比 10.1%,区属二级医院占比 23.3%,社区卫生服务中心(站)占比 1.2%。

表 4 - 64　2018~2020 年住院人口在不同医疗机构住院费用占比(%)

年　份	市级三级医院	区属三级医院	区属二级医院	社区卫生服务中心(站)
2018 年	66.5	9.1	22.9	1.5
2019 年	67.0	8.9	22.9	1.2
2020 年	65.4	10.1	23.3	1.2

由表 4 - 65,2020 年住院人口在市级三级医院因肿瘤(28.8%)、循环系统疾病(16.5%),以及肌肉骨骼系统和结缔组织疾病(7.5%)住院产生的费用占比最高。肿瘤产生的住院费用中,占比最高的病种是支气管和肺恶性肿瘤(5.7%)、肝和肝内胆管恶性肿瘤(2.5%),以及胃恶性肿瘤(1.6%)。循环系统疾病产生的住院费用中,占比最高的病种是慢性缺血性心脏病

(2.7%)、心房纤颤和扑动(1.5%),以及心绞痛(1.3%)。肌肉骨骼系统和结缔组织疾病产生的住院费用中,占比最高的病种是椎间盘疾患(1.0%)、脊椎病(1.0%),以及膝关节病(0.8%)。

表 4 - 65　2020 年住院人口在市级三级医院费用占比最高的住院原因

顺　位	疾病分类	病　种	费用占比(%)
1	肿瘤		28.8
		支气管和肺恶性肿瘤	5.7
		肝和肝内胆管恶性肿瘤	2.5
		胃恶性肿瘤	1.6
2	循环系统疾病		16.5
		慢性缺血性心脏病	2.7
		心房纤颤和扑动	1.5
		心绞痛	1.3
3	肌肉骨骼系统和结缔组织疾病		7.5
		椎间盘疾患	1.0
		脊椎病	1.0
		膝关节病	0.8

由表 4 - 66,2020 年住院人口在区属三级医院因循环系统疾病(26.7%)、肿瘤(11.8%),以及损伤、中毒和外因的某些其他后果(11.7%)住院产生的费用占比最高。循环系统疾病产生的住院费用中,占比最高的病种是慢性缺血性心脏病(4.8%)、脑梗死(4.2%),以及特发性原发性高血压(3.6%)。肿瘤产生的住院费用中,占比最高的病种是支气管和肺恶性肿瘤(1.6%)、结肠恶性肿瘤(1.1%),以及胃恶性肿瘤(0.9%)。损伤、中毒和外因的某些其他后果产生的住院费用中,占比最高的病种是小腿骨折(1.8%)、股骨骨折(1.8%),以及颅内损伤(1.1%)。

表 4 - 66　2020 年住院人口在区属三级医院费用占比最高的住院原因

顺　位	疾病分类	病　种	费用占比(%)
1	循环系统疾病		26.7
		慢性缺血性心脏病	4.8
		脑梗死	4.2
		特发性原发性高血压	3.6
2	肿瘤		11.8
		支气管和肺恶性肿瘤	1.6
		结肠恶性肿瘤	1.1
		胃恶性肿瘤	0.9
3	损伤、中毒和外因的某些其他后果		11.7
		小腿骨折	1.8
		股骨骨折	1.8
		颅内损伤	1.1

由表 4-67,2020 年住院人口在区属二级医院因循环系统疾病(26.8%)、肿瘤(11.3%),以及损伤、中毒和外因的某些其他后果(10.1%)住院产生的费用占比最高。循环系统疾病产生的住院费用中,占比最高的病种是脑梗死(6.0%)、慢性缺血性心脏病(5.9%),以及脑血管病后遗症(3.0%)。肿瘤产生的住院费用中,占比最高的病种是支气管和肺恶性肿瘤(1.3%)、结肠恶性肿瘤(0.9%),以及胃恶性肿瘤(0.9%)。损伤、中毒和外因的某些其他后果产生的住院费用中,占比最高的病种是股骨骨折(1.6%)、小腿骨折(1.5%),以及腰部脊柱和骨盆骨折(0.9%)。

表 4-67　2020 年住院人口在区属二级医院费用占比最高的住院原因

顺　位	疾病分类	病　种	费用占比(%)
1	循环系统疾病		26.8
		脑梗死	6.0
		慢性缺血性心脏病	5.9
		脑血管病后遗症	3.0
2	肿瘤		11.3
		支气管和肺恶性肿瘤	1.3
		结肠恶性肿瘤	0.9
		胃恶性肿瘤	0.9
3	损伤、中毒和外因的某些其他后果		10.1
		股骨骨折	1.6
		小腿骨折	1.5
		腰部脊柱和骨盆骨折	0.9

由表 4-68,2020 年住院人口在社区卫生服务中心(站)因循环系统疾病(65.5%)、呼吸系统疾病(12.5%),以及损伤、中毒和外因的某些其他后果(4.0%)住院产生的费用占比最高。循环系统疾病产生的住院费用中,占比最高的病种是脑血管病后遗症(31.6%)、慢性缺血性心脏病(13.7%),以及脑梗死(9.0%)。呼吸系统疾病产生的住院费用中,占比最高的病种是呼吸性疾患(5.0%)、慢性阻塞性肺疾病(2.6%),以及慢性支气管炎(2.5%)。损伤、中毒和外因的某些其他后果产生的住院费用中,占比最高的病种是股骨骨折(2.2%)、下肢损伤后遗症(0.4%),以及腰部脊柱和骨盆骨折(0.2%)。

表 4-68　2020 年住院人口在社区卫生服务中心(站)费用占比最高的住院原因

顺　位	疾病分类	病　种	费用占比(%)
1	循环系统疾病		65.5
		脑血管病后遗症	31.6
		慢性缺血性心脏病	13.7
		脑梗死	9.0
2	呼吸系统疾病		12.5
		呼吸性疾患	5.0
		慢性阻塞性肺疾病	2.6
		慢性支气管炎	2.5

续　表

顺　位	疾病分类	病　种	费用占比(%)
3	损伤、中毒和外因的某些其他后果		4.0
		股骨骨折	2.2
		下肢损伤后遗症	0.4
		腰部脊柱和骨盆骨折	0.2

1. 不同支付方式人口差异

如图4－12,2020年医保支付人口产生的住院费用中,市级三级医院占比57.5%,区属三级医院12.3%,区属二级医院占比28.7%,社区卫生服务中心(站)1.5%;非医保支付人口产生的住院费用中,市级三级医院占比74.0%,区属三级医院7.7%,区属二级医院17.5%,社区卫生服务中心(站)0.8%。

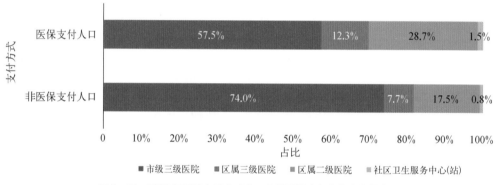

图4－12　2020年不同支付方式人口在不同医疗机构住院费用占比

如表4－69,2020年医保支付人口在市级三级医院因肿瘤(27.2%)住院产生的费用占比最高,其中费用占比最高的病种是支气管和肺恶性肿瘤(4.6%)、肝和肝内胆管恶性肿瘤(2.2%),以及结肠恶性肿瘤(1.5%);在区属三级医院、区属二级医院和社区卫生服务中心(站)均因循环系统疾病住院产生的费用占比最高,其中费用占比较高的病种集中于慢性缺血性心脏病、脑梗死等。

表4－69　2020年医保支付人口在不同医疗机构住院费用占比最高的住院原因

医疗机构	疾病分类	病　种	费用占比(%)
市级三级医院	肿瘤		27.2
		支气管和肺恶性肿瘤	4.6
		肝和肝内胆管恶性肿瘤	2.2
		结肠恶性肿瘤	1.5
区属三级医院	循环系统疾病		29.6
		慢性缺血性心脏病	5.5
		脑梗死	4.6
		特发性原发性高血压	4.5

医 疗 机 构	疾 病 分 类	病　　种	费用占比(%)
区属二级医院	循环系统疾病		29.6
		脑梗死	7.2
		慢性缺血性心脏病	6.3
		脑血管病后遗症	3.8
社区卫生服务中心(站)	循环系统疾病		68.7
		脑血管病后遗症	33.8
		慢性缺血性心脏病	15.2
		脑梗死	9.5

如表 4-70,2020 年非医保支付人口在市级三级医院因肿瘤(30.3%)住院产生的费用占比最高,其中费用占比最高的病种是支气管和肺恶性肿瘤(6.7%)、肝和肝内胆管恶性肿瘤(2.8%),以及胃恶性肿瘤(1.7%);在区属三级医院、区属二级医院和社区卫生服务中心(站)均因循环系统疾病住院产生的费用占比最高,其中费用占比较高的病种集中于慢性缺血性心脏病、特发性原发性高血压等。

表 4-70　2020 年非医保支付人口在不同医疗机构住院费用占比最高的住院原因

医 疗 机 构	疾 病 分 类	病　　种	费用占比(%)
市级三级医院	肿瘤		30.3
		支气管和肺恶性肿瘤	6.7
		肝和肝内胆管恶性肿瘤	2.8
		胃恶性肿瘤	1.7
区属三级医院	循环系统疾病		21.8
		慢性缺血性心脏病	3.5
		脑梗死	3.4
		特发性原发性高血压	2.1
区属二级医院	循环系统疾病		21.7
		慢性缺血性心脏病	5.1
		脑梗死	3.8
		特发性原发性高血压	2.2
社区卫生服务中心(站)	循环系统疾病		59.4
		脑血管病后遗症	27.4
		慢性缺血性心脏病	10.7
		特发性原发性高血压	8.4

2. 不同性别人口差异

如图 4-13,2020 年男性住院费用中,在市级三级医院住院占比 66.3%,区属三级医院 10.2%,区属二级医院 22.7%,社区卫生服务中心(站)0.8%;女性住院费用中,在市级三级医院住院占比 64.4%,区属三级医院 10.0%,区属二级医院 24.1%,社区卫生服务中心(站)1.5%。

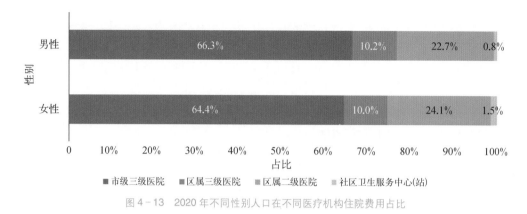

图 4 - 13 2020 年不同性别人口在不同医疗机构住院费用占比

如表 4 - 71,2020 年男性在市级三级医院因肿瘤(28.1%)住院产生的费用占比最高,其中费用占比最高的病种是支气管和肺恶性肿瘤(5.2%)、肝和肝内胆管恶性肿瘤(3.8%),以及胃恶性肿瘤(2.0%);在区属三级医院、区属二级医院和社区卫生服务中心(站)均因循环系统疾病住院产生的费用占比最高,其中费用占比最高的病种集中于慢性缺血性心脏病、脑梗死等。

表 4 - 71 2020 年男性在不同医疗机构住院费用占比最高的住院原因

医 疗 机 构	疾 病 分 类	病　　　种	费用占比(%)
市级三级医院	肿瘤		28.1
		支气管和肺恶性肿瘤	5.2
		肝和肝内胆管恶性肿瘤	3.8
		胃恶性肿瘤	2.0
区属三级医院	循环系统疾病		29.0
		慢性缺血性心脏病	5.3
		脑梗死	4.4
		特发性原发性高血压	3.1
区属二级医院	循环系统疾病		28.1
		脑梗死	6.5
		慢性缺血性心脏病	5.6
		脑血管病后遗症	3.3
社区卫生服务中心(站)	循环系统疾病		61.7
		脑血管病后遗症	33.4
		慢性缺血性心脏病	9.8
		脑梗死	8.6

如表 4 - 72,2020 年女性在市级三级医院因肿瘤(29.7%)住院产生的费用占比最高,其中费用占比最高的病种是支气管和肺恶性肿瘤(6.4%)、乳房恶性肿瘤(1.8%),以及甲状腺恶性肿瘤(1.4%);在区属三级医院、区属二级医院和社区卫生服务中心(站)均因循环系统疾病住院产生的费用占比最高,其中费用占比最高的病种集中于慢性缺血性心脏病、脑梗死等。

表 4 – 72　2020 年女性在不同医疗机构住院费用占比最高的住院原因

医 疗 机 构	疾 病 分 类	病　　　　种	费用占比(%)
市级三级医院	肿瘤		29.7
		支气管和肺恶性肿瘤	6.4
		乳房恶性肿瘤	1.8
		甲状腺恶性肿瘤	1.4
区属三级医院	循环系统疾病		23.9
		特发性原发性高血压	4.3
		慢性缺血性心脏病	4.1
		脑梗死	3.8
区属二级医院	循环系统疾病		25.3
		慢性缺血性心脏病	6.2
		脑梗死	5.5
		脑血管病后遗症	2.7
社区卫生服务中心(站)	循环系统疾病		68.0
		脑血管病后遗症	30.5
		慢性缺血性心脏病	16.1
		脑梗死	9.4

3. 不同年龄组人口差异

如图 4 – 14,2020 年儿童住院费用中,在市级三级医院住院费用占比 94.8%,区属三级医院占比 1.2%,区属二级医院 4.0%,社区卫生服务中心(站)0;青年住院费用中,在市级三级医院住院费用占比 72.7%,区属三级医院 8.3%,区属二级医院 19.0%,社区卫生服务中心(站)0;中年住院费用中,在市级三级医院住院费用占比 73.6%,区属三级医院占比 8.9%,区属二级医院 17.4%,社区卫生服务中心(站)0.1%;年轻老年人住院费用中,在市级三级医院住院费用占比 66.3%,区属三级医院 10.9%,区属二级医院比 22.4%,社区卫生服务中心(站)0.4%;老年人住院费用中,在市级三级医院住院费用占比 44.0%,区属三级医院 14.3%,区属二级医院 37.8%,社区卫生服务中心(站)3.9%;长寿老年人住院费用中,在市级三级医院住院费用占比 26.6%,区属三级医院比 11.5%,区属二级医院 52.2%,社区卫生服务中心(站)9.7%。

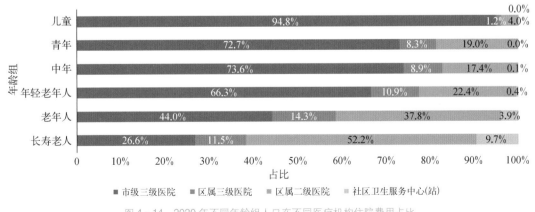

图 4 – 14　2020 年不同年龄组人口在不同医疗机构住院费用占比

如表4-73,2020年儿童在市级三级医院和区属二级医院均因先天畸形、变形和染色体异常住院产生的费用占比最高,其中费用占比最高的病种集中于先天性畸形、疾病;在区属三级医院因起源于围生期的某些情况(27.0%)住院产生的费用占比最高,其中费用占比最高的病种是与孕期短和低出生体重有关的疾患(6.8%)、新生儿黄疸(5.9%),以及先天性肺炎(3.2%);在社区卫生服务中心(站)因呼吸系统疾病(16.7%)住院产生的费用占比最高,其中费用占比最高的病种是病原体未特指的肺炎(12.2%),以及急性支气管炎(4.5%)。

表4-73 2020年儿童在不同医疗机构住院费用占比最高的住院原因

医疗机构	疾病分类	病种	费用占比(%)
市级三级医院	先天畸形、变形和染色体异常		24.3
		心间隔先天性畸形	7.3
		大动脉先天性畸形	2.0
		胆囊、胆管和肝先天性畸形	1.6
区属三级医院	起源于围生期的某些情况		27.0
		与孕期短和低出生体重有关的疾患	6.8
		新生儿黄疸	5.9
		先天性肺炎	3.2
区属二级医院	先天畸形、变形和染色体异常		24.9
		心脏的先天性畸形	14.3
		循环系统的先天性畸形	5.3
		周围循环系统的先天性畸形	0.8
社区卫生服务中心(站)	呼吸系统疾病		16.7
		病原体未特指的肺炎	12.2
		急性支气管炎	4.5

如表4-74,2020年青年在市级三级医院因肿瘤(26.0%)住院产生的费用占比最高,其中费用占比最高的病种是支气管和肺恶性肿瘤(3.1%)、甲状腺恶性肿瘤(2.4%),以及子宫平滑肌瘤(1.6%);在区属三级医院和社区卫生服务中心(站)均因损伤、中毒和外因的某些其他后果住院产生的费用占比最高,其中费用占比最高的病种集中于小腿骨折等;在区属二级医院因妊娠、分娩和产褥期(21.4%)住院产生的费用占比最高,其中费用占比最高的病种/住院原因是为已知或可疑盆腔器官异常给予的孕产妇医疗(3.1%)、单胎顺产(1.9%),以及异位妊娠(1.8%)。

表4-74 2020年青年在不同医疗机构住院费用占比最高的住院原因

医疗机构	疾病分类	病种/住院原因	费用占比(%)
市级三级医院	肿瘤		26.0
		支气管和肺恶性肿瘤	3.1
		甲状腺恶性肿瘤	2.4
		子宫平滑肌瘤	1.6

医 疗 机 构	疾 病 分 类	病种/住院原因	费用占比(%)
区属三级医院	损伤、中毒和外因的某些其他后果		17.4
		小腿骨折	3.6
		肩和上臂骨折	1.6
		颅内损伤	1.3
区属二级医院	妊娠、分娩和产褥期		21.4
		为已知或可疑盆腔器官异常给予的孕产妇医疗	3.1
		单胎顺产	1.9
		异位妊娠	1.8
社区卫生服务中心(站)	损伤、中毒和外因的某些其他后果		36.0
		小腿骨折	15.3
		足骨折	4.3
		股骨骨折	4.2

如表 4-75,2020 年中年在市级三级医院因肿瘤(36.1%)住院产生的费用占比最高,其中费用占比最高的病种是支气管和肺恶性肿瘤(7.4%)、肝和肝内胆管恶性肿瘤(4.1%),以及胃恶性肿瘤(1.5%);在区属三级医院和社区卫生服务中心(站)内均因循环系统疾病住院产生的费用占比最高,其中费用占比最高的病种集中于特发性原发性高血压、脑梗死等;在区属二级医院因损伤、中毒和外因的某些其他后果(16.4%)住院产生的费用占比最高,其中费用占比最高的病种是小腿骨折(3.1%)、腰部脊柱和骨盆骨折(1.3%),以及肩和上臂骨折(1.3%)。

表 4-75 2020 年中年在不同医疗机构住院费用占比最高的住院原因

医 疗 机 构	疾 病 分 类	病 种	费用占比(%)
市级三级医院	肿瘤		36.1
		支气管和肺恶性肿瘤	7.4
		肝和肝内胆管恶性肿瘤	4.1
		胃恶性肿瘤	1.5
区属三级医院	循环系统疾病		19.7
		慢性缺血性心脏病	2.9
		特发性原发性高血压	2.8
		脑梗死	2.2
区属二级医院	损伤、中毒和外因的某些其他后果		16.4
		小腿骨折	3.1
		腰部脊柱和骨盆骨折	1.3
		肩和上臂骨折	1.3
社区卫生服务中心(站)	循环系统疾病		37.8
		脑血管病后遗症	20.1
		脑梗死	6.2
		特发性原发性高血压	3.6

如表 4-76,2020 年年轻老年人在市级三级医院因肿瘤(31.6%)住院产生的费用占比最高,其中费用占比最高的病种是支气管和肺恶性肿瘤(7.6%)、肝和肝内胆管恶性肿瘤(2.8%),以及胃恶性肿瘤(2.3%);在区属三级医院、区属二级医院和社区卫生服务中心(站)均因循环系统疾病住院产生的费用占比最高,其中费用占比最高的病种集中于慢性缺血性心脏病、脑梗死等。

表 4-76 2020 年年轻老年人在不同医疗机构住院费用占比最高的住院原因

医 疗 机 构	疾 病 分 类	病　　　种	费用占比(%)
市级三级医院	肿瘤		31.6
		支气管和肺恶性肿瘤	7.6
		肝和肝内胆管恶性肿瘤	2.8
		胃恶性肿瘤	2.3
区属三级医院	循环系统疾病		29.5
		慢性缺血性心脏病	5.3
		脑梗死	4.6
		特发性原发性高血压	4.3
区属二级医院	循环系统疾病		26.1
		脑梗死	6.7
		慢性缺血性心脏病	4.0
		脑血管病后遗症	2.9
社区卫生服务中心(站)	循环系统疾病		59.8
		脑血管病后遗症	35.0
		脑梗死	10.4
		慢性缺血性心脏病	5.1

如表 4-77,2020 年老年人在不同医疗机构均因循环系统疾病住院产生的费用占比最高,其中费用占比最高的病种集中于慢性缺血性心脏病、脑梗死等。

表 4-77 2020 年老年人在不同医疗机构住院费用占比最高的住院原因

医 疗 机 构	疾 病 分 类	病　　　种	费用占比(%)
市级三级医院	循环系统疾病		30.7
		慢性缺血性心脏病	4.9
		脑梗死	2.8
		心房纤颤和扑动	2.7
区属三级医院	循环系统疾病		36.8
		慢性缺血性心脏病	6.8
		脑梗死	6.8
		特发性原发性高血压	4.6
区属二级医院	循环系统疾病		39.6
		慢性缺血性心脏病	10.0
		脑梗死	9.5
		脑血管病后遗症	4.6

续　表

医疗机构	疾病分类	病　种	费用占比(%)
社区卫生服务中心(站)	循环系统疾病		66.5
		脑血管病后遗症	33.6
		慢性缺血性心脏病	13.0
		脑梗死	8.9

如表 4-78,2020 年长寿老年人在不同医疗机构均因循环系统疾病住院产生的费用占比最高,其中费用占比最高的病种是集中于慢性缺血性心脏病、脑梗死等。

表 4-78　2020 年长寿老年人在不同医疗机构住院费用占比最高的住院原因

医疗机构	疾病分类	病　种	费用占比(%)
市级三级医院	循环系统疾病		31.3
		慢性缺血性心脏病	6.6
		特发性原发性高血压	4.1
		脑梗死	3.9
区属三级医院	循环系统疾病		42.3
		慢性缺血性心脏病	11.2
		脑梗死	7.5
		特发性原发性高血压	5.9
区属二级医院	循环系统疾病		50.8
		慢性缺血性心脏病	19.5
		脑梗死	7.8
		特发性原发性高血压	6.3
社区卫生服务中心(站)	循环系统疾病		68.7
		脑血管病后遗症	27.0
		慢性缺血性心脏病	20.0
		脑梗死	8.8

二、住院次均费用及费用最高的住院原因

(一)总体概述

如图 4-15,2018 年住院次均住院费用为 17 439 元,2019 年为 18 521 元,2020 年为 20 674 元。2020 年住院次均费用较 2019 年上涨了 11.6%。

如表 4-79,2020 年因精神和行为障碍(119 984 元),损伤、中毒和外因的某些其他后果(42 925 元),以及先天畸形、变形和染色体异常(37 309 元)住院产生的次均住院费用最高。因精神和行为障碍住院人口次均费用最高的病种是精神分裂症(119 984 元)。因损伤、中毒和外因的某些其他后果住院人口次均费用最高的病种是股骨骨折(53 673 元)、小腿骨折(49 536 元),以及腰部脊柱和骨盆骨折(46 329 元)。因先天畸形、变形和染色体异常住院人

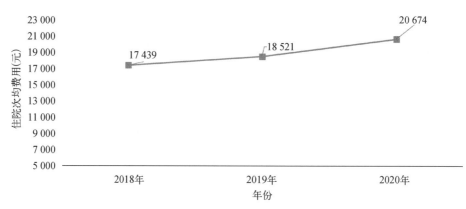

图 4-15 2018~2020 年住院次均费用

口次均费用最高的病种是心间隔先天性畸形（57 566 元）、循环系统的先天性畸形（31 363 元），以及心脏的先天性畸形（18 094 元）。

表 4-79 2020 年住院人口次均费用最高的住院原因

顺　位	疾病分类	病　种	次均费用（元）
1	精神和行为障碍		119 984
		精神分裂症	119 984
2	损伤、中毒和外因的某些其他后果		42 925
		股骨骨折	53 673
		小腿骨折	49 536
		腰部脊柱和骨盆骨折	46 329
3	先天畸形、变形和染色体异常		37 309
		心间隔先天性畸形	57 566
		循环系统的先天性畸形	31 363
		心脏的先天性畸形	18 094

（二）不同支付方式人口住院次均费用及费用最高的住院原因

如图 4-16,2018 年医保支付人口住院次均费用为 16 761 元,非医保支付人口为 18 609 元;

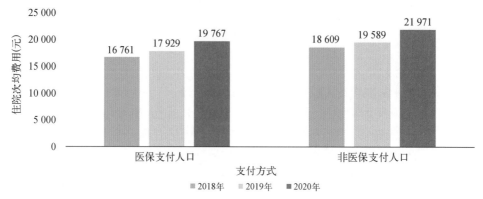

图 4-16 2018~2020 年不同支付方式人口住院次均费用（元）

2019 年医保支付人口住院次均费用为 17 929 元,非医保支付为 19 589 元;2020 年医保支付人口住院次均费用为 19 767 元;非医保支付为 21 971 元。2020 年,医保支付人口和非医保支付人口的次均费用分别较 2019 年上涨了 10.3%和 11.2%。

如表 4‒80,2020 年医保支付人口因精神和行为障碍(183 358 元),损伤、中毒和外因的某些其他后果(43 047 元),以及先天畸形、变形和染色体异常(29 682 元)住院产生的次均住院费用最高。因精神和行为障碍住院人口次均费用最高的病种是精神分裂症(183 358 元)。因损伤、中毒和外因的某些其他后果住院人口次均费用最高的病种是股骨骨折(52 953 元)、小腿骨折(46 884 元),以及肩和上臂骨折(45 754 元)。因先天畸形、变形和染色体异常住院人口次均费用最高的病种是心间隔先天性畸形(58 077 元)、循环系统的先天性畸形(39 969 元),以及心脏的先天性畸形(13 028 元)。

表 4‒80　2020 年医保支付人口住院次均费用最高的住院原因

顺　　位	疾 病 分 类	病　　种	次均费用(元)
1	精神和行为障碍		183 358
		精神分裂症	183 358
2	损伤、中毒和外因的某些其他后果		43 047
		股骨骨折	52 953
		小腿骨折	46 884
		肩和上臂骨折	45 754
3	先天畸形、变形和染色体异常		29 682
		心间隔先天性畸形	58 077
		循环系统的先天性畸形	39 969
		心脏的先天性畸形	13 028

如表 4‒81,2020 年非医保支付人口因精神和行为障碍(68 688 元),损伤、中毒和外因的某些其他后果(42 826 元),以及先天畸形、变形和染色体异常(41 396 元)住院产生的次均住院费用最高。因精神和行为障碍住院人口次均费用最高的病种是精神分裂症(68 688 元)。因损伤、中毒和外因的某些其他后果住院人口次均费用最高的病种是股骨骨折(54 698 元)、小腿骨折(51 334 元),以及腰部脊柱和骨盆骨折(50 295 元)。因先天畸形、变形和染色体异常住院人口次均费用最高的病种是心间隔先天性畸形(57 393 元)、循环系统的先天性畸形(29 533 元),以及心脏的先天性畸形(26 914 元)。

表 4‒81　2020 年非医保支付人口住院次均费用最高的住院原因

顺　　位	疾 病 分 类	病　　种	次均费用(元)
1	精神和行为障碍		68 688
		精神分裂症	68 688
2	损伤、中毒和外因的某些其他后果		42 826
		股骨骨折	54 698
		小腿骨折	51 334
		腰部脊柱和骨盆骨折	50 295

顺 位	疾病分类	病 种	次均费用(元)
3	先天畸形、变形和染色体异常		41 396
		心间隔先天性畸形	57 393
		循环系统的先天性畸形	29 533
		心脏的先天性畸形	26 914

（三）不同性别人口住院次均费用及费用最高的住院原因

如表4-82,2018年男性住院次均费用为19 544元,女性为15 586元,性别比是1.25;2019年男性住院次均费用为20 428元,女性为16 744元,性别比是1.22;2020年男性住院次均费用为22 752元,女性为18 858元,性别比是1.21。

表4-82　2018~2020年不同性别人口住院次均费用(元)

性 别	2018 年	2019 年	2020 年
男性(元)	19 544	20 428	22 752
女性(元)	15 586	16 744	18 858
男女性别比	1.25	1.22	1.21

如表4-83,2020年男性因精神和行为障碍(136 630元),损伤、中毒和外因的某些其他后果(42 631元),以及先天畸形、变形和染色体异常(39 274元)住院产生的次均住院费用最高。因精神和行为障碍住院人口次均费用最高的病种是精神分裂症(136 630元)。因损伤、中毒和外因的某些其他后果住院人口次均费用最高的病种是股骨骨折(53 992元)、腰部脊柱和骨盆骨折(52 973元),以及小腿骨折(50 714元)。因先天畸形、变形和染色体异常住院人口次均费用最高的病种是心间隔先天性畸形(60 501元)、循环系统的先天性畸形(34 223元),以及心脏的先天性畸形(18 495元)。

表4-83　2020年男性住院次均费用最高的住院原因

顺 位	疾病分类	病 种	次均费用(元)
1	精神和行为障碍		136 630
		精神分裂症	136 630
2	损伤、中毒和外因的某些其他后果		42 631
		股骨骨折	53 992
		腰部脊柱和骨盆骨折	52 973
		小腿骨折	50 714
3	先天畸形、变形和染色体异常		39 274
		心间隔先天性畸形	60 501
		循环系统的先天性畸形	34 223
		心脏的先天性畸形	18 495

如表4-84,2020年女性因精神和行为障碍(102 491元),损伤、中毒和外因的某些其他

后果(43 216 元),以及先天畸形、变形和染色体异常(35 583 元)住院产生的次均费用最高。因精神和行为障碍住院人口次均费用最高的病种是精神分裂症(102 491 元)。因损伤、中毒和外因的某些其他后果住院人口次均费用最高的病种是股骨骨折(53 489 元)、小腿骨折(48 090 元),以及肩和上臂骨折(45 300 元)。因先天畸形、变形和染色体异常住院人口次均费用最高的病种是心间隔先天性畸形(55 161 元)、循环系统的先天性畸形(28 368 元),以及心脏的先天性畸形(17 770 元)。

表 4 - 84　2020 年女性住院次均费用最高的住院原因

顺　位	疾病分类	病　种	次均费用(元)
1	精神和行为障碍		102 491
		精神分裂症	102 491
2	损伤、中毒和外因的某些其他后果		43 216
		股骨骨折	53 489
		小腿骨折	48 090
		肩和上臂骨折	45 300
3	先天畸形、变形和染色体异常		35 583
		心间隔先天性畸形	55 161
		循环系统的先天性畸形	28 368
		心脏的先天性畸形	17 770

（四）不同年龄组人口住院次均费用及费用最高的住院原因

如表 4 - 85,2018~2020 年,长寿老年人住院次均住院费用最高(2018 年为 22 388 元,2019 年为 24 265 元,2020 年为 28 265 元);儿童和青年的住院次均住院费用较低。

表 4 - 85　2018~2020 年不同年龄组人口住院次均费用(元)

年 龄 组	2018 年	2019 年	2020 年
儿童	10 829	13 282	15 816
青年	12 656	13 724	15 426
中年	18 668	19 691	21 732
年轻老年人	19 937	20 813	22 750
老年人	20 085	21 237	24 325
长寿老年人	22 388	24 265	28 265

如表 4 - 86,2020 年儿童因先天性畸形、变形及染色体异常(52 038 元)、肿瘤(36 169 元),以及血液及造血器官疾病和某些涉及免疫系统的疾患(27 539 元)住院产生的次均费用最高。因先天畸形、变形和染色体异常住院人口次均费用最高的病种是心间隔先天性畸形(63 533 元)、心脏的先天性畸形(54 657 元),以及循环系统的先天性畸形(21 496 元)。因肿瘤住院人口次均费用最高的病种是胃恶性肿瘤(100 253 元)、髓样白血病(89 180 元),以及脑恶性肿瘤(79 695 元)。因血液及造血器官疾病和某些涉及免疫系统的疾患住院人口次均费

用最高的病种是再生障碍性贫血(27 539 元)。

表 4 - 86　2020 年儿童住院次均费用最高的住院原因

顺　位	疾病分类	病　种	次均费用(元)
1	先天畸形、变形和染色体异常		52 038
		心间隔先天性畸形	63 533
		心脏的先天性畸形	54 657
		循环系统的先天性畸形	21 496
2	肿瘤		36 169
		胃恶性肿瘤	100 253
		髓样白血病	89 180
		脑恶性肿瘤	79 695
3	血液及造血器官疾病和某些涉及免疫系统的疾患		27 539
		再生障碍性贫血	27 539

如表 4 - 87,2020 年青年因精神和行为障碍(46 148 元),损伤、中毒和外因的某些其他后果(41 634 元),以及血液及造血器官疾病和某些涉及免疫系统的疾患(35 003 元)住院产生的次均费用最高。因精神和行为障碍住院人口次均费用最高的病种是精神分裂症(46 148 元)。因损伤、中毒和外因的某些其他后果住院人口次均费用最高的病种是股骨骨折(61 559 元)、腰部脊柱和骨盆骨折(60 678 元),以及小腿骨折(49 006 元)。因血液及造血器官疾病和某些涉及免疫系统的疾患住院人口次均费用最高的病种是再生障碍性贫血(35 003 元)。

表 4 - 87　2020 年青年住院次均费用最高的住院原因

顺　位	疾病分类	病　种	次均费用(元)
1	精神和行为障碍		46 148
		精神分裂症	46 148
2	损伤、中毒和外因的某些其他后果		41 634
		股骨骨折	61 559
		腰部脊柱和骨盆骨折	60 678
		小腿骨折	49 006
3	血液及造血器官疾病和某些涉及免疫系统的疾患		35 003
		再生障碍性贫血	35 003

如表 4 - 88,2020 年中年因精神和行为障碍(119 906 元),损伤、中毒和外因的某些其他后果(43 209 元),以及肌肉骨骼系统和结缔组织疾病(34 900 元)住院产生的次均费用最高。因精神和行为障碍住院人口次均费用最高的病种是精神分裂症(119 906 元)。因损伤、中毒和外因的某些其他后果住院人口次均费用最高的病种是腰部脊柱和骨盆骨折(54 483 元)、股骨骨折(53 887 元),以及小腿骨折(51 388 元)。因肌肉骨骼系统和结缔组织疾病住院人口次均费用最高的病种是脊椎病(62 501 元)、膝关节病(54 408 元)和脊椎关节强硬(53 825 元)。

表 4 - 88　2020 年中年住院次均费用最高的住院原因

顺　位	疾 病 分 类	病　种	次均费用(元)
1	精神和行为障碍		119 906
		精神分裂症	119 906
2	损伤、中毒和外因的某些其他后果		43 209
		腰部脊柱和骨盆骨折	54 483
		股骨骨折	53 887
		小腿骨折	51 388
3	肌肉骨骼系统和结缔组织疾病		34 900
		脊椎病	62 501
		膝关节病	54 408
		脊椎关节强硬	53 825

如表 4 - 89,2020 年年轻老年人因精神和行为障碍(227 487 元),损伤、中毒和外因的某些其他后果(45 208 元),以及肌肉骨骼系统和结缔组织疾病(39 174 元)住院产生的次均费用最高。因精神和行为障碍住院人口次均费用最高的病种是精神分裂症(227 487 元)。因损伤、中毒和外因的某些其他后果住院人口次均费用最高的病种是股骨骨折(59 657 元)、小腿骨折(50 355 元),以及肩和上臂骨折(48 103 元)。因肌肉骨骼系统和结缔组织疾病住院人口次均费用最高的病种是膝关节病(66 378 元)、脊椎病(63 516 元),以及脊椎关节强硬(47 845 元)。

表 4 - 89　2020 年年轻老年人住院次均费用最高的住院原因

顺　位	疾 病 分 类	病　种	次均费用(元)
1	精神和行为障碍		227 487
		精神分裂症	227 487
2	损伤、中毒和外因的某些其他后果		45 208
		股骨骨折	59 657
		小腿骨折	50 355
		肩和上臂骨折	48 103
3	肌肉骨骼系统和结缔组织疾病		39 174
		膝关节病	66 378
		脊椎病	63 516
		脊椎关节强硬	47 845

如表 4 - 90,2020 年老年人因精神和行为障碍(329 097 元),损伤、中毒和外因的某些其他后果(44 197 元),以及肌肉骨骼系统和结缔组织疾病(32 334 元)住院产生的次均费用最高。因精神和行为障碍住院人口次均费用最高的病种是精神分裂症(329 097 元)。因损伤、中毒和外因的某些其他后果住院人口次均费用最高的病种是股骨骨折(51 361 元)、肩和上臂骨折(48 679 元),以及小腿骨折(44 634 元)。因肌肉骨骼系统和结缔组织疾病住院人口次均费用最高的病种是膝关节病(60 787 元)、脊椎病(44 144 元),以及关节炎(35 359 元)。

表 4 - 90　2020 年老年人住院次均费用最高的住院原因

顺　位	疾病分类	病　种	次均费用(元)
1	精神和行为障碍		329 097
		精神分裂症	329 097
2	损伤、中毒和外因的某些其他后果		44 197
		股骨骨折	51 361
		肩和上臂骨折	48 679
		小腿骨折	44 634
3	肌肉骨骼系统和结缔组织疾病		32 334
		膝关节病	60 787
		脊椎病	44 144
		关节炎	35 359

如表 4 - 91,2020 年长寿老年人因精神和行为障碍(538 074 元),损伤、中毒和外因的某些其他后果(42 268 元),以及呼吸系统疾病(36 623 元)住院产生的次均费用最高。因精神和行为障碍住院人口次均费用最高的病种是精神分裂症(538 074 元)。因损伤、中毒和外因的某些其他后果住院人口次均费用最高的病种是股骨骨折(47 387 元)、肩和上臂骨折(45 512 元),以及足骨折(43 359 元)。因呼吸系统疾病住院人口次均费用最高的病种是呼吸性疾患(55 530 元)、病原体未特指的肺炎(43 371 元),以及其他间质性肺疾病(30 293 元)。

表 4 - 91　2020 年长寿老年人住院次均费用最高的住院原因

顺　位	疾病分类	病　种	次均费用(元)
1	精神和行为障碍		538 074
		精神分裂症	538 074
2	损伤、中毒和外因的某些其他后果		42 268
		股骨骨折	47 387
		肩和上臂骨折	45 512
		足骨折	43 359
3	呼吸系统疾病		36 623
		呼吸性疾患	55 530
		病原体未特指的肺炎	43 371
		其他间质性肺疾病	30 293

（五）住院人口在不同医疗机构次均费用及费用最高的住院原因

如图 4 - 17,2018 年住院人口在市级三级医院次均费用为 19 652 元,区属三级医院为 14 769 元,区属二级医院为 14 039 元,社区卫生服务中心(站)为 14 458 元;2019 年市级三级医院次均费用为 20 595 元,区属三级医院为 15 901 元,区属二级医院为 15 213 元,社区卫生服务中心(站)为 14 871 元;2020 年市级三级医院次均费用为 22 484 元,区属三级医院为 18 572 元,区属二级医院为 17 703 元,社区卫生服务中心(站)为 25 674 元。

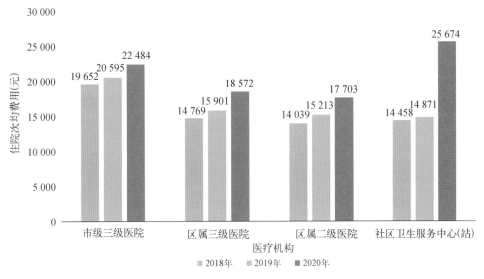

图 4 - 17　2020 年住院人口在不同医疗机构次均费用

■2018年 ■2019年 ■2020年

如表 4 - 92,2020 年住院人口在市级三级医院因损伤、中毒和外因的某些其他后果 (49 346 元)(由于精神和行为障碍次均住院费用高但病种单一,在该部分不展示精神和行为 障碍的数据),先天畸形、变形和染色体异常(42 899 元),以及肌肉骨骼系统和结缔组织疾病 (37 225 元)住院产生的次均费用最高。因损伤、中毒和外因的某些其他后果住院人口次均费 用最高的病种是股骨骨折(59 554 元)、腰部脊柱和骨盆骨折(56 309 元),以及小腿骨折 (56 125 元)。因先天畸形、变形和染色体异常住院人口次均费用最高的病种是心间隔先天性 畸形(59 113 元)、循环系统的先天性畸形(30 912 元),以及心脏的先天性畸形(17 413 元)。 因肌肉骨骼系统和结缔组织疾病住院人口次均费用最高的病种是脊椎病(70 504 元)、膝关节 病(68 925 元),以及脊椎关节强硬(56 043 元)。

表 4 - 92　2020 年住院人口在市级三级医院次均费用最高的住院原因

顺　位	疾 病 分 类	病　种	次均费用(元)
1	损伤、中毒和外因的某些其他后果		49 346
		股骨骨折	59 554
		腰部脊柱和骨盆骨折	56 309
		小腿骨折	56 125
2	先天畸形、变形和染色体异常		42 899
		心间隔先天性畸形	59 113
		循环系统的先天性畸形	30 912
		心脏的先天性畸形	17 413
3	肌肉骨骼系统和结缔组织疾病		37 225
		脊椎病	70 504
		膝关节病	68 925
		脊椎关节强硬	56 043

如表 4 - 93,2020 年住院人口在区属三级医院因损伤、中毒和外因的某些其他后果

（39 153 元）、肌肉骨骼系统和结缔组织疾病（25 582 元），以及肿瘤（24 034 元）住院产生的次均费用最高。因损伤、中毒和外因的某些其他后果住院人口次均费用最高的病种是股骨骨折（57 940 元）、小腿骨折（48 326 元），以及肩和上臂骨折（44 850 元）。因肌肉骨骼系统和结缔组织疾病住院人口次均费用最高的病种是关节炎（51 234 元）、膝关节病（40 075 元），以及脊椎病（38 760 元）。因肿瘤住院人口次均费用最高的病种是直肠恶性肿瘤（34 627 元）、胃恶性肿瘤（33 695 元），以及结肠恶性肿瘤（32 597 元）。

表 4 - 93　2020 年住院人口在区属三级医院次均费用最高的住院原因

顺　　位	疾病分类	病　　种	次均费用（元）
1	损伤、中毒和外因的某些其他后果		39 153
		股骨骨折	57 940
		小腿骨折	48 326
		肩和上臂骨折	44 850
2	肌肉骨骼系统和结缔组织疾病		25 582
		关节炎	51 234
		膝关节病	40 075
		脊椎病	38 760
3	肿瘤		24 034
		直肠恶性肿瘤	34 627
		胃恶性肿瘤	33 695
		结肠恶性肿瘤	32 597

如表 4 - 94，2020 年住院人口在区属二级医院因损伤、中毒和外因的某些其他后果（36 044 元），先天畸形、变形和染色体异常（27 202 元），以及肿瘤（23 076 元）住院产生的次均费用最高。因损伤、中毒和外因的某些其他后果住院人口次均费用最高的病种是股骨骨折（46 000 元）、小腿骨折（41 370 元），以及肩和上臂骨折（39 069 元）。因先天畸形、变形和染色体异常住院人口次均费用最高的病种是循环系统的先天性畸形（34 197 元）、心间隔先天性畸形（24 280 元），以及心脏的先天性畸形（22 961 元）。因肿瘤住院人口次均费用最高的病种是良性脑膜肿瘤（52 967 元）、脑恶性肿瘤（44 354 元），以及髓样白血病（38 467 元）。

表 4 - 94　2020 年住院人口在区属二级医院次均费用最高的住院原因

顺　　位	疾病分类	病　　种	次均费用（元）
1	损伤、中毒和外因的某些其他后果		36 044
		股骨骨折	46 000
		小腿骨折	41 370
		肩和上臂骨折	39 069
2	先天畸形、变形和染色体异常		27 202
		循环系统的先天性畸形	34 197
		心间隔先天性畸形	24 280
		心脏的先天性畸形	22 961

续 表

顺　　位	疾病分类	病　　种	次均费用(元)
3	肿瘤		23 076
		良性脑膜肿瘤	52 967
		脑恶性肿瘤	44 354
		髓样白血病	38 467

如表4-95,2020年住院人口在社区卫生服务中心(站)因眼和附器疾病(165 795元),某些传染病和寄生虫病(50 971元),以及内分泌、营养和代谢疾病(29 948元)住院产生的次均费用最高。因眼和附器疾病住院人口次均费用最高的病种是白内障(165 795元)。因某些传染病和寄生虫病住院人口次均费用最高的病种是慢性病毒性肝炎(212 252元)、细菌学或组织学未证实之呼吸系统结核病(12 648元),以及细菌学和组织学证实之呼吸系统结核病(4 660元)。因内分泌、营养和代谢疾病住院人口次均费用最高的病种是糖尿病(34 429元),以及非胰岛素依赖型糖尿病(29 601元)。

表4-95　2020年住院人口在社区卫生服务中心(站)次均费用最高的住院原因

顺　　位	疾病分类	病　　种	次均费用(元)
1	眼和附器疾病		165 795
		白内障	165 795
2	某些传染病和寄生虫病		50 971
		慢性病毒性肝炎	212 252
		细菌学或组织学未证实之呼吸系统结核病	12 648
		细菌学和组织学证实之呼吸系统结核病	4 660
3	内分泌、营养和代谢疾病		29 948
		糖尿病	34 429
		非胰岛素依赖型糖尿病	29 601

1. 不同支付方式人口差异

如表4-96,2020年医保支付人口在市级三级医院次均费用为20 540元,区属三级医院为18 464元,区属二级医院为18 627元,社区卫生服务中心(站)为28 796元;非医保支付住院人口在市级三级医院次均费用为24 441元,区属三级医院为18 765元,区属二级医院为16 261元,社区卫生服务中心(站)为21 197元。

表4-96　2020年不同支付方式人口在不同医疗机构住院次均费用(元)

支付方式	市级三级医院	区属三级医院	区属二级医院	社区卫生服务中心(站)
医保支付	20 540	18 464	18 627	28 796
非医保支付	24 441	18 765	16 261	21 197

如表4-97,2020年医保支付人口在市级三级医院、区属三级医院和区属二级医院均因损伤、中毒和外因的某些其他后果住院产生的次均费用最高,其中费用最高的病种集中于股骨骨折、小腿骨折,以及肩和上臂骨折等;在社区卫生服务中心(站)内因某些传染病和寄生虫

病(117 530 元)住院产生的次均费用最高,其中费用最高的病种是慢性病毒性肝炎(212 252元),以及细菌学或组织学未证实之呼吸系统结核病(22 809 元)。

表4-97 2020年医保支付人口在不同医疗机构住院次均费用最高的住院原因

医疗机构	疾病分类	病种	次均费用(元)
市级三级医院	损伤、中毒和外因的某些其他后果		47 482
		股骨骨折	57 335
		小腿骨折	51 390
		肩和上臂骨折	48 233
区属三级医院	损伤、中毒和外因的某些其他后果		41 336
		股骨骨折	59 075
		肩和上臂骨折	47 741
		小腿骨折	47 647
区属二级医院	损伤、中毒和外因的某些其他后果		37 679
		股骨骨折	47 427
		肩和上臂骨折	40 793
		小腿骨折	40 634
社区卫生服务中心(站)	某些传染病和寄生虫病		117 530
		慢性病毒性肝炎	212 252
		细菌学或组织学未证实之呼吸系统结核病	22 809

如表4-98,2020年非医保支付人口在市级三级医院、区属三级医院和区属二级医院均因损伤、中毒和外因的某些其他后果住院产生的次均费用最高,其中费用最高的病种集中于股骨骨折等;在社区卫生服务中心(站)内因眼和附器疾病(165 795 元)住院产生的次均费用最高,其中费用最高的病种是白内障(165 795 元)。

表4-98 2020年非医保支付人口在不同医疗机构住院次均费用最高的住院原因

医疗机构	疾病分类	病种	次均费用(元)
市级三级医院	损伤、中毒和外因的某些其他后果		51 001
		腰部脊柱和骨盆骨折	63 952
		股骨骨折	62 607
		肋骨、胸骨和胸部脊柱骨折	59 678
区属三级医院	损伤、中毒和外因的某些其他后果		37 699
		股骨骨折	56 404
		小腿骨折	48 749
		肩和上臂骨折	42 551
区属二级医院	损伤、中毒和外因的某些其他后果		34 780
		股骨骨折	43 901
		小腿骨折	41 827
		腰部脊柱和骨盆骨折	39 093

医疗机构	疾病分类	病　　种	次均费用(元)
社区卫生服务中心(站)	眼和附器疾病		165 795
		白内障	165 795

2. 不同性别人口差异

如表4-99,2020年男性在市级三级医院次均费用为24 578元,区属三级医院为20 130元,区属二级医院为19 635元,社区卫生服务中心(站)为22 972元;女性在市级三级医院次均费用为20 415元,区属三级医院为17 009元,区属二级医院为15 990元,社区卫生服务中心(站)为27 728元。

表4-99　2020年不同性别人口在不同医疗机构住院次均费用(元)

性　别	市级三级医院	区属三级医院	区属二级医院	社区卫生服务中心(站)
男性	24 578	20 130	19 635	22 972
女性	20 415	17 009	15 990	27 728

如表4-100,2020年男性在市级三级医院、区属三级医院和区属二级医院均因损伤、中毒和外因的某些其他后果住院产生的次均费用最高,其中费用最高的病种集中于腰部脊柱和骨盆骨折、骨股骨折等;在社区卫生服务中心(站)因某些传染病和寄生虫病(74 735元)住院产生的次均费用最高,其中费用最高的病种是慢性病毒性肝炎(212 252元)、细菌学或组织学未证实之呼吸系统结核病(7 294元),以及细菌学和组织学证实之呼吸系统结核病(4 660元)。

表4-100　2020年男性在不同医疗机构住院次均费用最高的住院原因

医 疗 机 构	疾病分类	病　　种	次均费用(元)
市级三级医院	损伤、中毒和外因的某些其他后果		49 745
		腰部脊柱和骨盆骨折	66 009
		肋骨、胸骨和胸部脊柱骨折	60 767
		股骨骨折	60 118
区属三级医院	损伤、中毒和外因的某些其他后果		38 445
		股骨骨折	59 045
		小腿骨折	49 164
		腰部脊柱和骨盆骨折	43 856
区属二级医院	损伤、中毒和外因的某些其他后果		35 152
		股骨骨折	45 498
		小腿骨折	42 366
		腰部脊柱和骨盆骨折	41 795
社区卫生服务中心(站)	某些传染病和寄生虫病		74 735
		慢性病毒性肝炎	212 252

医疗机构	疾病分类	病 种	次均费用(元)
		细菌学或组织学未证实之呼吸系统结核病	7 294
		细菌学和组织学证实之呼吸系统结核病	4 660

如表4-101,2020年女性在市级三级医院、区属三级医院和区属二级医院均因损伤、中毒和外因的某些其他后果住院产生的次均费用最高,其中费用最高的病种集中于股骨骨折、小腿骨折等;在社区卫生服务中心(站)内因眼和附器疾病(165 795元)住院产生的次均费用最高,其中费用最高的病种是白内障(165 795元)。

表4-101 2020年女性在不同医疗机构住院次均费用最高的住院原因

医疗机构	疾病分类	病 种	次均费用(元)
市级三级医院	损伤、中毒和外因的某些其他后果		48 958
		股骨骨折	59 211
		小腿骨折	54 352
		腰部脊柱和骨盆骨折	50 463
区属三级医院	损伤、中毒和外因的某些其他后果		39 949
		股骨骨折	57 313
		小腿骨折	47 239
		肩和上臂骨折	45 980
区属二级医院	损伤、中毒和外因的某些其他后果		36 919
		股骨骨折	46 280
		肩和上臂骨折	40 916
		小腿骨折	40 121
社区卫生服务中心(站)	眼和附器疾病		165 795
		白内障	165 795

3. 不同年龄组人口差异

表4-102,2020年儿童在市级三级医院住院次均费用为16 945元,区属三级医院为5 218元,区属二级医院为8 009元,社区卫生服务中心(站)为6 181元;青年市级三级医院住院次均费用为17 800元,区属三级医院为12 879元,区属二级医院为10 829元,社区卫生服务中心(站)为6 476元;中年市级三级医院住院次均费用为23 520元,区属三级医院为18 312元,区属二级医院为17 762元,社区卫生服务中心(站)为13 157元;年轻老年人市级三级医院住院次均费用为24 629元,区属三级医院为20 365元,区属二级医院为19 584元,社区卫生服务中心(站)为16 977元;老年人在市级三级医院住院次均费用为28 435元,区属三级医院为22 185元,区属二级医院为21 401元,社区卫生服务中心(站)为25 587元;长寿老年人市级三级医院住院次均费用为42 735元,区属三级医院为23 754元,区属二级医院为23 889元,社区卫生服务中心(站)为39 376元。

表 4 - 102   2020 年不同年龄组人口在不同医疗机构住院次均费用(元)

年 龄 组	市级三级医院	区属三级医院	区属二级医院	社区卫生服务中心(站)
儿童	16 945	5 218	8 009	6 181
青年	17 800	12 879	10 829	6 476
中年	23 520	18 312	17 762	13 157
年轻老年人	24 629	20 365	19 584	16 977
老年人	28 435	22 185	21 401	25 587
长寿老年人	42 735	23 754	23 889	39 376

表 4 - 103,2020 年儿童在市级三级医院、区属三级医院和区属二级医院均因先天畸形、变形和染色体异常住院产生的次均费用最高,其中费用最高的病种集中于心间隔先天性畸形、心脏的先天性畸形,以及循环系统的先天性畸形;在社区卫生服务中心(站)因呼吸系统疾病(1 718 元)住院产生的次均费用最高,其中费用最高的病种是病原体未特指的肺炎(1 879 元),以及急性支气管炎(1 397 元)。

表 4 - 103   2020 年儿童在不同医疗机构住院次均费用最高的住院原因

医 疗 机 构	疾 病 分 类	病 种	次均费用(元)
市级三级医院	先天畸形、变形和染色体异常		55 643
		心间隔先天性畸形	64 143
		心脏的先天性畸形	63 847
		循环系统的先天性畸形	22 451
区属三级医院	先天畸形、变形和染色体异常		25 735
		心脏的先天性畸形	57 226
		循环系统的先天性畸形	27 918
		心间隔先天性畸形	18 725
区属二级医院	先天畸形、变形和染色体异常		34 517
		心脏的先天性畸形	51 916
		心间隔先天性畸形	47 035
		循环系统的先天性畸形	17 751
社区卫生服务中心(站)	呼吸系统疾病		1 718
		病原体未特指的肺炎	1 879
		急性支气管炎	1 397

表 4 - 104,2020 年青年在市级三级医院因血液及造血器官疾病和某些涉及免疫系统的疾患(49 393 元)住院产生的次均费用最高,其中费用最高的病种是再生障碍性贫血(49 393 元);在区属三级医院和区属二级医院均因损伤、中毒和外因的某些其他后果住院产生的次均费用最高,其中费用最高的病种集中于股骨骨折、腰部脊柱和骨盆骨折,以及小腿骨折等;在社区卫生服务中心(站)因神经系统疾病(39 306 元)住院产生的次均费用最高,其中费用最高的病种是癫痫(39 306 元)。

表4-104　2020年青年在不同医疗机构住院次均费用最高的住院原因

医疗机构	疾病分类	病　种	次均费用(元)
市级三级医院	血液及造血器官疾病和某些涉及免疫系统的疾患		49 393
		再生障碍性贫血	49 393
区属三级医院	损伤、中毒和外因的某些其他后果		36 105
		股骨骨折	61 957
		腰部脊柱和骨盆骨折	48 166
		小腿骨折	47 641
区属二级医院	损伤、中毒和外因的某些其他后果		32 698
		股骨骨折	49 170
		腰部脊柱和骨盆骨折	41 888
		小腿骨折	41 445
社区卫生服务中心(站)	神经系统疾病		39 306
		癫痫	39 306

　　表4-105,2020年中年在市级三级医院、区属三级医院和区属二级医院均因损伤、中毒和外因的某些其他后果住院产生的次均费用最高,其中费用最高的病种集中于腰部脊柱和骨盆骨折等;在社区卫生服务中心(站)因某些传染病和寄生虫病(212 252元)住院产生的次均费用最高,其中费用最高的病种是慢性病毒性肝炎(212 252元)。

表4-105　2020年中年在不同医疗机构住院次均费用最高的住院原因

医疗机构	疾病分类	病　种	次均费用(元)
市级三级医院	损伤、中毒和外因的某些其他后果		52 245
		腰部脊柱和骨盆骨折	67 363
		肋骨、胸骨和胸部脊柱骨折	60 386
		股骨骨折	59 850
区属三级医院	损伤、中毒和外因的某些其他后果		38 297
		股骨骨折	57 001
		小腿骨折	49 759
		腰部脊柱和骨盆骨折	44 948
区属二级医院	损伤、中毒和外因的某些其他后果		34 970
		腰部脊柱和骨盆骨折	45 247
		股骨骨折	44 508
		小腿骨折	42 556
社区卫生服务中心(站)	某些传染病和寄生虫病		212 252
		慢性病毒性肝炎	212 252

　　表4-106,2020年年轻老年人在市级三级医院、区属三级医院和区属二级医院均因损伤、中毒和外因的某些其他后果住院产生的次均费用最高,其中费用最高的病种集中于股

骨骨折、小腿骨折等;在社区卫生服务中心(站)因血液及造血器官疾病和某些涉及免疫系统的疾患(50 491元)住院产生的次均费用最高,其中费用最高的病种是再生障碍性贫血(50 491元)。

表 4 - 106　2020年年轻老年人在不同医疗机构住院次均费用最高的住院原因

医 疗 机 构	疾 病 分 类	病　种	次均费用(元)
市级三级医院	损伤、中毒和外因的某些其他后果		52 405
		股骨骨折	64 978
		小腿骨折	58 060
		颅内损伤	53 345
区属三级医院	损伤、中毒和外因的某些其他后果		40 315
		股骨骨折	63 973
		小腿骨折	48 905
		肩和上臂骨折	47 568
区属二级医院	损伤、中毒和外因的某些其他后果		38 160
		股骨骨折	51 440
		小腿骨折	41 650
		肩和上臂骨折	41 635
社区卫生服务中心(站)	血液及造血器官疾病和某些涉及免疫系统的疾患		50 491
		再生障碍性贫血	50 491

表 4 - 107,2020年老年人在市级三级医院、区属三级医院和区属二级医院均因损伤、中毒和外因的某些其他后果住院产生的次均费用最高,其中费用最高的病种集中于股骨骨折、肩和上臂骨折等;在社区卫生服务中心(站)因内分泌、营养和代谢疾病(32 937元)住院产生的次均费用最高,其中费用最高的病种是糖尿病(37 460元),以及非胰岛素依赖型糖尿病(32 617元)。

表 4 - 107　2020年老年人在不同医疗机构住院次均费用最高的住院原因

医 疗 机 构	疾 病 分 类	病　种	次均费用(元)
市级三级医院	损伤、中毒和外因的某些其他后果		51 641
		小腿骨折	57 814
		股骨骨折	57 127
		肩和上臂骨折	54 489
区属三级医院	损伤、中毒和外因的某些其他后果		41 901
		股骨骨折	55 101
		肩和上臂骨折	52 147
		小腿骨折	41 804
区属二级医院	损伤、中毒和外因的某些其他后果		38 082
		股骨骨折	45 150
		肩和上臂骨折	40 025
		颅内损伤	35 354

续 表

医疗机构	疾病分类	病 种	次均费用(元)
社区卫生服务中心(站)	内分泌、营养和代谢疾病		32 937
		糖尿病	37 460
		非胰岛素依赖型糖尿病	32 617

表4-108,2020年长寿老年人在市级三级医院因呼吸系统疾病(81 310元)住院产生的次均费用最高,其中费用最高的病种是病原体未特指的肺炎(141 325元)、呼吸性疾患(114 356元),以及慢性支气管炎(50 537元);在区属三级医院和区属二级医院均因损伤、中毒和外因的某些其他后果住院产生的次均费用最高,其中费用最高的病种集中于股骨骨折、小腿骨折等;在社区卫生服务中心(站)因眼和附器疾病(165 795元)住院产生的次均费用最高,其中费用最高的病种是白内障(165 795元)。

表4-108 2020年长寿老年人在不同医疗机构住院次均费用最高的住院原因

医疗机构	疾病分类	病 种	次均费用(元)
市级三级医院	呼吸系统疾病		81 310
		病原体未特指的肺炎	141 325
		呼吸性疾患	114 356
		慢性支气管炎	50 537
区属三级医院	损伤、中毒和外因的某些其他后果		43 856
		股骨骨折	53 029
		肩和上臂骨折	43 604
		小腿骨折	35 847
区属二级医院	损伤、中毒和外因的某些其他后果		34 442
		足骨折	61 767
		小腿骨折	42 920
		股骨骨折	40 257
社区卫生服务中心(站)	眼和附器疾病		165 795
		白内障	165 795

三、住院年人均费用及费用最高的住院原因

(一)总体概述

如图4-18,2018年住院年人均费用为26 268元,2019年为28 452元,2020年为31 086元。2018~2020年,住院年人均费用呈逐年上涨趋势。

如表4-109,2020年住院人口因精神和行为障碍(133 065元),损伤、中毒和外因的某些其他后果(46 431元),以及先天畸形、变形和染色体异常(44 474元)住院产生的年人均费用最高。因精神和行为障碍住院产生的年人均费用中,费用最高的病种是精神分裂症(133 065元)。因损伤、中毒和外因的某些其他后果住院产生的年人均费用中,费用最高的病种是股骨

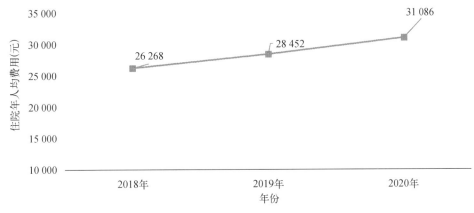

图 4 - 18   2018~2020 年住院年人均费用

骨折(60 841 元)、小腿骨折(53 304 元),以及腰部脊柱和骨盆骨折(50 563 元)。因先天畸形、变形和染色体异常住院产生的年人均费用中,费用最高的病种是心间隔先天性畸形(74 926 元)、循环系统的先天性畸形(38 925 元),以及心脏的先天性畸形(18 756 元)。

表 4 - 109   2020 年住院人口年人均费用最高的住院原因

顺　　位	疾 病 分 类	病　　种	年人均费用(元)
1	精神和行为障碍		133 065
		精神分裂症	133 065
2	损伤、中毒和外因的某些其他后果		46 431
		股骨骨折	60 841
		小腿骨折	53 304
		腰部脊柱和骨盆骨折	50 563
3	先天畸形、变形和染色体异常		44 474
		心间隔先天性畸形	74 926
		循环系统的先天性畸形	38 925
		心脏的先天性畸形	18 756

(二) 不同支付方式人口住院年人均费用及费用最高的病种

如图 4 - 19,2018 年医保支付人口的住院年人均费用为 25 618 元,非医保支付人口为 26 257 元;2019 年医保支付人口的住院年人均费用为 28 453 元,非医保支付人口为 27 190 元;2020 年医保支付人口的住院年人均费用为 29 854 元,非医保支付人口为 30 902 元。

如表 4 - 110,2020 年医保支付人口因精神和行为障碍(204 235 元)、起源于围生期的某些情况(170 862 元),以及损伤、中毒和外因的某些其他后果(46 333 元)住院产生的年人均费用最高。因精神和行为障碍住院产生的年人均费用中,费用最高的病种是精神分裂症(204 235 元)。因起源于围生期的某些情况住院产生的年人均费用中,费用最高的病种是与孕期短和低出生体重有关的疾患(219 975 元),以及新生儿黄疸(89 491 元)。因损伤、中毒和

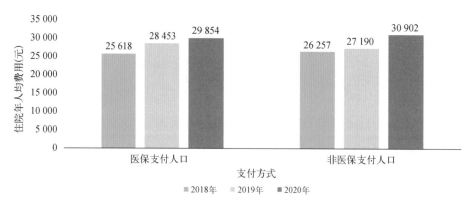

图 4-19   2018~2020 年不同支付方式人口住院年人均费用

外因的某些其他后果住院产生的年人均费用中,费用最高的病种是股骨骨折(60 420 元)、小腿骨折(49 795 元),以及肩和上臂骨折(47 597 元)。

表 4-110   2020 年医保支付人口住院年人均费用最高的住院原因

顺 位	疾病分类	病 种	年人均费用(元)
1	精神和行为障碍		204 235
		精神分裂症	204 235
2	起源于围生期的某些情况		170 862
		与孕期短和低出生体重有关的疾患	219 975
		新生儿黄疸	89 491
3	损伤、中毒和外因的某些其他后果		46 333
		股骨骨折	60 420
		小腿骨折	49 795
		肩和上臂骨折	47 597

如表 4-111,2020 年非医保支付人口因精神和行为障碍(74 732 元),先天畸形、变形和染色体异常(50 471 元),以及肌肉骨骼系统和结缔组织疾病(46 023 元)住院产生的年人均费用最高。因精神和行为障碍住院产生的年人均费用中,费用最高的病种是精神分裂症(74 732 元)。因先天畸形、变形和染色体异常住院产生的年人均费用中,费用最高的病种是心间隔先天性畸形(72 669 元)、循环系统的先天性畸形(37 067 元),以及心脏的先天性畸形(27 974 元)。因肌肉骨骼系统和结缔组织疾病住院产生的年人均费用中,费用最高的病种是脊椎病(72 200 元)、膝关节病(69 730 元),以及脊椎关节强硬(61 345 元)。

表 4-111   2020 年非医保支付人口住院年人均费用最高的住院原因

顺 位	疾病分类	病 种	年人均费用(元)
1	精神和行为障碍		74 732
		精神分裂症	74 732
2	先天畸形、变形和染色体异常		50 471
		心间隔先天性畸形	72 669
		循环系统的先天性畸形	37 067
		心脏的先天性畸形	27 974

续　表

顺　位	疾病分类	病　种	年人均费用(元)
3	肌肉骨骼系统和结缔组织疾病		46 023
		脊椎病	72 200
		膝关节病	69 730
		脊椎关节强硬	61 345

（三）不同性别人口住院年人均费用及费用最高的住院原因

如表4-112,2018年男性住院年人均费用为30 969元,女性为22 497元,性别比为1.38;2019年男性为32 875元,女性为24 678元,性别比为1.33;2020年男性为35 529元,女性为27 154元,性别比为1.31。

表4-112　2018~2020年不同性别人口住院年人均费用(元)

性　别	2018 年	2019 年	2020 年
男性(元)	30 969	32 875	35 529
女性(元)	22 497	24 678	27 154
男女性别比	1.38	1.33	1.31

如表4-113,2020年男性因精神和行为障碍(152 764元),先天畸形、变形和染色体异常(47 309元),以及肿瘤(46 427元)住院产生的年人均费用最高。因精神和行为障碍住院产生的年人均费用中,费用最高的病种是精神分裂症(152 764元)。因先天畸形、变形和染色体异常住院产生的年人均费用中,费用最高的病种是心间隔先天性畸形(80 627元)、循环系统的先天性畸形(42 269元),以及心脏的先天性畸形(19 228元)。因肿瘤住院产生的年人均费用中,费用最高的病种是髓样白血病(118 339元)、脑恶性肿瘤(76 960元),以及食道恶性肿瘤(68 367元)。

表4-113　2020年男性住院年人均费用最高的住院原因

顺　位	疾病分类	病　种	年人均费用(元)
1	精神和行为障碍		152 764
		精神分裂症	152 764
2	先天畸形、变形和染色体异常		47 309
		心间隔先天性畸形	80 627
		循环系统的先天性畸形	42 269
		心脏的先天性畸形	19 228
3	肿瘤		46 427
		髓样白血病	118 339
		脑恶性肿瘤	76 960
		食道恶性肿瘤	68 367

如表4-114,2020年女性因精神和行为障碍(112 530元),损伤、中毒和外因的某些其他

后果(46 784 元),以及先天畸形、变形和染色体异常(41 952 元)住院产生的年人均费用最高。因精神和行为障碍住院产生的年人均费用中,费用最高的病种是精神分裂症(112 530 元)。因损伤、中毒和外因的某些其他后果住院产生的年人均费用中,费用最高的病种是股骨骨折(60 585 元)、小腿骨折(51 409 元),以及肩和上臂骨折(47 402 元)。因先天畸形、变形和染色体异常住院产生的年人均费用中,费用最高的病种是心间隔先天性畸形(70 254 元)、循环系统的先天性畸形(35 288 元),以及心脏的先天性畸形(18 312 元)。

表 4 - 114　2020 年女性住院年人均费用最高的住院原因

顺　位	疾病分类	病　种	年人均费用(元)
1	精神和行为障碍		112 530
		精神分裂症	112 530
2	损伤、中毒和外因的某些其他后果		46 784
		股骨骨折	60 585
		小腿骨折	51 409
		肩和上臂骨折	47 402
3	先天畸形、变形和染色体异常		41 952
		心间隔先天性畸形	70 254
		循环系统的先天性畸形	35 288
		心脏的先天性畸形	18 312

(四)不同年龄组人口住院年人均费用及费用最高的住院原因

如表 4 - 115,2018~2020 年,长寿老年人住院年人均费用最高(2018 年为 53 971 元,2019 年为 51 870 元,2020 年为 59 803 元);儿童住院年人均费用最低(2018 年为 13 141 元,2019 年为 15 669 元,2020 年为 19 236 元)。

表 4 - 115　2018~2020 年不同年龄组人口住院年人均住院费用(元)

年 龄 组	2018 年	2019 年	2020 年
儿童	13 141	15 669	19 236
青年	16 154	17 814	19 743
中年	28 166	30 438	32 618
年轻老年人	33 179	36 125	37 551
老年人	34 571	37 990	40 784
长寿老年人	53 971	51 870	59 803

如表 4 - 116,儿童因先天畸形、变形和染色体异常(72 539 元),血液及造血器官疾病和某些涉及免疫系统的疾患(54 601 元),以及肿瘤(42 658 元)住院产生的年人均费用最高。因先天畸形、变形和染色体异常住院产生的年人均费用中,费用最高的病种是心间隔先天性畸形(93 177 元)、心脏的先天性畸形(59 626 元),以及循环系统的先天性畸形(28 648 元)。因血液及造血器官疾病和某些涉及免疫系统的疾患住院产生的年人均费用中,费用最高的病种是

再生障碍性贫血（54 601 元）。因肿瘤住院产生的年人均费用中,费用最高的病种是髓样白血病（132 733 元）、胃恶性肿瘤（100 253 元）,以及脑恶性肿瘤（98 656 元）。

表 4-116 2020 年儿童住院年人均费用最高的住院原因

顺 位	疾病分类	病 种	年人均费用(元)
1	先天畸形、变形和染色体异常		72 539
		心间隔先天性畸形	93 177
		心脏的先天性畸形	59 626
		循环系统的先天性畸形	28 648
2	血液及造血器官疾病和某些涉及免疫系统的疾患		54 601
		再生障碍性贫血	54 601
3	肿瘤		42 658
		髓样白血病	132 733
		胃恶性肿瘤	100 253
		脑恶性肿瘤	98 656

如表 4-117,2020 年青年因血液及造血器官疾病和某些涉及免疫系统的疾患（51 313 元）,精神和行为障碍（49 812 元）,以及损伤、中毒和外因的某些其他后果（44 253 元）住院产生的年人均费用最高。因血液及造血器官疾病和某些涉及免疫系统的疾患住院产生的年人均费用中,费用最高的病种是再生障碍性贫血（51 313）。因精神和行为障碍住院产生的年人均费用中,费用最高的病种是精神分裂症（49 812）。因损伤、中毒和外因的某些其他后果住院产生的年人均费用中,费用最高的病种是腰部脊柱和骨盆骨折（67 243 元）、股骨骨折（66 023 元）,以及小腿骨折（52 547 元）。

表 4-117 2020 年青年住院年人均费用最高的住院原因

顺 位	疾病分类	病 种	年人均费用(元)
1	血液及造血器官疾病和某些涉及免疫系统的疾患		51 313
		再生障碍性贫血	51 313
2	精神和行为障碍		49 812
		精神分裂症	49 812
3	损伤、中毒和外因的某些其他后果		44 253
		腰部脊柱和骨盆骨折	67 243
		股骨骨折	66 023
		小腿骨折	52 547

如表 4-118,2020 年中年因精神和行为障碍（131 935 元）,损伤、中毒和外因的某些其他后果（46 074 元）,以及肌肉骨骼系统和结缔组织疾病（42 814 元）住院产生的年人均费用最高。因精神和行为障碍住院产生的年人均费用中,费用最高的病种是精神分裂症（131 935 元）。因损伤、中毒和外因的某些其他后果住院产生的年人均费用中,费用最高的病种是股骨

骨折(58 831 元)、腰部脊柱和骨盆骨折(58 296 元),以及小腿骨折(55 451 元)。因肌肉骨骼系统和结缔组织疾病住院产生的年人均费用中,费用最高的病种是脊椎病(66 481 元)、脊椎关节强硬(57 025 元),以及膝关节病(56 926 元)。

表 4 - 118　2020 年中年住院年人均费用最高的住院原因

顺　位	疾病分类	病　种	年人均费用(元)
1	精神和行为障碍		131 935
		精神分裂症	131 935
2	损伤、中毒和外因的某些其他后果		46 074
		股骨骨折	58 831
		腰部脊柱和骨盆骨折	58 296
		小腿骨折	55 451
3	肌肉骨骼系统和结缔组织疾病		42 814
		脊椎病	66 481
		脊椎关节强硬	57 025
		膝关节病	56 926

如表 4 - 119,2020 年年轻老年人因精神和行为障碍(265 062 元),损伤、中毒和外因的某些其他后果(48 290 元),以及肌肉骨骼系统和结缔组织疾病(47 183 元)住院产生的年人均费用最高。因精神和行为障碍住院产生的年人均费用中,费用最高的病种是精神分裂症(265 062 元)。因损伤、中毒和外因的某些其他后果住院产生的年人均费用中,费用最高的病种是股骨骨折(65 619 元)、小腿骨折(53 873 元),以及肩和上臂骨折(50 056 元)。因肌肉骨骼系统和结缔组织疾病住院产生的年人均费用中,费用最高的病种是脊椎病(69 532 元)、膝关节病(69 252 元),以及脊椎关节强硬(52 948 元)。

表 4 - 119　2020 年年轻老年人住院年人均费用最高的住院原因

顺　位	疾病分类	病　种	年人均费用(元)
1	精神和行为障碍		265 062
		精神分裂症	265 062
2	损伤、中毒和外因的某些其他后果		48 290
		股骨骨折	65 619
		小腿骨折	53 873
		肩和上臂骨折	50 056
3	肌肉骨骼系统和结缔组织疾病		47 183
		脊椎病	69 532
		膝关节病	69 252
		脊椎关节强硬	52 948

如表 4 - 120,2020 年老年人因精神和行为障碍(399 501 元),损伤、中毒和外因的某些其他后果(49 707 元),以及肿瘤(44 489 元)住院产生的年人均费用最高。因精神和行为障碍住院产生的年人均费用中,费用最高的病种是精神分裂症(399 501 元)。因损伤、中毒和外因的

某些其他后果住院产生的年人均费用中,费用最高的病种是股骨骨折(59 034 元)、肩和上臂骨折(50 850 元),以及小腿骨折(47 504 元)。因肿瘤住院产生的年人均费用中,费用最高的病种是脑恶性肿瘤(72 257 元)、髓样白血病(71 496 元),以及良性脑膜肿瘤(63 286 元)。

表 4 - 120 2020 年老年人住院年人均费用最高的住院原因

顺　　位	疾 病 分 类	病　　种	年人均费用(元)
1	精神和行为障碍		399 501
		精神分裂症	399 501
2	损伤、中毒和外因的某些其他后果		49 707
		股骨骨折	59 034
		肩和上臂骨折	50 850
		小腿骨折	47 504
3	肿瘤		44 489
		脑恶性肿瘤	72 257
		髓样白血病	71 496
		良性脑膜肿瘤	63 286

如表 4 - 121,2020 年长寿老年人因精神和行为障碍(627 753 元)、循环系统疾病(65 146 元),以及内分泌、营养和代谢疾病(60 161 元)住院产生的年人均费用最高。因精神和行为障碍住院产生的年人均费用中,费用最高的病种是精神分裂症(627 753 元)。因循环系统疾病住院产生的年人均费用中,费用最高的病种是脑血管病后遗症(79 449 元)、动脉粥样硬化(75 836 元),以及心绞痛(73 960 元)。因内分泌、营养和代谢疾病住院产生的年人均费用中,费用最高的病种是非胰岛素依赖型糖尿病(61 589 元)、糖尿病(31 892 元),以及其他非毒性甲状腺肿(14 713 元)。

表 4 - 121 2020 年长寿老年人住院年人均费用最高的住院原因

顺　　位	疾 病 分 类	病　　种	年人均费用(元)
1	精神和行为障碍		627 753
		精神分裂症	627 753
2	循环系统疾病		65 146
		脑血管病后遗症	79 449
		动脉粥样硬化症	75 836
		心绞痛	73 960
3	内分泌、营养和代谢疾病		60 161
		非胰岛素依赖型糖尿病	61 589
		糖尿病	31 892
		其他非毒性甲状腺肿	14 713

(五)住院人口在不同医疗机构住院年人均费用及费用最高的住院原因

如图 4 - 20,2018 年住院人口在市级三级医院年人均费用为 29 225 元,区属三级医院为

20 157 元,区属二级医院为 19 536 元,社区卫生服务中心(站)为 21 153 元;2019 年住院人口在市级三级医院年人均费用为 30 957 元,区属三级医院为 21 366 元,区属二级医院为 21 495 元,社区卫生服务中心(站)为 21 341 元;2020 年住院人口在市级三级医院年人均费用为 32 598 元,区属三级医院为 25 620 元,区属二级医院为 24 958 元,社区卫生服务中心(站)为 35 802 元。

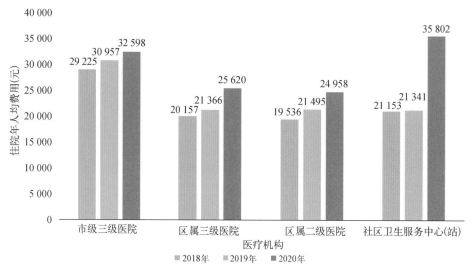

图 4 - 20　2018~2020 年住院人口在不同医疗机构年人均费用

如表 4 - 122,2020 年住院人口在市级三级医院因先天畸形、变形和染色体异常(52 099 元)(由于精神和行为障碍年人均费用高但病种单一,在该部分不展示精神和行为障碍的数据)、损伤、中毒和外因的某些其他后果(51 211 元),以及肌肉骨骼系统和结缔组织疾病(46 902 元)住院产生的年人均费用最高。因先天畸形、变形和染色体异常住院产生的年人均费用中,费用最高的病种是心间隔先天性畸形(77 441 元)、循环系统的先天性畸形(37 167 元),以及心脏的先天性畸形(17 825 元)。因损伤、中毒和外因的某些其他后果住院产生的年人均费用中,费用最高的病种是股骨骨折(61 214 元)、小腿骨折(58 284 元),以及腰部脊柱和骨盆骨折(58 039 元)。因肌肉骨骼系统和结缔组织疾病住院产生的年人均费用中,费用最高的病种是脊椎病(73 343 元)、膝关节病(71 673 元),以及脊椎关节强硬(58 962 元)。

表 4 - 122　2020 年住院人口在市级三级医院年人均费用最高的住院原因

顺　位	疾病分类	病　种	年人均费用(元)
1	先天畸形、变形和染色体异常		52 099
		心间隔先天性畸形	77 441
		循环系统的先天性畸形	37 167
		心脏的先天性畸形	17 825
2	损伤、中毒和外因的某些其他后果		51 211
		股骨骨折	61 214
		小腿骨折	58 284
		腰部脊柱和骨盆骨折	58 039

顺　位	疾 病 分 类	病　　种	年人均费用(元)
3	肌肉骨骼系统和结缔组织疾病		46 902
		脊椎病	73 343
		膝关节病	71 673
		脊椎关节强硬	58 962

如表 4 - 123,2020 年住院人口在区属三级医院因损伤、中毒和外因的某些其他后果(40 629 元)、肿瘤(35 176 元),以及肌肉骨骼系统和结缔组织疾病(32 146 元)住院产生的年人均费用最高。因损伤、中毒和外因的某些其他后果住院产生的年人均费用中,费用最高的病种是股骨骨折(60 132 元)、小腿骨折(49 525 元),以及肩和上臂骨折(45 737 元)。因肿瘤住院产生的年人均费用中,费用最高的病种是多发性骨髓瘤和恶性浆细胞肿瘤(67 193 元)、髓样白血病(60 540 元),以及卵巢恶性肿瘤(56 371 元)。因肌肉骨骼系统和结缔组织疾病住院产生的年人均费用中,费用最高的病种是关节炎(54 889 元)、脊椎病(42 071 元),以及膝关节病(41 073 元)。

表 4 - 123　2020 年住院人口在区属三级医院年人均费用最高的住院原因

顺　位	疾 病 分 类	病　　种	年人均费用(元)
1	损伤、中毒和外因的某些其他后果		40 629
		股骨骨折	60 132
		小腿骨折	49 525
		肩和上臂骨折	45 737
2	肿瘤		35 176
		多发性骨髓瘤和恶性浆细胞肿瘤	67 193
		髓样白血病	60 540
		卵巢恶性肿瘤	56 371
3	肌肉骨骼系统和结缔组织疾病		32 146
		关节炎	54 889
		脊椎病	42 071
		膝关节病	41 073

如表 4 - 124,2020 年住院人口在区属二级医院因损伤、中毒和外因的某些其他后果(38 909 元),循环系统疾病(34 393 元),以及肿瘤(30 651 元)住院产生的年人均费用最高。因损伤、中毒和外因的某些其他后果住院产生的年人均费用中,费用最高的病种是股骨骨折(53 930 元)、小腿骨折(43 302 元),以及腰部脊柱和骨盆骨折(43 124 元)。因循环系统疾病住院产生的年人均费用中,费用最高的病种是脑血管病后遗症(61 379 元)、颅内出血(55 143 元),以及急性心肌梗死(52 348 元)。因肿瘤住院产生的年人均费用中,费用最高的病种是髓样白血病(91 551 元)、良性脑膜肿瘤(69 252 元),以及弥漫性非霍奇金淋巴瘤(67 667 元)。

表4-124 2020年住院人口在区属二级医院年人均费用最高的住院原因

顺　位	疾病分类	病　种	年人均费用(元)
1	损伤、中毒和外因的某些其他后果		38 909
		股骨骨折	53 930
		小腿骨折	43 302
		腰部脊柱和骨盆骨折	43 124
2	循环系统疾病		34 393
		脑血管病后遗症	61 379
		颅内出血	55 143
		急性心肌梗死	52 348
3	肿瘤		30 651
		髓样白血病	91 551
		良性脑膜肿瘤	69 252
		弥漫性非霍奇金淋巴瘤	67 667

如表4-125,2020年住院人口在社区卫生服务中心(站)因眼和附器疾病(165 795 元)、某些传染病和寄生虫病(50 971 元),以及循环系统疾病(42 754 元)住院产生的年人均费用最高。因眼和附器疾病住院产生的年人均费用中,费用最高的病种是白内障(165 795 元)。因某些传染病和寄生虫病住院产生的年人均费用中,费用最高的病种是慢性病毒性肝炎(212 252 元)、细菌学或组织学未证实之呼吸系统结核病(12 648 元),以及细菌学和组织学证实之呼吸系统结核病(4 660 元)。因循环系统疾病住院产生的年人均费用中,费用最高的病种是特发性原发性高血压(55 134 元)、脑血管病后遗症(46 196 元),以及颅内出血(43 994 元)。

表4-125 2020年住院人口在社区卫生服务中心(站)年人均费用最高的住院原因

顺　位	疾病分类	病　种	年人均费用(元)
1	眼和附器疾病		165 795
		白内障	165 795
2	某些传染病和寄生虫病		50 971
		慢性病毒性肝炎	212 252
		细菌学或组织学未证实之呼吸系统结核病	12 648
		细菌学和组织学证实之呼吸系统结核病	4 660
3	循环系统疾病		42 754
		特发性原发性高血压	55 134
		脑血管病后遗症	46 196
		颅内出血	43 994

1. 不同支付方式人口差异

如表4-126,2020年医保支付住院人口在市级三级医院内年人均费用为29 928 元,区属三级医院为25 989 元,区属二级医院为26 399 元,社区卫生服务中心(站)为40 137 元;非医保支付住院人口在市级三级医院年人均费用为34 003 元,区属三级医院为24 525 元,区属二级医院为 21 638 元,社区卫生服务中心(站)为 27 139 元。

表 4 - 126　2020 年不同支付方式人口在不同医疗机构住院年人均费用(元)

支 付 方 式	市级三级医院	区属三级医院	区属二级医院	社区卫生服务中心(站)
医保支付	29 928	25 989	26 399	40 137
非医保支付	34 003	24 525	21 638	27 139

　　如表 4 - 127,2020 年医保支付人口在市级三级医院内因起源于围生期的某些情况(210 820 元)住院产生的年人均费用最高,其中费用最高的病种是与孕期短和低出生体重有关的疾患(265 658 元),以及新生儿黄疸(112 679 元);在区属三级医院和区属二级医院均因损伤、中毒和外因的某些其他后果住院产生的年人均费用最高,其中费用最高的病种集中于股骨骨折等;在社区卫生服务中心(站)内因某些传染病和寄生虫病(117 530 元)住院产生的年人均费用最高,其中费用最高的病种是慢性病毒性肝炎(212 252 元),以及细菌学或组织学未证实之呼吸系统结核病(22 809 元)。

表 4 - 127　2020 年医保支付人口在不同医疗机构住院年人均费用最高的住院原因

医 疗 机 构	疾 病 分 类	病　　种	年人均费用(元)
市级三级医院	起源于围生期的某些情况		210 820
		与孕期短和低出生体重有关的疾患	265 658
		新生儿黄疸	112 679
区属三级医院	损伤、中毒和外因的某些其他后果		42 069
		股骨骨折	61 559
		肩和上臂骨折	48 092
		小腿骨折	47 902
区属二级医院	损伤、中毒和外因的某些其他后果		41 561
		股骨骨折	56 782
		腰部脊柱和骨盆骨折	43 984
		小腿骨折	42 916
社区卫生服务中心(站)	某些传染病和寄生虫病		117 530
		慢性病毒性肝炎	212 252
		细菌学或组织学未证实之呼吸系统结核病	22 809

　　如表 4 - 128,2020 年非医保支付人口在市级三级医院内因先天畸形、变形和染色体异常(56 048 元)住院产生的年人均费用最高,其中费用最高的病种是心间隔先天性畸形(74 391 元)、循环系统的先天性畸形(37 449 元),以及心脏的先天性畸形(23 770 元);在区属三级医院和区属二级医院均因损伤、中毒和外因的某些其他后果住院产生的年人均费用最高,其中费用最高的病种集中于股骨骨折、小腿骨折等;在社区卫生服务中心(站)因眼和附器疾病(165 795 元)住院产生的年人均费用最高,其中费用最高的病种是白内障(165 795 元)。

表 4 - 128　2020 年非医保支付人口在不同医疗机构住院年人均费用最高的住院原因

医 疗 机 构	疾 病 分 类	病　　种	年人均费用(元)
市级三级医院	先天畸形、变形和染色体异常		56 048
		心间隔先天性畸形	74 391
		循环系统的先天性畸形	37 449
		心脏的先天性畸形	23 770
区属三级医院	损伤、中毒和外因的某些其他后果		39 523
		股骨骨折	57 297
		小腿骨折	50 510
		肩和上臂骨折	43 692
区属二级医院	损伤、中毒和外因的某些其他后果		36 518
		股骨骨折	48 245
		小腿骨折	43 212
		腰部脊柱和骨盆骨折	41 624
社区卫生服务中心(站)	眼和附器疾病		165 795
		白内障	165 795

2. 不同性别人口差异

如表 4 - 129,2020 年男性在市级三级医院年人均住院费用为 37 096 元,区属三级医院为 28 420 元,区属二级医院为 28 555 元,社区卫生服务中心(站)为 31 524 元;女性在市级三级医院年人均住院费用为 28 483 元,区属三级医院为 22 936 元,区属二级医院为 21 946 元,社区卫生服务中心(站)为 39 147 元。

表 4 - 129　2020 年不同性别人口在不同医疗机构住院年人均费用(元)

性　　别	市级三级医院	区属三级医院	区属二级医院	社区卫生服务中心(站)
男性	37 096	28 420	28 555	31 524
女性	28 483	22 936	21 946	39 147

如表 4 - 130,2020 年男性在市级三级医院因先天畸形、变形和染色体异常(54 725 元)住院产生的年人均费用最高,其中费用最高的病种是心间隔先天性畸形(83 008 元)、循环系统的先天性畸形(40 650),以及心脏的先天性畸形(18 301 元);在区属三级医院和区属二级医院均因损伤、中毒和外因的某些其他后果住院产生的年人均费用最高,其中费用最高的病种集中于股骨骨折、小腿骨折等;在社区卫生服务中心(站)内因某些传染病和寄生虫病(74 735元)住院产生的年人均费用最高,其中费用最高的病种是慢性病毒性肝炎(212 252 元)、细菌学或组织学未证实之呼吸系统结核病(7 294 元)以及细菌学和组织学证实之呼吸系统结核病(4 660 元)。

如表 4 - 131,2020 年女性在市级三级医院、区属三级医院和区属二级医院均因损伤、中毒和外因的某些其他后果住院产生的年人均费用最高,其中费用最高的病种集中于股骨骨折、小腿骨折等;在社区卫生服务中心(站)内因眼和附器疾病(165 795 元)住院产生的年人均费用最高,其中费用最高的病种白内障(165 795 元)。

表4-130　2020年男性在不同医疗机构住院年人均费用最高的住院原因

医 疗 机 构	疾 病 分 类	病　种	年人均费用(元)
市级三级医院	先天畸形、变形和染色体异常		54 725
		心间隔先天性畸形	83 008
		循环系统的先天性畸形	40 650
		心脏的先天性畸形	18 301
区属三级医院	损伤、中毒和外因的某些其他后果		39 905
		股骨骨折	60 572
		小腿骨折	50 569
		腰部脊柱和骨盆骨折	45 070
区属二级医院	损伤、中毒和外因的某些其他后果		37 364
		股骨骨折	52 932
		腰部脊柱和骨盆骨折	45 085
		小腿骨折	44 118
社区卫生服务中心(站)	某些传染病和寄生虫病		74 735
		慢性病毒性肝炎	212 252
		细菌学或组织学未证实之呼吸系统结核病	7 294
		细菌学和组织学证实之呼吸系统结核病	4 660

表4-131　2020年女性在不同医疗机构住院年人均费用最高的住院原因

医 疗 机 构	疾 病 分 类	病　种	年人均费用(元)
市级三级医院	损伤、中毒和外因的某些其他后果		50 531
		股骨骨折	60 502
		小腿骨折	55 868
		腰部脊柱和骨盆骨折	51 790
区属三级医院	损伤、中毒和外因的某些其他后果		41 430
		股骨骨折	59 837
		小腿骨折	48 105
		肩和上臂骨折	46 946
区属二级医院	损伤、中毒和外因的某些其他后果		40 432
		股骨骨折	54 431
		肩和上臂骨折	42 342
		小腿骨折	42 176
社区卫生服务中心(站)	眼和附器疾病		165 795
		白内障	165 795

3. 不同年龄组人口差异

如表4-132,2020年儿童在市级三级医院住院年人均费用为20 860元,区属三级医院为5 505元,区属二级医院为8 549元,社区卫生服务中心(站)为6 181元;青年在市级三级医院住院年人均费用为22 948元,区属三级医院为15 701元,区属二级医院为12 809元,社区卫生服务中心(站)为6 796元;中年在市级三级医院住院年人均费用为35 574元,区属三级医院为24 701元,区属二级医院为23 156元,社区卫生服务中心(站)为15 595元;年轻老年人在市级三级医院住院年人均费用为39 820元,区属三级医院为29 731元,区属二级医院为28 575元,社区卫生服务中心(站)为21 381;老年人在市级三级医院住院年人均费用为41 525元,区属三级医院为32 606元,区属二级医院为35 318元,社区卫生服务中心(站)为36 635元;长寿老年人在市级三级医院住院年人均费用为66 493元,区属三级医院为41 328元,区属二级医院为53 822元,社区卫生服务中心(站)为60 900元。

表 4-132 2020 年不同年龄组人口在不同医疗机构住院年人均费用(元)

年 龄 组	市级三级医院	区属三级医院	区属二级医院	社区卫生服务中心(站)
儿童	20 860	5 505	8 549	6 181
青年	22 948	15 701	12 809	6 796
中年	35 574	24 701	23 156	15 595
年轻老年人	39 820	29 731	28 575	21 381
老年人	41 525	32 606	35 318	36 635
长寿老年人	66 493	41 328	53 822	60 900

如表4-133,2020年儿童在市级三级医院、区属三级医院和区属二级医院内均因先天畸形、变形和染色体异常住院产生的年人均费用最高,其中费用最高的病种集中于心间隔先天性畸形、心脏的先天性畸形,以及循环系统的先天性畸形等;在社区卫生服务中心(站)内因呼吸系统疾病(1 718元)住院产生的年人均费用最高,其中费用最高的病种是病原体未特指的肺炎(1 879元),以及急性支气管炎(1 397元)。

表 4-133 2020 年儿童在不同医疗机构住院年人均费用最高的住院原因

医 疗 机 构	疾病分类	病 种	年人均费用(元)
市级三级医院	先天畸形、变形和染色体异常		80 244
		心间隔先天性畸形	94 659
		心脏的先天性畸形	93 314
		循环系统的先天性畸形	29 452
区属三级医院	先天畸形、变形和染色体异常		27 089
		心脏的先天性畸形	57 226
		循环系统的先天性畸形	28 881
		心间隔先天性畸形	20 508
区属二级医院	先天畸形、变形和染色体异常		38 625
		心脏的先天性畸形	52 736
		心间隔先天性畸形	47 035
		循环系统的先天性畸形	21 937
社区卫生服务中心(站)	呼吸系统疾病		1 718
		病原体未特指的肺炎	1 879
		急性支气管炎	1 397

如表 4－134，2020 年青年在市级三级医院和区属二级医院均因血液及造血器官疾病和某些涉及免疫系统的疾患住院产生的年人均费用最高，其中费用最高的病种是再生障碍性贫血；在区属三级医院内因损伤、中毒和外因的某些其他后果（37 143 元）住院产生的年人均费用最高，其中费用最高的病种是股骨骨折（61 957 元）、腰部脊柱和骨盆骨折（48 913 元），以及小腿骨折（48 813 元）；在社区卫生服务中心（站）内因神经系统疾病（39 306 元）住院产生的年人均费用最高，其中费用最高的病种是癫痫（39 306 元）。

表 4－134 2020 年青年在不同医疗机构住院年人均费用最高的住院原因

医疗机构	疾病分类	病种	年人均费用(元)
市级三级医院	血液及造血器官疾病和某些涉及免疫系统的疾患		64 231
		再生障碍性贫血	64 231
区属三级医院	损伤、中毒和外因的某些其他后果		37 143
		股骨骨折	61 957
		腰部脊柱和骨盆骨折	48 913
		小腿骨折	48 813
区属二级医院	血液及造血器官疾病和某些涉及免疫系统的疾患		36 104
		再生障碍性贫血	36 104
社区卫生服务中心(站)	神经系统疾病		39 306
		癫痫	39 306

如表 4－135，2020 年中年在市级三级医院、区属三级医院和区属二级医院均因损伤、中毒和外因的某些其他后果住院产生的年人均费用最高，其中费用最高的病种集中于腰部脊柱和骨盆骨折、股骨骨折等；在社区卫生服务中心（站）内因某些传染病和寄生虫病（212 252 元）住院产生的年人均费用最高，其中费用最高的病种是慢性病毒性肝炎（212 252 元）。

表 4－135 2020 年中年在不同医疗机构住院年人均费用最高的住院原因

医疗机构	疾病分类	病种	年人均费用(元)
市级三级医院	损伤、中毒和外因的某些其他后果		53 847
		腰部脊柱和骨盆骨折	69 149
		颅内损伤	62 674
		股骨骨折	61 772
区属三级医院	损伤、中毒和外因的某些其他后果		39 678
		股骨骨折	57 433
		小腿骨折	50 921
		腰部脊柱和骨盆骨折	46 128
区属二级医院	损伤、中毒和外因的某些其他后果		36 496
		股骨骨折	48 096
		腰部脊柱和骨盆骨折	47 444
		小腿骨折	44 472

医 疗 机 构	疾 病 分 类	病　　　种	年人均费用(元)
社区卫生服务中心(站)	某些传染病和寄生虫病		212 252
		慢性病毒性肝炎	212 252

如表 4 - 136,2020 年年轻老年人在市级三级医院、区属三级医院和区属二级医院均因损伤、中毒和外因的某些其他后果住院产生的年人均费用最高,其中费用最高的病种集中于股骨骨折、小腿骨折等;在社区卫生服务中心(站)内因血液及造血器官疾病和某些涉及免疫系统的疾患(50 491 元)住院产生的年人均费用最高,其中费用最高的病种是再生障碍性贫血(50 491 元)。

表 4 - 136　2020 年年轻老年人在不同医疗机构住院年人均费用最高的住院原因

医 疗 机 构	疾 病 分 类	病　　　种	年人均费用(元)
市级三级医院	损伤、中毒和外因的某些其他后果		53 891
		股骨骨折	66 552
		小腿骨折	59 707
		颅内损伤	55 342
区属三级医院	损伤、中毒和外因的某些其他后果		41 933
		股骨骨折	65 960
		小腿骨折	49 983
		肩和上臂骨折	48 367
区属二级医院	损伤、中毒和外因的某些其他后果		40 445
		股骨骨折	56 355
		小腿骨折	43 605
		肩和上臂骨折	43 181
社区卫生服务中心(站)	血液及造血器官疾病和某些涉及免疫系统的疾患		50 491
		再生障碍性贫血	50 491

如表 4 - 137,2020 年老年人在市级三级医院、区属三级医院和区属二级医院均因损伤、中毒和外因的某些其他后果住院产生的年人均费用最高,其中费用最高的病种集中于股骨骨折、肩和上臂骨折等;在社区卫生服务中心(站)因内分泌、营养和代谢疾病(44 290 元)住院产生的年人均费用最高,其中费用最高的病种是非胰岛素依赖型糖尿病(44 129 元),以及糖尿病(38 959 元)。

表 4 - 137　2020 年老年人在不同医疗机构住院年人均费用最高的住院原因

医 疗 机 构	疾 病 分 类	病　　　种	年人均费用(元)
市级三级医院	损伤、中毒和外因的某些其他后果		53 369
		小腿骨折	58 801
		股骨骨折	58 276
		肩和上臂骨折	55 434

续　表

医 疗 机 构	疾 病 分 类	病 种	年人均费用(元)
区属三级医院	损伤、中毒和外因的某些其他后果		43 772
		股骨骨折	58 043
		肩和上臂骨折	53 009
		小腿骨折	42 454
区属二级医院	损伤、中毒和外因的某些其他后果		44 410
		股骨骨折	54 180
		肩和上臂骨折	41 587
		腰部脊柱和骨盆骨折	40 802
社区卫生服务中心(站)	内分泌、营养和代谢疾病		44 290
		非胰岛素依赖型糖尿病	44 129
		糖尿病	38 959

　　如表 4-138,2020 年长寿老年人在市级三级医院因呼吸系统疾病(121 863 元)住院产生的年人均费用最高,其中费用最高的病种是病原体未特指的肺炎(174 546 元)、呼吸性疾患(156 298 元),以及慢性支气管炎(84 229 元);在区属三级医院因神经系统疾病(51 605 元)产生的年人均费用最高,其中费用最高的病种是短暂性大脑缺血性发作及相关综合征(52 674 元),以及癫痫(29 734 元);在区属三级医院内因循环系统疾病(66 037 元)住院产生的年人均费用最高,其中费用最高的病种是心绞痛(85 704 元)、脑血管病后遗症(82 741 元),以及持发性原发性高血压(69 516 元);在社区卫生服务中心(站)内因眼和附器疾病(165 795 元)住院产生的年人均费用最高,其中费用最高的病种是白内障(165 795 元)。

表 4-138　2020 年长寿老年人在不同医疗机构住院年人均费用最高的住院原因

医 疗 机 构	疾 病 分 类	病 种	年人均费用(元)
市级三级医院	呼吸系统疾病		121 863
		病原体未特指的肺炎	174 546
		呼吸性疾患	156 298
		慢性支气管炎	84 229
区属三级医院	神经系统疾病		51 605
		短暂性大脑缺血性发作及相关综合征	52 647
		癫痫	29 734
区属二级医院	循环系统疾病		66 037
		心绞痛	85 704
		脑血管病后遗症	82 741
		特发性原发性高血压	69 516
社区卫生服务中心(站)	眼和附器疾病		165 795
		白内障	165 795

四、住院药费占比

如图 4－21,2018~2020 年,在住院总费用中,2018 年药费占比 23.8%,2019 年为 23.4%,2020 年为 24.0%。2018~2020 年,住院药费占比基本持平。

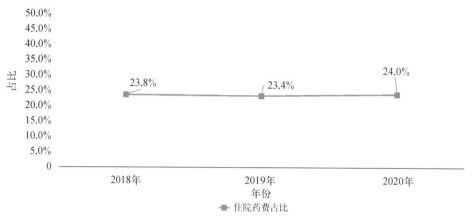

图 4－21　2018~2020 年住院药费占比

（一）不同支付方式人口住院药费占比

如图 4－22,2018 年医保支付住院人口药费占比 25.4%,非医保支付住院人口 21.4%;2019 年医保支付住院人口药费占比 24.9%,非医保支付住院人口 20.9%;2020 年医保支付住院人口药费占比 25.1%,非医保支付住院人口 22.7%。

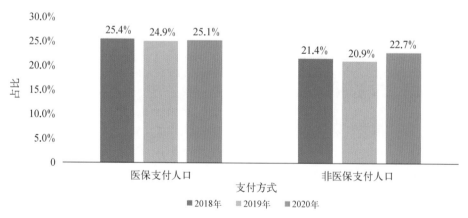

图 4－22　2018~2020 年不同支付方式人口住院药费占比

（二）不同性别人口住院药费占比

如表 4－139,2018 年男性住院药费占比 25.1%,女性 22.4%;2019 年男性住院药费占比 24.6%,女性 22.1%;2020 年男性住院药费占比 25.3%,女性 22.5%。2018~2020 年,男性住院药费占比均高于女性。

表 4 - 139　2018~2020 年不同性别人口住院药费占比(%)

性　别	2018 年	2019 年	2020 年
男性	25. 1	24. 6	25. 3
女性	22. 4	22. 1	22. 5

(三) 不同年龄组人口住院药费占比

如表 4 - 140,2018~2020 年,长寿老年人的住院药费占比最高(2018 年为 35.8%,2019 年为 33.7%,2020 年为 33.5%);儿童的住院药费占比最低(2018 年为 14.7%,2019 年为 15.9%,2020 年为 15.3%)。

表 4 - 140　2018~2020 年不同年龄组人口住院药费占比(%)

年　龄　组	2018 年	2019 年	2020 年
儿童	14. 7	15. 9	15. 3
青年	19. 3	19. 1	19. 7
中年	22. 8	22. 7	23. 5
年轻老年人	24. 3	24. 2	25. 0
老年人	28. 5	27. 4	27. 5
长寿老年人	35. 8	33. 7	33. 5

(四) 住院人口在不同医疗机构住院药费占比

如图 4 - 23,2018 年住院人口在市级三级医院药费占比 21.4%,区属三级医院 28.7%,区属二级医院 28.3%,社区卫生服务中心(站)32.1%;2019 年住院人口在市级三级医院药费占比 21.6%,区属三级医院 27.2%,区属二级医院 26.8%,社区卫生服务中心(站)30.4%;2020 年住院人口在市级三级医院药费占比 22.5%,区属三级医院 27.4%,区属二级医院 26.6%,社区卫生服务中心(站)28.6%。

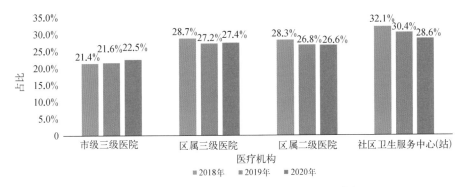

图 4 - 23　2018~2020 年住院人口在不同医疗机构药费占比

1. 不同支付方式人口差异

如图 4 - 24,2020 年医保支付人口在不同医疗机构住院药费占比均高于非医保支付人口。医保支付人口在市级三级医院药费占比 23.6%,区属三级医院 28.2%,区属二级医院 26.8%,社区卫生服务中心(站)29.4%;非医保支付人口在市级三级医院药费占比 21.5%,区属三级医院 26.0%,区属二级医院 26.2%,社区卫生服务中心(站)27.1%。

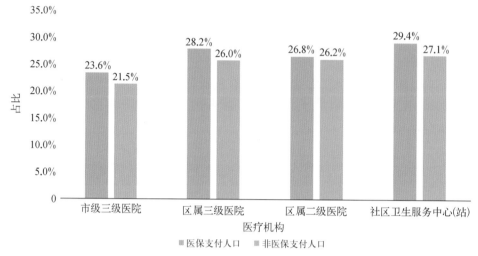

图 4-24 2020 年不同支付人口在不同医疗机构住院药费占比

2. 不同性别人口差异

如图 4-25,2020 年男性在不同医疗机构住院药费占比均高于女性。男性在市级三级医院住院药费占比 24.1%,区属三级医院 28.4%,区属二级医院 27.4%,社区卫生服务中心(站)29.0%;女性在市级三级医院住院药费占比 20.6%,区属三级医院 26.2%,区属二级医院 25.7%,社区卫生服务中心(站)28.4%。

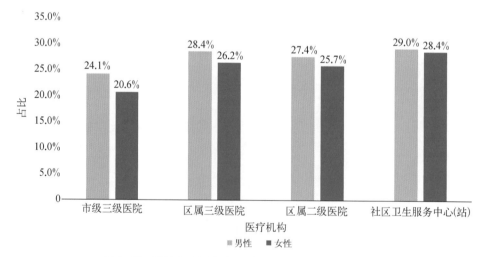

图 4-25 2020 年不同性别人口在不同医疗机构住院药费占比

3. 不同年龄组人口差异

如表 4-141,2020 年儿童在市级三级医院住院药费占比 15.4%,区属三级医院 17.1%,区属二级医院 13.6%,社区卫生服务中心(站)23.9%;青年在市级三级医院住院药费占比

19.4%,区属三级医院 22.3%,区属二级医院 20.0%,社区卫生服务中心(站)36.1%;中年在市级三级医院住院药费占比 23.2%,区属三级医院 25.4%,区属二级医院 23.7%,社区卫生服务中心(站)27.0%;年轻老年人在市级三级医院住院药费占比 24.0%,区属三级医院 27.7%,区属二级医院 26.4%,社区卫生服务中心(站)27.9%;老年人在市级三级医院住院药费占比 23.9%,区属三级医院 30.6%,区属二级医院 30.5%,社区卫生服务中心(站)29.0%;长寿老年人在市级三级医院住院药费占比 33.0%,区属三级医院 36.3%,区属二级医院 34.1%,社区卫生服务中心(站)28.2%。

表 4 - 141 2020 年不同年龄组人口在不同医疗机构住院药费占比(%)

年 龄 组	市级三级医院	区属三级医院	区属二级医院	社区卫生服务中心(站)
儿童	15.4	17.1	13.6	23.9
青年	19.4	22.3	20.0	36.1
中年	23.2	25.4	23.7	27.0
年轻老年人	24.0	27.7	26.4	27.9
老年人	23.9	30.6	30.5	29.0
长寿老年人	33.0	36.3	34.1	28.2

五、住院耗材费占比

如图 4 - 26,2018~2020 年,在住院总费用中,2018 年耗材费占比 27.1%,2019 年为 27.5%,2020 年为 27.0%。2018~2020 年,住院耗材费占比基本稳定在 27.0% 左右。

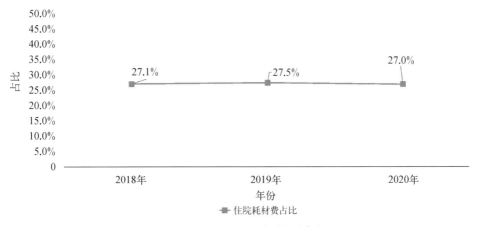

图 4 - 26 2018~2020 年住院耗材费占比

(一) 不同支付方式人口住院耗材费占比

如图 4 - 27,2018 年医保支付人口住院耗材费占比 25.5%,非医保支付人口 29.6%;2019 年,医保支付人口住院耗材费占比 25.8%,非医保支付人口 30.2%;2020 年,医保支付人口住院耗材费占比 25.0%,非医保支付人口 29.1%。

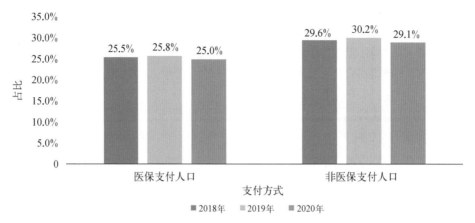

图 4-27 2018~2020 年不同支付方式人口住院耗材费占比

（二）不同性别人口住院耗材费占比

如表 4-142,2018 年男性住院耗材费占比 27.9%,女性 26.2%;2019 年男性住院耗材费占比 27.9%,女性 26.9%;2020 年男性住院耗材费占比 27.4%,女性 26.5%。

表 4-142　2018~2020 年不同性别人口住院耗材费占比(%)

性　别	2018 年	2019 年	2020 年
男性	27.9	27.9	27.4
女性	26.2	26.9	26.5

（三）不同年龄组人口住院耗材费占比

如表 4-143,2018~2020 年,年轻老年人住院耗材费占比最高(2018 年为 30.9%,2019 年为 30.7%,2020 年为 30.0%);长寿老年人住院耗材费占比最低(2018 年为 8.8%,2019 年为 8.8%,2020 年为 8.3%)。

表 4-143　2018~2020 年不同年龄组人口住院耗材费占比(%)

年　龄　组	2018 年	2019 年	2020 年
儿童	18.0	21.9	19.8
青年	25.3	26.2	26.0
中年	30.2	30.4	30.0
年轻老年人	30.9	30.7	30.0
老年人	22.6	23.1	23.0
长寿老年人	8.8	8.8	8.3

（四）住院人口在不同医疗机构耗材费占比

如图 4-28,2018 年住院人口在市级三级医院耗材费占比 31.1%,区属三级医院 24.4%,

区属二级医院 18.4%,社区卫生服务中心(站)0.9%;2019 年,住院人口在市级三级医院耗材费占比 31.8%,区属三级医院 24.4%,区属二级医院 17.3%,社区卫生服务中心(站)0.9%;2020 年,住院人口在市级三级医院耗材费占比 30.8%,区属三级医院 26.8%,区属二级医院 17.5%,社区卫生服务中心(站)0.7%。

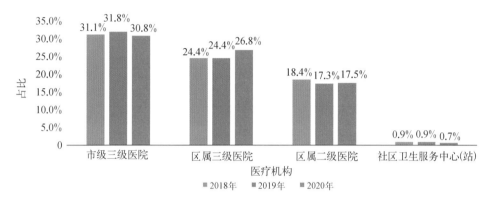

图 4-28　2018~2020 年住院人口在不同医疗机构耗材费占比

1. 不同支付方式人口差异

如图 4-29,2020 年医保支付人口在市级三级医院住院耗材费占比 30.2%,区属三级医院 26.2%,区属二级医院 15.4%,社区卫生服务中心(站)0.6%;非医保支付人口在市级三级医院住院耗材费占比 31.3%,区属三级医院 28.0%,区属二级医院 21.3%,社区卫生服务中心(站)0.8%。

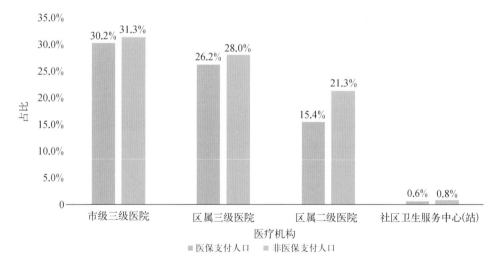

图 4-29　2020 年不同支付方式人口在不同医疗机构住院耗材费占比

2. 不同性别人口差异

如图 4-30,2020 年男性在不同医疗机构住院耗材费占比均高于女性。男性在市级三级医院住院耗材费占比 30.9%,区属三级医院 27.2%,区属二级医院 18.1%,社区卫生服务中心(站)0.8%;女性在市级三级医院住院耗材费占比 30.7%,区属三级医院 26.4%,区属二级医院 16.9%,社区卫生服务中心(站)0.7%。

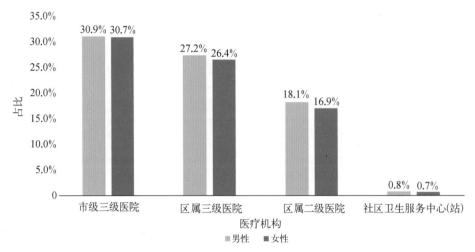

图 4 - 30 2020 年不同性别人口在不同医疗机构住院耗材费占比

3. 不同年龄组人口差异

如表 4 - 144,2020 年儿童在市级三级医院住院耗材费占比 20.2%,区属三级医院 10.4%,区属二级医院 13.3%,社区卫生服务中心(站)0.0;青年在市级三级医院住院耗材费占比 27.4%,区属三级医院 26.3%,区属二级医院 20.5%,社区卫生服务中心(站)3.0%;中年在市级三级医院住院耗材费占比 31.6%,区属三级医院 29.6%,区属二级医院 23.6%,社区卫生服务中心(站)1.1%;年轻老年人在市级三级医院住院耗材费占比 33.9%,区属三级医院 29.0%,区属二级医院 19.5%,社区卫生服务中心(站)0.7%;老年人在市级三级医院住院耗材费占比 33.3%,区属三级医院 24.1%,区属二级医院 12.9%,社区卫生服务中心(站)0.7%;长寿老年人在市级三级医院住院耗材费占比 15.2%,区属三级医院 11.3%,区属二级医院 5.6%,社区卫生服务中心(站)0.6%。

表 4 - 144 2020 年不同年龄组人口在不同医疗机构住院耗材费占比(%)

年 龄 组	市级三级医院	区属三级医院	区属二级医院	社区卫生服务中心(站)
儿童	20.2	10.4	13.3	0.0
青年	27.4	26.3	20.5	3.0
中年	31.6	29.6	23.6	1.1
年轻老年人	33.9	29.0	19.5	0.7
老年人	33.3	24.1	12.9	0.7
长寿老年人	15.2	11.3	5.6	0.6